北京大学第三医院麻醉科
教学查房病例精选

名誉主编 郭向阳
主　编　魏　滨　刘慧丽　张小青
副主编　李　刚

北京大学医学出版社

BEIJING DAXUE DISAN YIYUAN MAZUIKE JIAOXUE CHAFANG BINGLI JINGXUAN

图书在版编目（CIP）数据

北京大学第三医院麻醉科教学查房病例精选 / 魏滨，刘慧丽，张小青主编 . -- 北京 ：北京大学医学出版社，2025. 3. -- ISBN 978-7-5659-3380-6

Ⅰ. R614

中国国家版本馆 CIP 数据核字第 20252KR646 号

北京大学第三医院麻醉科教学查房病例精选

主　　编：	魏　滨　刘慧丽　张小青
出版发行：	北京大学医学出版社
地　　址：	（100191）北京市海淀区学院路 38 号　北京大学医学部院内
电　　话：	发行部 010-82802230；图书邮购 010-82802495
网　　址：	http://www.pumpress.com.cn
E-mail：	booksale@bjmu.edu.cn
印　　刷：	北京瑞达方舟印务有限公司
经　　销：	新华书店
策划编辑：	王智敏
责任编辑：	张李娜　责任校对：靳新强　责任印制：李　啸
开　　本：	787 mm×1092 mm　1/16　印张：13　插页：4　字数：334 千字
版　　次：	2025 年 3 月第 1 版　2025 年 3 月第 1 次印刷
书　　号：	ISBN 978-7-5659-3380-6
定　　价：	65.00 元

版权所有，违者必究

（凡属质量问题请与本社发行部联系退换）

编者名单

名誉主编
　　郭向阳

主　　编
　　魏　滨　刘慧丽　张小青

副 主 编
　　李　刚

编　　者（按姓名汉语拼音排序）
　　高　雅　耿春静　姜　祎　李斌龙　李　娇
　　刘伟平　刘雯瑄　任林雨　戎玉兰　容晓莹
　　田　杨　王丽薇　王林鹏　王彦霞　翟文雯

封面供图
　　贾易木　张小青

前 言

北京大学第三医院作为一所综合性三级甲等医院，每年完成手术超10万例次，临床病种齐全，疑难重症、罕见病患者所占比例高。麻醉科作为医院安全高效运行的枢纽和重要平台，在麻醉管理方面积累了丰富的经验。本书从我院众多病例中精心筛选出34个特殊病例，涵盖了危重疑难病例麻醉管理和多种临床紧急事件处置，力求为读者呈现真实、全面的临床麻醉场景；通过真实病例的详细解析和深入讨论，帮助麻醉科医师在面对复杂临床情况时，能够迅速、准确地做出判断和处理，提高临床麻醉的安全性和有效性，为患者的生命安全保驾护航。

在内容结构上，本书条理清晰，每个病例均包含术前评估、麻醉监测、麻醉诱导、术中管理、术后监护等关键环节，突出麻醉管理中的重点和难点。我们不仅为读者提供全面的病史资料，还结合临床指南和专家共识，提出科学、规范的麻醉决策，确保处理方法的前沿性和时效性。同时，对病例的处理进行深入归纳和引申，分享作者们在技术技能和非技术性技能方面的经验和教训，如资源利用、危机处理、交流沟通，全方位助力青年医师成长。

本书凝聚了北京大学第三医院麻醉科全体同仁的智慧与心血，分享我们在临床麻醉实践中积累的宝贵经验和心得，助力广大麻醉科医师，尤其是青年医师提升临床思维能力和对突发事件的快速处理能力。

最后，感谢每一位读者对本书的关注与支持，也期待与大家在临床麻醉的道路上携手共进，共同为推动麻醉学科的发展贡献自己的力量！

魏 滨

本书使用缩略词

缩略词	全称	中文
1. AAD	atlantoaxial dislocation	寰枢椎脱位
2. AAS	ankylosing spondylitis	强直性脊柱炎
3. ABG	arterial blood gas analysis	动脉血气分析
4. ABP	arterial blood pressure	有创动脉压
5. ACTH	adrenocorticotropic hormone	促肾上腺皮质激素
6. AFE	amniotic fluid embolism	羊水栓塞
7. AHI	apnea hyponea index	睡眠呼吸暂停低通气指数
8. ALB	albumin	白蛋白
9. ALT	alanine aminotransferase	丙氨酸氨基转移酶
10. APTT	activated partial thromboplastin time	活化部分凝血活酶时间
11. ARDS	acute respiratory distress syndrome	急性呼吸窘迫综合征
12. ASA	American Society of Anesthesiologists	美国麻醉医师协会
13. AST	aspartate aminotransferase	天冬氨酸氨基转移酶
14. BMI	body mass index	身体质量指数
15. BIS	bispectral index	脑电双频指数
16. BPH	benign prostatic hyperplasia	良性前列腺增生
17. B-TURP	bipolar transurethral resection of the prostate	经尿道前列腺双极切除术
18. CBF	cerebral blood flow	脑血流量
19. CBT	carotid body tumor	颈动脉体瘤
20. CCA	common carotid artery	颈总动脉
21. CCO	continuous cardiac output	连续心输出量
22. CEA	carotid endarterectomy	颈动脉内膜切除术
23. CICV	cannot intubate and cannot ventilate	不能插管、不能通气
24. CK-MB	creatine kinase isoenzyme	肌酸激酶同工酶
25. CO	cardiac output	心输出量
26. COX-2	cyclo-oxygenase-2	环加氧酶-2
27. CPAP	continuous positive airway pressure	持续气道正压通气
28. CPP	cerebral perfusion pressure	脑灌注压
29. CPR	cardiopulmonary resuscitation	心肺复苏
30. Cr	creatinine	肌酐
31. CSEA	combined spinal-epidural anesthesia	腰硬联合麻醉
32. CSB	carotid subclavian bypass	颈动脉-锁骨下动脉旁路移植术
33. CT	computed tomography	计算机断层扫描
34. CTA	computed tomography angiography	计算机断层扫描血管造影
35. CTP	computed tomography perfusion imaging	计算机断层扫描灌注成像

36.	CTPA	computed tomography pulmonary angiography	计算机断层扫描肺动脉造影
37.	CTU	computed tomography urography	计算机断层扫描尿路造影
38.	CVP	central venous pressure	中心静脉压
39.	DMEK	descemet membrane endothelial keratoplasty	角膜后弹力层内皮移植术
40.	DIC	disseminated intravascular coagulation	弥散性血管内凝血
41.	DSA	digital subtraction angiography	数字减影血管造影
42.	DSEK	descemet stripping endothelial keratoplasty	角膜后弹力层剥除内皮移植术
43.	EBV	estimated blood volume	血容量估计
44.	ECG	electrocardiogram	心电图
45.	EVT	endovascular therapy	血管内治疗
46.	FDP	fibrinogen degradation products	纤维蛋白降解产物
47.	FEV_1	forced expiratory volume in one second	第1秒用力呼气容积
48.	FFP	fresh frozen plasma	新鲜冰冻血浆
49.	Fib	fibrinogen	纤维蛋白原
50.	FOB	fiberoptic bronchoscopy	纤维支气管镜
51.	EP	evoked potential	诱发电位
52.	FT_3	free triiodothyronine	游离三碘甲腺原氨酸
53.	FT_4	free thyroxine	游离甲状腺素
54.	FVC	forced vital capacity	用力肺活量
55.	Hb	hemoglobin	血红蛋白
56.	HCT	hematocrit	红细胞压积
57.	HoLEP	holmium laser enucleation of the prostate	钬激光前列腺切除术
58.	HPA	hypothalamic-pituitary-adrenal-axis	下丘脑-垂体-肾上腺轴
59.	IABP	intra-aortic balloon pump	主动脉内球囊反搏
60.	IBP	invasive blood pressure	有创血压
61.	ICA	internal carotid artery	颈内动脉
62.	ICP	intracranial pressure	颅内压
63.	ICU	intensive care unit	重症监护病房
64.	INR	international normalized ration	国际标准化比值
65.	IONM	intraoperative neuromonitoring	术中神经监测
66.	LAD	left anterior descending artery	左前降支
67.	LCX	left circumflex branch	左回旋支
68.	LM	left main coronary artery	左主干
69.	LMA	laryngeal mask airway	喉罩
70.	LVEF	left ventricular ejection fraction	左心室射血分数
71.	MABL	maximal available blood loss	最大允许失血量
72.	MAC	minimal alveolar concentration	最低肺泡有效浓度
73.	MAOI	monoamine oxidase inhibitor	单胺氧化酶抑制剂
74.	MAP	mean arterial pressure	平均动脉压
75.	MCA	middle cerebral artery	大脑中动脉
76.	MDT	multidisciplinary team	多学科团队
77.	MEP	motor evoked potential	运动诱发电位

No.	Abbr.	Full Term	中文
78.	MET	metabolic equivalent	代谢当量
79.	MH	malignant hyperthermia	恶性高热
80.	MIBC	muscle invasive bladder cancer	肌层浸润性膀胱癌
81.	MILI	manual in line immobilization	手工中立位固定
82.	MRI	magnetic resonance imaging	磁共振成像
83.	M-TURP	monopolar transurethral resection of the prostate	经尿道前列腺单极切除术
84.	MVD	microvascular decompression	显微血管减压术
85.	NIBP	non-invasive blood pressure	无创血压
86.	NMIBC	non-muscle-invasive bladder cancer	非肌层浸润性膀胱癌
87.	NOAC	new oral anti-coagulants	新型口服抗凝药
88.	NSAID	nonsteroidal anti-inflammatory drugs	非甾体抗炎药
89.	NT-proBNP	N-terminal pro-brain natriuretic peptide	N端脑利尿钠肽前体
90.	NYHA	New York Heart Association	纽约心脏病协会
91.	NVC	neurovascular compression	神经血管压迫
92.	OCF	occipito-cervical fixation	枕颈固定术
93.	ONB	obturator nerve block	闭孔神经阻滞
94.	OSA	obstructive sleep apnea	阻塞性睡眠呼吸暂停
95.	$PaCO_2$	partial pressure of carbon dioxide in arterial blood	动脉血二氧化碳分压
96.	PACU	post-anesthesia care unit	麻醉后恢复室
97.	PaO_2	partial pressure of oxygen in arterial blood	动脉血氧分压
98.	PAP	positive airway pressure	正压通气
99.	PASP	pulmonary artery systolic pressure	肺动脉收缩压
100.	PBC	percutaneous balloon compression	经皮球囊压迫术
101.	PCI	percutaneous coronary intervention	经皮冠状动脉介入治疗
102.	PCIA	patient-controlled intravenous analgesia	患者自控静脉镇痛
103.	PEEP	positive end expiratory pressure	呼气末正压通气
104.	$P_{ET}CO_2$	end tidal carbon dioxide	呼气末二氧化碳分压
105.	PET-CT	positron emission tomography computed tomography	正电子发射计算机断层显像
106.	PFO	patent foramen ovale	卵圆孔未闭
107.	PICC	peripherally inserted central catheter	经外周静脉穿刺中心静脉置管
108.	PKP	percutaneous kyphoplasty	经皮椎体后凸成形术
109.	PLT	platelet	血小板
110.	PPV	pulse pressure variation	脉压变异度
111.	PT	prothrombin time	凝血酶原时间
112.	PTH	parathyroid hormone	甲状旁腺激素
113.	PVP	percutaneous vertebroplasty	经皮椎体成形术
114.	RAC	resuscitation-associated coagulopathy	复苏相关凝血病
115.	RBC	red blood cell	红细胞
116.	RCA	right coronary artery	右冠状动脉
117.	rFVIIa	recombinant activated factor VII	重组活化VII因子
118.	$rScO_2$	regional cerebral oxygen saturation	局部脑氧饱和度
119.	SAH	subarachnoid hemorrhage	蛛网膜下腔出血

120.	SCA	subclavian artery	锁骨下动脉
121.	SCM	sternocleidomastoid muscle	胸锁乳突肌
122.	SEP	somatosensory evoked potential	体感诱发电位
123.	SICU	surgical intensive care unit	外科重症监护病房
124.	SpO$_2$	pulse oxygen saturation	脉搏血氧饱和度
125.	STA-MCA	superficial temporal artery to middle cerebral artery	颞浅动脉-大脑中动脉
126.	SSRI	selective serotonin reuptake inhibitor	选择性 5-羟色胺再摄取抑制剂
127.	SVV	stroke volume variation	每搏量变异度
128.	TAO	thyroid associated ophthalmopathy	甲状腺相关眼病
129.	TCA	tricyclic antidepressant	三环类抗抑郁药
130.	TCR	trigemino-cardiac reflex	三叉神经-心反射
131.	TEE	transesophageal echocardiography	经食管超声心动图
132.	TEG	thromboelastogram	血栓弹力图
133.	TES	total en bloc spondylectomy	全脊椎整块切除术
134.	THRIVE	transnasal humidified rapid insufflation ventilatory exchange	经鼻湿化快速吹氧通气交换技术
135.	TIC	trauma-induced coagulopathy	创伤性凝血病
136.	TIA	transient ischemic attack	短暂性脑缺血发作
137.	TN	trigeminal neuralgia	三叉神经痛
138.	TnT	troponin T	肌钙蛋白 T
139.	TSH	thyroid stimulating hormone	促甲状腺激素
140.	TT	thrombin time	凝血酶时间
141.	TURBT	transurethral resection of bladder tumor	经尿道膀胱肿瘤电切术
142.	VAI	vertebral artery injury	椎动脉损伤
143.	VAS	visual analogue scale	视觉模拟评分
144.	VV-ECMO	venovenous extracorporeal membrane oxygenation	静脉-静脉体外膜肺氧合
145.	WBC	white blood cell	白细胞

目 录

第一篇　神经外科和神经介入手术的麻醉管理

病例 1　左侧颈动脉狭窄、右侧颈动脉狭窄术后、冠心病、冠状动脉支架植入术后、高脂血症、特应性皮炎患者行颈动脉内膜切除术 ⋯⋯⋯⋯⋯⋯⋯⋯⋯⋯⋯⋯⋯ 2

病例 2　鞍区占位、垂体瘤、高血压、库欣综合征、阻塞性睡眠呼吸暂停综合征患者行显微镜下经鼻蝶入路垂体腺瘤切除术 ⋯⋯⋯⋯⋯⋯⋯⋯⋯⋯⋯⋯⋯⋯⋯⋯⋯⋯ 8

病例 3　颅内动脉瘤、高血压、高脂血症、腔隙性脑梗死患者行动脉瘤血管内治疗 ⋯⋯ 13

病例 4　右侧大脑中动脉闭塞、急性脑梗死、高血压病、2 型糖尿病、慢性阻塞性肺疾病患者行急性缺血性脑卒中血管内治疗 ⋯⋯⋯⋯⋯⋯⋯⋯⋯⋯⋯⋯⋯⋯⋯⋯ 18

病例 5　右侧颈内动脉闭塞、右侧大脑中动脉狭窄、高血压、哮喘、高脂血症患者行显微镜下颅外内动脉旁路移植术 ⋯⋯⋯⋯⋯⋯⋯⋯⋯⋯⋯⋯⋯⋯⋯⋯⋯⋯⋯⋯ 24

病例 6　三叉神经痛、高脂血症患者行经皮穿刺半月节球囊压迫术 ⋯⋯⋯⋯⋯⋯⋯⋯⋯ 30

病例 7　右侧颈动脉闭塞、急性脑梗死患者行锁骨下动脉－颈动脉旁路移植术⋯⋯⋯⋯ 35

病例 8　双侧侵入颅底巨大颈动脉体瘤、甲状腺功能减退患者行颈动脉体瘤切除术⋯⋯ 41

第二篇　眼科和耳鼻喉科手术的麻醉管理

病例 9　双眼甲状腺功能亢进性突眼症、双眼屈光不正术后患者行眼眶减压术 ⋯⋯⋯⋯ 48

病例 10　右眼角膜内皮移植术后，左眼角膜内皮失代偿、左眼先天性角膜内皮营养不良患儿行左眼角膜内皮移植术 ⋯⋯⋯⋯⋯⋯⋯⋯⋯⋯⋯⋯⋯⋯⋯⋯⋯⋯ 53

病例 11　双侧非综合性耳聋、极重度感音神经性聋、Modoni 畸形、大前庭导水管畸形患儿行人工耳蜗植入术 ⋯⋯⋯⋯⋯⋯⋯⋯⋯⋯⋯⋯⋯⋯⋯⋯⋯⋯⋯⋯⋯ 58

病例 12　喉鳞状细胞癌患者行垂直半喉切除术 ⋯⋯⋯⋯⋯⋯⋯⋯⋯⋯⋯⋯⋯⋯⋯⋯⋯ 61

病例 13　阻塞性睡眠呼吸暂停低通气综合征伴重度夜间低氧血症患者行悬雍垂腭咽成形术 ⋯⋯⋯⋯⋯⋯⋯⋯⋯⋯⋯⋯⋯⋯⋯⋯⋯⋯⋯⋯⋯⋯⋯⋯⋯⋯⋯⋯⋯⋯ 65

第三篇　骨科手术的麻醉管理

病例 14　寰枢椎脱位患儿行前路经口寰枢关节松解、后路寰枢融合内固定术 ⋯⋯⋯⋯ 70

病例 15　寰枕关节脱位、棘突骨折、颅面骨多发骨折患者行肌间隙入路寰枢椎后路固定术 ⋯⋯⋯⋯⋯⋯⋯⋯⋯⋯⋯⋯⋯⋯⋯⋯⋯⋯⋯⋯⋯⋯⋯⋯⋯⋯⋯⋯⋯⋯ 75

病例 16 强直性脊柱炎合并困难气道、食管裂孔疝患者行右全髋关节置换术…………… 79

病例 17 结肠癌术后复发、四肢不全瘫患者行颈椎转移肿瘤减压固定术………………… 86

病例 18 骨性斜颈患儿行颈椎侧凸畸形矫正术…………………………………………… 93

病例 19 脊柱侧弯（T3～L1）、动脉导管未闭术后、哮喘、过敏性鼻炎患儿
行脊柱侧弯畸形矫正术……………………………………………………………… 101

病例 20 脊柱后凸、强直性脊柱炎、卵圆孔未闭患者行脊柱后凸矫形术……………… 107

病例 21 脊柱恶性肿瘤、尤因肉瘤患者行多节段全椎切除术…………………………… 114

病例 22 右踝三踝骨折、剖宫产术后患者行右踝关节骨折切开复位内固定术………… 119

第四篇 泌尿外科手术的麻醉管理

病例 23 左侧肾上腺肿物、原发性醛固酮增多症、高血压、焦虑状态患者
行肾上腺肿瘤切除术………………………………………………………………… 126

病例 24 嗜铬细胞瘤患者行经腹膜后腹腔镜右侧嗜铬细胞瘤切除术………………… 131

病例 25 右肾癌伴癌栓、肺部感染、冠状动脉搭桥术后、2型糖尿病患者
行右肾肝下下腔静脉癌栓取出术………………………………………………… 139

病例 26 右肾癌伴癌栓、高血压患者行右肾膈上下腔静脉癌栓取出术 ……………… 144

病例 27 膀胱肿瘤、高血压、心房颤动、肥厚型心肌病患者行膀胱肿瘤电切术……… 150

病例 28 前列腺增生、心房颤动患者行经尿道前列腺激光切除术…………………… 158

病例 29 膀胱癌合并尿毒症透析患者行回肠代膀胱术………………………………… 162

第五篇 妇产科手术的麻醉管理

病例 30 完全性前置胎盘、胎盘植入患者拟行子宫下段剖宫产术…………………… 170

病例 31 宫颈癌术后复发、伴轻度肺动脉高压患者行全盆腔廓清术………………… 174

病例 32 血栓栓塞性疾病合并胸、腹盆腔积液患者行开腹卵巢癌肿瘤细胞减灭术 …… 178

第六篇 甲状腺相关疾病手术的麻醉管理

病例 33 原发性甲状旁腺功能亢进、右侧甲状旁腺肿物、高钙血症患者
行甲状旁腺瘤切除术………………………………………………………………… 184

病例 34 右肾癌术后、高血压、糖尿病、冠心病患者行甲状腺癌根治术、
声门下肿物切除术…………………………………………………………………… 188

彩图………………………………………………………………………………………………… 195

第一篇

神经外科和神经介入手术的麻醉管理

病例 1 左侧颈动脉狭窄、右侧颈动脉狭窄术后、冠心病、冠状动脉支架植入术后、高脂血症、特应性皮炎患者行颈动脉内膜切除术

一、一般情况

患者，71岁男性，身高 168 cm，体重 65 kg，BMI 23.0 kg/m²。

【主诉】

发现左侧颈内动脉狭窄 2 年。

【现病史】

患者自诉 4 年前无明显诱因出现头晕，数分钟后症状完全消退，无一过性黑矇、失语、肢体无力及意识丧失等，2 年前于我院行"右颈动脉内膜切除术（carotid endarterectomy，CEA）"。2024-05-11 复查头颈部 CT 血管成像，结果提示"右侧颈内动脉术后，主动脉弓、左侧颈总动脉近端及左锁骨下动脉管腔轻度狭窄。左侧颈总动脉分叉处可见钙化斑块及软斑块影，局部管腔轻度狭窄。左侧颈内动脉起始处可见钙化斑块，管腔中度狭窄。双侧颈内动脉虹吸部见多发钙化斑块影，管腔轻度狭窄"。患者自发病以来，精神尚可，饮食良好，睡眠良好，大小便正常，无体重下降。

【既往史】

右 CEA 术后 2 年。冠心病 5 年，经皮冠状动脉介入治疗（percutaneous coronary intervention，PCI）后 3 年，术后规律口服酒石酸美托洛尔、硫酸氢氯吡格雷、瑞舒伐他汀、依折麦布。高脂血症 12 年余，规律口服降脂药。发现特应性皮炎 5 年余，外用糠酸莫米松乳膏。双下肢静脉曲张术后 8 年余。发现腰椎管狭窄 2 年余。结肠息肉切除术后 6 年。体检发现前列腺增生、肝囊肿、肾囊肿 6 年。发现甲状腺多发结节 2 年余。

【术前检验】

血常规：WBC $4.62×10^9$/L，Hb 144 g/L，HCT 0.43，PLT $127×10^9$/L。尿常规：尿糖（−），尿酮体（−），尿蛋白（−）。肝肾功能及电解质：AST 63 U/L（正常范围 15～40 U/L），ALT 67 U/L（正常范围 9～50 U/L），Cr 91 μmol/L，K^+ 4.58 mmol/L，Na^+ 140 mmol/L。凝血功能：PT 11.5 s，APTT 34.3 s，D-二聚体 0.16 μg/ml。心肌酶 TnT < 0.01 ng/ml，NT-proBNP 208 pg/ml，CK-MB 2.1 ng/ml。血气分析（吸空气）：PaO_2 71.14 mmHg，$PaCO_2$ 39.52 mmHg。

【术前检查】

心电图：窦性心律，异常 Q 波。超声心动图：二尖瓣反流（轻度），主动脉瓣反

病例 1

左侧颈动脉狭窄、右侧颈动脉狭窄术后、冠心病、冠状动脉支架植入术后、高脂血症、特应性皮炎患者行颈动脉内膜切除术

流（轻度），三尖瓣反流（轻度），肺动脉收缩压 33 mmHg，LVEF 78%，下腔静脉内径及呼吸变化率正常。胸部X线片：双肺纹理增多，双上肺纤维硬结灶，双侧顶部胸膜增厚。肺功能：阻塞性通气功能障碍，残总比增加；通气功能：FEV_1/FVC 82%。头颈CTA：右 CEA 术后，主动脉弓、左侧颈总动脉近端及左锁骨下动脉管腔轻度狭窄，左侧颈总动脉分叉处可见钙化斑块及软斑块影，局部管腔轻度狭窄，左侧颈内动脉起始处可见钙化斑块，管腔中度狭窄。双侧颈内动脉虹吸部见多发钙化斑块影，管腔轻度狭窄。头颅CT灌注显示：全脑核心梗死区（脑血流量＜30%）体积为 0 ml，低灌注区（Tmax＞6.0 s）体积为 1.7 ml。冠状动脉造影：左前降支近段原支架开放良好，中段肌桥，收缩期狭窄 20%～30%，对角支 I 开口狭窄 80%，血管内径小于 1.5 mm，左回旋支近段狭窄 30%～40%，钝圆支近段狭窄 50%，与 2022-01-07 相比无明显进展，右冠状动脉开口处支架内再狭窄 90%，远段显影好，直径约 2 mm，与 2022-01-07 相比无明显进展，冠状动脉分布呈显著左优势型。

【入院诊断】

左侧颈动脉狭窄，右侧 CEA 术后，冠心病 PCI 术后，高脂血症，特应性皮炎，静脉曲张术后。

【拟行手术】

左侧颈动脉内膜切除术。

预计手术时间：3 h；预计出血量：50 ml；备血：无；术后返回病房。

二、术前评估

（一）气道评估

头颈活动不受限，张口度＞3 横指，甲颏距离＞6 cm，Mallampati 分级 I 级，困难插管可能性小。近期无呼吸道感染病史。

（二）重要脏器功能评估与 ASA 分级

心功能：II 级；活动耐量＞4 MET；ASA 分级：III 级。

三、手术介绍

CEA 是通过显微外科手段将颈动脉管腔内的粥样硬化斑块连同内膜取出，使管腔重新通畅，并防止栓子脱落及血栓形成，从而预防脑卒中发生的一项手术。CEA 至今已被证明为治疗颅外颈动脉狭窄的金标准[1-2]。

（一）CEA 的适应证

（1）狭窄程度和症状：对于颈动脉狭窄大于 50% 且伴有明显临床症状的患者，可以考虑进行 CEA。对于无症状但颈动脉狭窄程度大于 70% 的患者，CEA 通常是首选治疗方法。

（2）近期发作的脑缺血事件：如果在 6 个月内有过短暂性脑缺血发作（transient ischemic

attack，TIA），且同侧颈动脉狭窄程度超过 70%，应尽早进行 CEA。近期有过 TIA 或缺血性脑卒中，且同侧颈动脉中度狭窄（50%～69%）的患者，建议实施 CEA。

（3）进展性脑卒中：对于颈动脉狭窄程度≥70% 的患者，建议实施 CEA。

（4）特殊情况：颈动脉狭窄同侧有过 TIA，且颈动脉狭窄程度≥70%，同时合并冠心病需行冠状动脉搭桥术，可考虑同时行 CEA。

（5）对于无症状患者，颈动脉狭窄程度＞60% 的患者，如果近期无手术禁忌，可考虑手术。

（二）CEA 手术方法

标准 CEA 患者取仰卧位，头偏向对侧并略向后仰，取胸锁乳突肌前缘直切口。如果病变位置较高，切口上缘应沿下颌缘向后上转折（切口应距下颌角 2 cm 以上），以避免损伤面神经下颌缘支。依次切开皮肤、皮下组织及颈阔肌，沿胸锁乳突肌前缘纵行分离，显露颈动脉鞘后，游离暴露出颈总动脉、颈内动脉和颈外动脉，分别阻断甲状腺上动脉、颈外动脉、颈内动脉和颈总动脉。纵行切开颈总动脉及颈内动脉血管壁，剥除颈动脉斑块及内膜，仔细清除附壁的斑块及内中膜组织，直至血管壁光滑，远端内膜修剪整齐，为防止远端内膜翻翘，可根据情况决定是否予以"钉缝"。连续缝合动脉壁，然后依次开放颈外动脉、颈总动脉及颈内动脉的阻断夹，手术结束。

术中转流技术的目的是在阻断颈动脉后保持一定的脑血流量，从而避免长时间缺血导致的脑梗死。CEA 术中是否需要转流存在争议。放置转流是在动脉阻断并切开后，一般先放置颈总动脉端，在转流管排气后，再放置颈内动脉端。在动脉结束缝合前，取出转流管，再进行动脉管腔的排气，最后缝合剩余部分。

（三）CEA 并发症与处理

1. 脑卒中和死亡 脑卒中与斑块脱落和阻断时缺血相关，有出血性卒中和缺血性卒中，一般要求围手术期严格实施个体化血压管理。此外，CEA 术后的死亡率相对较低，一般在 1% 左右[3]。

2. 心血管意外 包括心肌梗死和心力衰竭，是 CEA 的另一个潜在风险。这些并发症与患者高龄、冠状动脉病变、外周动脉病变以及再狭窄等因素有关。因此，术前进行全面的心脏检查，如动态心电图测试和冠状动脉 CTA，对于评估心血管状况和制订适当的预防措施至关重要。

3. 血流动力学障碍 术后低血压和高血压是常见的血流动力学障碍。低血压可能与颈动脉窦压力感受器失去抑制效应有关，而高血压则与颈动脉球去神经化和脑去甲肾上腺素升高有关。适当的术后血压管理（包括药物治疗和密切监测），对于预防这些并发症非常重要。

4. 颈部血肿 是 CEA 术后的常见问题，通常与局部止血不彻底或动脉缝合不严密有关。因此，强化缝合技术和术中仔细止血是预防血肿的关键措施。

5. 脑神经损伤 CEA 术后可能出现脑神经损伤，尤其是喉返神经。脑神经损伤多为暂时性症状，与手术牵拉水肿有关。预防脑神经损伤的关键在于精细的手术技巧和术前评估。

6. 再狭窄 CEA 术后可能会发生再狭窄，尤其是在术后 3～6 个月内。再狭窄的处理方法包括定期的超声检查和根据情况考虑再次手术或血管内治疗。

四、麻醉计划

麻醉方式：经口气管插管全身麻醉，选用加强型气管插管（型号 7.5#）。

术前用药：东莨菪碱 0.15 mg，地塞米松 5 mg。

麻醉诱导：开放两条 16 G 外周静脉通路，快速序贯诱导（舒芬太尼 15 μg，顺阿曲库铵 12 mg，依托咪酯 10 mg，丙泊酚 80 mg 分次静脉注射）。

术中监测：NIBP、IBP、SpO$_2$、5 导联 ECG、BIS、颈动脉残端压、肌松监测四个成串刺激（train of four stimulation，TOF）值，间断行血气及电解质分析，严密监测出入量、体温等。

麻醉维持：静吸复合维持麻醉（七氟烷 1.5%～2%，瑞芬太尼 200～400 μg/h，根据 BIS 值调整）。术中以晶体液为主：乳酸钠林格液。胶体：羟乙基淀粉。间断监测动脉血气分析，监测出血量和尿量。

术后镇痛：在伤口局部浸润基础上复合单次静脉镇痛（曲马多、舒芬太尼）。

术毕去向：病房。

五、麻醉管理要点

（一）术前评估

（1）气道评估，需评估气道通畅程度和气管插管难度。

（2）基础血压（入院、访视、入室），测量双侧动脉压。

（3）脑卒中或短暂性脑缺血病史及目前存在的神经系统症状。

（4）心肺功能评估：全面评估心、肺、肝、肾等重要脏器功能，着重评估患者目前心脏功能状态。

（5）全面了解病史、手术方式（术中是否进行转流）、预计出血量。

（二）术中管理

术中需要全面的监护，包括体温、麻醉深度、容量、颈动脉残端压监测等。此类手术术中可能阻断颈动脉，应注意保证心、脑等重要脏器灌注。

1. 冠心病患者的麻醉管理 该患者既往患有冠心病，2 年前行 PCI，近日冠状动脉造影结果显示前降支中段肌桥，麻醉期间应注意心肌氧供需平衡，术中理想血压维持在术前水平偏上限（90～130/60～90 mmHg），理想心率 55～65 次/分，避免心率过快增加心脏负荷；持续监测 5 导联心电图及动脉血压，及时发现并处理心肌缺血（关注 ST 段改变，T 波、R 波改变）。术中积极防止冠状动脉痉挛，选择循环抑制较轻的药物进行缓慢诱导。减轻插管刺激：插管前可气管内或静脉给予利多卡因（约 1 mg/kg），适当应用 β 受体阻滞剂降低插管反应。一旦怀疑冠状动脉痉挛，若存在低血压，首先提升灌注压，必要时泵注升压药，如去甲肾上腺素和（或）去氧肾上腺素、甲氧明；若有心率增快，酌情采用 β 受体阻滞剂，采用钙通道阻滞药或硝酸甘油缓解冠状动脉痉挛，同时急查电解质，排除低钾低镁，即刻纠正至正常高限水平；若对血管活性药反应欠佳，可紧急经股动脉建立主动脉内球囊反搏辅助治疗。维持正常左心室舒张末容积：液体超负荷可增加收缩期室壁压力及心肌氧耗，关注术中出血及尿量，指导液体管理。保证充足动脉血氧含量：正常 SpO_2 及 PaO_2，Hb > 100 g/L。监测脑电双频指数（bispectral index，BIS），维持适当麻醉深度以充分控制应激。低温可导致寒战，明显增加心肌氧耗，因此应注意维持正常体温：进行体温监测，并采取充足的被动保温措施，手术室温度不低于 22 ℃。维持正常 $PaCO_2$：过度通气可致冠状动脉痉挛、心肌缺血，因此避免 $PaCO_2$ < 35 mmHg[4]。维持血钾、血镁、血钙在正常范围。术后镇痛应完善，提倡多模式镇痛，伤口局麻药浸润，同时辅以静脉或口服使用镇痛药物。

2. 阻塞性通气功能障碍的麻醉管理　该患者存在中度阻塞性通气功能障碍。阻塞性通气功能障碍患者的小气道在呼气期提前关闭，本身存在气体潴留，因此，为了避免肺过度膨胀，需要设置更小的潮气量，以保证呼出气充分排出。阻塞性通气功能障碍患者的气道阻力增加且呼出气流速率降低，因此可以适当延长呼吸时间，可调整吸呼比为 1∶3～1∶4，以保障气体充分呼出。阻塞性通气功能障碍患者因呼气期小气道提前关闭，存在内源性呼气末正压（positive end-expiratory pressure，PEEP），而给予适当的外源性 PEEP 可以推迟小气道关闭，改善肺动态顺应性，通常设置初始 PEEP 为 5 cmH_2O。但过高的 PEEP 会加重肺过度膨胀，影响血流动力学稳定和气体交换。阻塞性通气功能障碍患者吸入氧浓度过高更易发生肺不张，因此，术中吸入氧浓度不应超过 50%，一般为 40% 左右，目标 PaO_2 维持在 120 mmHg 水平以下。术中机械通气期间的目标是维持 $PaCO_2$ 于术前水平。严重气流受限者可以接受容许性高碳酸血症（pH 7.20～7.25）。

3. CEA 的麻醉管理　常规监测 $PaCO_2$，高碳酸血症可以导致颅内血管缺血，$PaCO_2$ 过低则使脑灌注减少。因此，在术中通常保持 $P_{ET}CO_2$ 在正常水平或轻度低碳酸血症。

术中暂时阻断患侧颈动脉可能导致脑灌注不足。应根据手术进程并结合脑氧饱和度监测，指导术中血压调控。在钳闭颈动脉期间，维持收缩压在基线血压到基线血压以上 20%，以优化侧支循环脑灌注。颈动脉开放及随后的再灌注期可能导致术后早期持续存在低血压，应将收缩压维持在 100～150 mmHg，以维持充足的脑灌注压和脑血流量，避免脑缺血。应避免气管拔管前和拔管期间的气管刺激，以避免引起咳嗽和严重高血压。

CEA 后脑血流自主调节功能可能被破坏，因此，严格控制术后高血压非常重要，维持收缩压在 100～150 mmHg。可酌情推注拉贝洛尔、尼卡地平或艾司洛尔。如果效果不佳，则静脉输注拉贝洛尔、硝普钠、硝酸甘油、尼卡地平或艾司洛尔来控制高血压，警惕脑高灌注综合征。

术中操作易刺激颈动脉窦，引起反射性的心率及血压下降，甚至心搏骤停，可使用局麻药进行局部浸润预防。同时密切关注手术操作进度，手术开始后维持心率 > 55 次 / 分，若发生严重心率、血压下降，应暂停操作，对症处理[5-7]。

（三）术后镇痛

辅以非甾体抗炎药、伤口局部浸润麻醉等多模式镇痛。

参考文献

［1］Brott T G, Howard G, Roubin G S, et al. Long-term results of stenting versus endarterectomy for carotid-artery stenosis. N Engl J Med, 2016, 374（11）：1021-1031.

[2] Müller M D, Lyrer P, Brown M M, et al. Carotid artery stenting versus endarterectomy for treatment of carotid artery stenosis. Cochrane Database Syst Rev, 2020, 2（2）: CD000515.

[3] den Hartog A G, Achterberg S, Moll F L, et al. Asymptomatic carotid artery stenosis and the risk of ischemic stroke according to subtype in patients with clinical manifest arterial disease. Stroke, 2013, 44（4）: 1002-1007.

[4] Naylor R, Rantner B, Ancetti S, et al. Editor's choice-European Society for Vascular Surgery（ESVS）2023 clinical practice guidelines on the management of atherosclerotic carotid and vertebral artery disease. Eur J Vasc Endovasc Surg, 2023, 65（1）: 7-111.

[5] Reiff T, Eckstein H-H, Mansmann U, et al. Carotid endarterectomy or stenting or best medical treatment alone for moderate-to-severe asymptomatic carotid artery stenosis: 5-year results of a multicentre, randomised controlled trial. Lancet Neurol, 2022, 21（10）: 877-888.

[6] Vyas Y, Workneh E, Leibowitz J L, et al. Evaluating the safety of transcarotid artery revascularization under local anesthesia prior to coronary artery bypass grafting surgery. Ann Vasc Surg, 2023, 91: 176-181.

[7] Rerkasem A, Orrapin S, Howard D P, et al. Local versus general anaesthesia for carotid endarterectomy. Cochrane Database Syst Rev, 2021, 10（10）: CD000126.

耿春静　编写　　刘慧丽　校审

病例 2 鞍区占位、垂体瘤、高血压、库欣综合征、阻塞性睡眠呼吸暂停综合征患者行显微镜下经鼻蝶入路垂体腺瘤切除术

一、一般情况

患者，60岁男性，身高 165 cm，体重 85 kg，BMI 31 kg/m²。

【主诉】

双下肢肿胀伴肢体无力 3 个月余。

【现病史】

患者 3 个月前无明显诱因出现双下肢肿胀伴无力，行走困难，无发热、头晕、头痛、黑矇、视物模糊、复视、视野缺损、抽搐、昏迷，无恶心、呕吐、腹痛、腹泻等伴随症状。于我院急诊就诊，检验示：WBC $11.81×10^9$/L，K^+ 1.64 mmol/L，血气乳酸 4.32 mmol/L，诊断为严重低钾血症，予对症补钾后症状好转。腹盆腔增强 CT 示：双肾上腺小结节，腺瘤？2 周前于我院内分泌科就诊，检验示：皮质醇 36.5 μg/dl，促肾上腺皮质激素 112 pg/ml，考虑皮质醇增多症诊断明确，为促肾上腺皮质激素（adrenocorticotropic hormone，ACTH）依赖性皮质醇增多症，大剂量地塞米松抑制试验 24 h 尿游离皮质醇抑制率超过 50%。颅脑增强 MRI：蝶鞍增大，鞍底下陷。垂体约 11 mm×12 mm，垂体后叶呈长 T2 长 T1 信号，垂体柄右偏，增强扫描强化弱于正常垂体，呈混杂信号。视交叉未见明显受压上抬。双侧海绵窦区未见明显异常信号影。诊断结论：垂体瘤可能性大。病因考虑为库欣病可能大。患者自发病以来，精神可，饮食差，睡眠欠佳，大小便正常，体重无明显变化。

【既往史】

高血压病史 10 余年，血压最高 210/120 mmHg，目前口服硝苯地平控释片、酒石酸美托洛尔治疗，血压控制在 130～160/90～100 mmHg。4 个月前搬重物后不慎摔伤，腰椎 MRI：T1、L4 椎体压缩骨折，保守治疗。3 个月前诊断为"低钙血症，重度骨质疏松"，目前碳酸钙片、骨化三醇软胶囊口服治疗。

【术前检验】

血常规：WBC $12.72×10^9$/L ↑（$3.5×10^9$～$9.5×10^9$/L），Hb 133 g/L，HCT 0.39 ↓（0.4～0.5），PLT $199×10^9$/L。尿常规：尿糖（－），尿酮体（－），尿蛋白（－）。肝肾功能及电解质：AST 20 U/L，ALT 32 U/L，Cr 63 μmol/L，K^+ 3.8 mmol/L，Na^+ 141 mmol/L，Ca^{2+} 1.08 mmol/L ↓（1.15～1.33 mmol/L）。凝血功能：PT 9.5 s，APTT 22.8 s ↓（28～42 s），D-二聚体 0.32 mg/L ↑（0～0.3 mg/L）。血气分析（吸空气）：PaO_2 75.68 mmHg，$PaCO_2$ 37.04 mmHg。激素水平：皮质醇 1.9 μg/dl ↓（5～25 μg/dl），促肾上腺皮质激素

30.6 pg/ml，立位肾素活性 10.26 pg/ml、血管紧张素Ⅱ 80.41 pg/ml，卧位肾素活性 3.09 pg/ml、血管紧张素Ⅱ 53.35 pg/ml。

【术前检查】

心电图：窦性心律，顺钟向转位，异常 Q 波。超声心动图：左心房略大，室间隔基底段增厚，LVEF 71%，右心室收缩功能正常，下腔静脉内径及呼吸变化率正常。胸部 X 线片：双肺纹理增多，左肺纤维索条。肺功能：限制性通气功能障碍，残总比增加，FEV_1/FVC 84.57%，FEV_1 66.9%。双下肢静脉超声：双下肢静脉未见明显血栓。颈动脉超声：双侧颈动脉粥样硬化斑块形成（左侧低回声，右侧等回声）。头颈 CTA：右侧颈总动脉分叉处管腔轻度狭窄。颅脑 CT：双侧基底节区腔隙灶，轻度脑白质脱髓鞘。颅脑增强 MRI：蝶鞍增大，鞍底下陷。垂体约 11 mm×12 mm，垂体后叶呈长 T2 长 T1 信号，垂体柄右偏，增强扫描强化弱于正常垂体，呈混杂信号。视交叉未见明显受压上抬。双侧海绵窦区未见明显异常信号影。

【入院诊断】

鞍区占位，垂体瘤？；高血压 3 级（很高危）；库欣综合征；睡眠呼吸暂停低通气综合征。

【拟行手术】

显微镜下经鼻蝶入路垂体腺瘤切除术。

预计手术时间：1 h；预计出血量：50 ml；备悬浮红细胞 2 U；备 ICU。

二、术前评估

（一）气道评估

头颈活动不受限，张口度＞3 横指，甲颏距离＞6 cm，Mallampati 分级Ⅱ级，困难插管可能性小，近期无呼吸道感染病史。

（二）重要脏器功能评估与 ASA 分级

心功能：Ⅰ级；运动耐量：日常可散步 3 km，可上 3 层楼，活动耐量＞4 MET；ASA 分级：Ⅲ级。

三、手术介绍

（一）垂体瘤的发病机制和临床表现

垂体瘤的发病机制尚未完全明确，但主要有两种学说[1]。垂体学说：认为垂体基因突变是导致垂体瘤的主要原因。下丘脑学说：强调垂体细胞增殖过多，可能由下丘脑调控激素的作用增强或减弱引起。目前的共识是，垂体瘤的根本原因是细胞出现单克隆基因异常，这些异常细胞在内外因素的作用下不断增殖，逐渐发展成为垂体瘤。

垂体瘤的临床表现多样，主要取决于肿瘤的类型和大小。患者可能存在激素分泌异常，如催乳素瘤引起溢乳、性腺功能减退，生长激素瘤导致肢端肥大症、巨人症，促甲状腺激素瘤引起甲状腺功能亢进，其他激素分泌瘤也可能导致多种激素分泌过多或不足的症状。肿瘤还可能导致占位效应，如垂体瘤增大可压迫鞍隔，引起头痛；向前上方发展可压迫视神经交叉，导致视力减退、视野缺损；影响下丘脑可能导致尿崩症、睡眠异常、食欲亢进或减退、体温调节障碍等；向侧方发展可能影响海绵窦，引起眼睑下垂、眼外肌麻痹和复视。

（二）垂体瘤的诊断和治疗方法

垂体瘤的诊断主要依靠详细的病史询问、体格检查以及影像学检查（如 CT、MRI）。治疗目标包括减轻或消除肿瘤占位效应、纠正激素分泌异常，并尽可能保留垂体功能。治疗方法包括手术、药物治疗和放射治疗。

手术治疗是大多数垂体瘤的首选治疗方法，尤其是微腺瘤。手术可以减轻或消除肿瘤占位效应，并部分恢复患者的激素水平。药物治疗时常用药物包括溴隐亭、多巴胺 D2 受体激动剂等，主要用于控制催乳素瘤和高催乳素血症等症状。此外，放射治疗也可作为手术治疗的辅助手段，用于缩小肿瘤或控制激素分泌。但放射治疗可能导致腺垂体功能减退等副作用。

（三）显微镜下经鼻蝶入路垂体腺瘤切除术步骤

内镜进入选定的鼻孔（常规经右侧），术中首先使用浸有肾上腺素稀释液（1 mg 肾上腺素 /10 ml 生理盐水）的棉片依次填塞鼻腔，内镜经鼻道间隙进入蝶筛隐窝后，继而显露蝶窦前壁。用高速磨钻磨除骨质及分隔，充分暴露鞍底。可见颈内动脉-视神经隐窝、视神经管隆起、蝶骨平台等解剖标志。充分打开鞍底骨质。穿刺后切开鞍底硬膜，沿肿瘤假包膜分离或者采用刮匙和吸引等方式切除肿瘤。切除肿瘤后采用可靠方法进行鞍底重建，对蝶窦前壁黏膜瓣及鼻甲予以复位后撤镜。

（四）显微镜下经蝶入路垂体瘤切除术并发症[2-4]

1. 尿崩症 尿崩症是经蝶入路垂体瘤切除术的常见并发症之一，主要原因是术中可能刺激或损伤垂体柄和垂体后叶，导致抗利尿激素分泌减少。通常发生在术后 24～72 h，患者可能会出现多尿、口渴等症状。

2. 视力视野障碍 可能原因为瘤腔出血、血管痉挛或视神经直接损伤等。

3. 低钠血症 常见于脑性盐耗综合征和抗利尿激素分泌异常综合征。通常是由抗利尿激素分泌过多或心房利尿钠肽过多抑制抗利尿激素的作用引起。

4. 脑脊液漏 通常是由手术过程中鞍隔破损导致的。脑脊液漏可能会引发颅内感染的风险。

5. 颅内感染 手术过程中的细菌进入脑内引起。

四、麻醉计划

麻醉方式：经口气管插管全身麻醉，选用加强型气管导管型号 8.0#。
术前用药：东莨菪碱 0.15 mg。

鞍区占位、垂体瘤、高血压、库欣综合征、阻塞性睡眠呼吸暂停综合征患者行显微镜下经鼻蝶入路垂体腺瘤切除术

麻醉诱导：开放一路 16 G 外周静脉通路，快速诱导（舒芬太尼 40 μg 分次静脉注射，顺阿曲库铵 14 mg，依托咪酯 20 mg，丙泊酚 100 mg 分次静脉注射）。

术中监测：NIBP、IBP、SpO$_2$、5 导联 ECG、P$_{ET}$CO$_2$、BIS、肌松监测，间断行血糖监测，血气及电解质分析，监测尿量、出血量。

麻醉维持：静吸复合麻醉［七氟烷 1.5%～2%，瑞芬太尼 6 μg/（kg·h），顺阿曲库铵 1～2 μg/（kg·min），并根据 BIS 值调整］。

术毕：带气管导管入 ICU。

五、麻醉管理要点

（一）术前评估

（1）了解腺瘤大小、有无功能、实验室检查（重点了解内分泌功能情况，尤其应注意垂体-肾上腺储备功能）。

（2）患者合并阻塞性睡眠呼吸暂停（obstructive sleep apnea，OSA），应评估气道通畅程度和气管插管难度。

（3）全面评估心、肺、肝、肾等重要脏器功能。

（4）全面了解患者手术方式范围和预计出血量及备血情况。

（二）术中管理

术中需要全面监护，包括体温、麻醉深度、容量监测等。此类手术的特点为时间短、内分泌功能紊乱情况复杂，以及需要在鼻腔应用肾上腺素，因此，术中要维持患者血流动力学平稳及内环境平衡。

1. OSA 的麻醉管理 OSA 患者往往伴有上气道解剖异常，因此应视为困难气道患者。术前应结合患者的症状和体征，并进行全面的影像学评估，如头颈部 X 线侧位片、CT 和 MRI，以及使用医学内镜技术，如纤维支气管镜（fiberoptic bronchoscopy，FOB）、电子软镜，以评估和准备气道管理。麻醉诱导和维持时，推荐采取头高斜坡位，即保持外耳道水平与胸骨切迹水平齐平，上肢远离胸廓。麻醉药物应使用速效、短效、可拮抗的肌松药，术中维持以中短效非去极化肌松药为主。镇痛药建议复合麻醉，术后采用多模式镇痛，减少或避免使用阿片类药物。术中应采用肺保护性通气策略，预防术后肺不张，在诱导后血流动力学和血容量稳定状态下，适时手法肺复张。术后管理应密切监测患者的呼吸和循环状态，特别是在拔管后，应提供足够的呼吸支持，直到患者能够自行保证充分的氧合状态。

2. 高血压的麻醉管理 在手术前应继续服用降压药，以保持血压在稳定范围，术前血压控制目标是使收缩压在 150 mmHg 以下，或舒张压在 95 mmHg 以下。除了血压控制，还需要了解患者是否有其他基础疾病，如心、脑、肾等脏器的受累情况。术中的血压应控制在基础血压 ±20% 内，以保证术中充分的脑灌注和心脏灌注。高血压患者在术后容易出现心脏并发症、脑血管意外和肾功能损害等。这些并发症的发生与血压波动、麻醉药物的使用以及手术创伤等因素有关。因此，在术后需要密切观察患者的生命体征和病情变化，及时发现并处理异常情况。

3. 血流动力学管理 术中常规监测有创动脉压，以便及时发现和处理循环系统不稳定。目前对于手术期间的最佳血压控制目标没有统一标准，而控制性降压可能增加脑缺血风险。需注意的是，手术使用肾上腺素引起的高血压、心动过速应按需对症处理（予以短效β受体阻滞剂、超短效阿片类药物等）；术中大部分操作刺激不大，仅在蝶骨钻孔时可能需要加深麻醉、稳定心率。

4. 容量及血液管理 该手术方式失血量普遍较少。虽然因颈动脉损伤引起急性大出血或海绵窦持续渗出而亟需输血的可能性较小，但一旦发生，可造成灾难性后果。发生急性出血时，外科医生可放置球囊压迫止血，并积极补充容量和血液制品，必要时使用血管活性药物。此外，术前应当纠正贫血和凝血异常，术中注意体温保护，维持正常的血容量和脑灌注，术中是否输血应当依据患者心脏合并症、术中血流动力学状态、血红蛋白动态变化和失血速度而定，而不仅局限于维持血红蛋白 100 g/L。

5. 围手术期糖皮质激素的应用 当机体处于应激状态时（如手术和感染），皮质醇的分泌量可增至 75～150 mg/d。导致下丘脑-垂体-肾上腺轴（hypothalamic-pituitary-adrenal-axis，HPA）功能改变的因素（外源性应用糖皮质激素、肾上腺病变、下丘脑垂体病变）均可导致机体在应激情况下不能分泌足够的皮质醇，严重者可能引发急性肾上腺皮质危象，表现为顽固性低血压、低血容量和电解质紊乱。因此，对于 HPA 功能受抑制患者，均应在围手术期补充糖皮质激素进行替代。

6. 警惕尿崩 术中损伤下丘脑和垂体柄可通过影响抗利尿激素的分泌而导致术中和术后尿崩的发生。通常尿崩发生于术后 4～12 h，术中尿崩偶有发生。治疗包括：调整补液的种类和速度，补液采用 0.45% NaCl 溶液，每小时补液量为生理维持量＋前 1 h 尿量的 2/3。如患者的尿量持续增多，可静脉给予去氨加压素 0.5～4.0 μg。

（三）术后镇痛

经蝶入路垂体瘤切除术术后有轻中度疼痛，在术中应用阿片类药物的基础上，辅用非甾体抗炎药即可提供完善镇痛。

参考文献

[1] Spada A, Mantovani G, Lania A G, et al. Pituitary tumors: genetic and molecular factors underlying pathogenesis and clinical behavior. Neuroendocrinology, 2022, 112 (1): 15-33.

[2] Thakur J D, Corlin A, Mallari R J, et al. Complication avoidance protocols in endoscopic pituitary adenoma surgery: a retrospective cohort study in 514 patients. Pituitary, 2021, 24 (6): 930-942.

[3] Esposito F, Dusick J R, Fatemi N, et al. Graded repair of cranial base defects and cerebrospinal fluid leaks in transsphenoidal surgery. Oper Neurosurg (Hagerstown), 2007, 60 (4 Suppl 2): 295-303.

[4] Conger A, Zhao F, Wang X, et al. Evolution of the graded repair of CSF leaks and skull base defects in endonasal endoscopic tumor surgery: trends in repair failure and meningitis rates in 509 patients. J Neurosurg, 2019, 130 (3): 861-875.

耿春静 编写　刘慧丽 校审

病例 3　颅内动脉瘤、高血压、高脂血症、腔隙性脑梗死患者行动脉瘤血管内治疗

一、一般情况

患者，61 岁女性，身高 156 cm，体重 57 kg，BMI 23.4 kg/m^2。

【主诉】

头痛 2 年，加重伴头晕 2 个月。

【现病史】

患者 2 年前无明显诱因出现头痛，间歇性发作。近 2 个月加重，伴头晕、恶心、乏力，无视力下降、复视、言语不清等症状。就诊于外院，行颅脑 CTA 检查，提示腔隙性脑梗死，左侧大脑中动脉 M1 段瘤样扩张直径约 1 cm，为行手术治疗收入我院。自发病以来，患者精神可，饮食好，睡眠正常，大小便正常，体重无明显变化。

【既往史】

高血压病史 30 年，最高 169/100 mmHg，规律口服替米沙坦、硝苯地平控制；2003 年行胰腺手术，具体不详。

【术前检验】

凝血功能：PT 11.2 s，APTT 35.9 s。血常规：WBC 8.6×10^9/L，Hb 156 g/L，HCT 0.47，PLT 173×10^9/L。肝肾功能及电解质：AST 27 U/L，ALT 21 U/L，Cr 46 mmol，K$^+$ 3.9 mmol/L，Na$^+$ 142 mmol/L。心肌酶：TnT 0.005 ng/ml，NT-proBNP 1029 pg/ml↑。尿常规：尿糖（−），尿酮体（−），尿蛋白（−）。血气分析（吸空气）：PaO$_2$ 72 mmHg，PaCO$_2$ 41 mmHg。

【术前检查】

心电图：窦性心律。超声心动图：左心房增大，二尖瓣轻度反流，左心房压增高，为 16 mmHg，LVEF 68%。头颈部造影：双侧颈动脉、双侧椎动脉及基底动脉血流通畅，左颈内动脉 C7 段动脉瘤，约 20 mm×12 mm，形态不规则。

【术前诊断】

颅内动脉瘤，高血压 3 级（很高危），高脂血症，腔隙性脑梗死。

【拟行手术】

全脑血管造影、密网支架植入、颅内动脉瘤栓塞术。

预计手术时间：1 h；预计出血量：5 ml；术毕返回病房。

二、术前评估

（一）气道评估

Mallampati 分级Ⅱ级，张口度＞3横指，甲颏距离＞6 cm，颈椎活动度可，困难插管可能性小；近期无呼吸道感染病史。

（二）重要脏器功能评估与 ASA 分级

心功能：Ⅰ级；运动耐量：日常可散步3 km，可上3层楼，活动耐量＞4 MET；ASA 分级：Ⅱ级。

三、手术介绍

颅内动脉瘤是颅内动脉内腔发生的薄壁突出，可能破裂引起蛛网膜下腔出血（subarachnoid hemorrhage，SAH）。SAH 通常是灾难性事件，死亡率和并发症发生率较高。未破裂的脑动脉瘤在临床上也可能表现为对邻近神经结构的占位效应，或可能因其他指征行神经影像学检查时被偶然发现。未破裂动脉瘤存在未来破裂和 SAH 的风险，风险程度不一，一定程度上取决于其大小和位置。血管内或手术修复是预防动脉瘤性 SAH 再出血和进一步出现并发症的唯一有效治疗，该治疗也用于部分未破裂脑动脉瘤患者，以预防 SAH。未破裂颅内动脉瘤的处理仍存在争议，尚无可作为推荐依据的随机试验。做出治疗决定时，需权衡动脉瘤的自然病程、干预的风险和患者意愿。一般而言，直径≥7～10 mm 的无症状动脉瘤需强烈考虑治疗，考虑因素包括患者年龄、现存的内科和神经系统疾病，以及治疗的相对风险[1]。

未破裂动脉瘤的手术治疗是接受确定性治疗患者的最常用方法。临床研究发现，与手术夹闭相比，血管内技术的并发症发生率和死亡率似乎更低，而且在未破裂动脉瘤治疗中的作用越来越重要，这些研究通常在病例数量较大的中心开展，血流导向等新技术可能提高血管内治疗的安全性。

弹簧圈栓塞术通过电解可脱性弹簧圈系统将铂弹簧圈置入动脉瘤瘤腔，然后弹簧圈周围形成局部血栓，闭塞动脉瘤囊。支架辅助弹簧圈栓塞术、球囊辅助弹簧圈栓塞术、血流导向装置和血流阻断装置，以及包括液态材料在内的新型栓塞材料，这些新技术使得多种复杂颅内动脉瘤可采用血管内治疗[2]。

此类手术为精细手术，患者的任何移动都可能导致血管破裂或夹层、动脉瘤破裂或弹簧圈移位至脑实质，因此，颅内动脉瘤栓塞手术操作通常在全身麻醉下进行。全身麻醉主要避免患者体动，保持患者（尤其头部）从颅内造影至动脉瘤栓塞结束位置统一，机械通气可避免呼吸、咳嗽等造成的轻微体动。

四、麻醉计划

（一）术前评估

首先了解动脉瘤位置及大小、手术方式、实验室检查。体格检查方面主要评估术前神经功能、气道通畅程度和气管插管难度。还应关注患者是否存在蛛网膜下腔出血，并对心、肺、肝、肾等重要脏器功能进行全面评估。

（二）麻醉计划

拟行全身麻醉。术中麻醉监测：NIBP，SpO$_2$，5 导联 ECG，P$_{ET}$CO$_2$，BIS，尿量，体温，出血量等。

充分吸氧去氮后，行快速诱导。静脉给予舒芬太尼 10 μg，依托咪酯 0.1～0.2 mg/kg，丙泊酚 20～30 mg，阿曲库铵 0.5～1 mg/kg，后置入 3# 双管喉罩；备用的血管活性药物为阿托品、麻黄碱、去甲肾上腺素。采用全凭静脉麻醉维持，持续泵注丙泊酚、瑞芬太尼，必要时单次推注阿曲库铵。术毕拔除喉罩后送返普通病房进一步治疗。

（三）麻醉准备

血管腔内手术在介入导管室而非手术室内进行，因此，除了常规的麻醉准备外，还应注意以下事项：

（1）手术前，应确定操作室的布局、诱导和手术过程中麻醉机的位置、术中透视机器的预期移动，以及是否配备好防护铅围裙和屏蔽物。在麻醉诱导后和铺巾之前，应确认透视机器进行全范围的移动时，所有管线的位置正确。

（2）监测仪和呼吸回路必须远离 X 线照射区域，以免干扰图像。

（3）麻醉机可放置在患者的一侧，静脉输液管、动脉压力管和呼吸回路等按需连接延长管路。

（4）除了麻醉常备药物，还应备有阿托品、去甲肾上腺素和尼莫地平。为了便于应对动脉瘤破裂时立即逆转肝素作用，还应备有鱼精蛋白或凝血酶。

（四）术中监测

使用如前文所述标准麻醉监测。对于动脉瘤择期手术，若外科和神经麻醉团队认为诱导和插管期间的动脉瘤破裂风险低，为让患者感觉舒适或按照偏好，动脉置管可以推迟至麻醉诱导后。此类患者手术刺激轻微，术中应监测麻醉深度，如脑电双频指数。

（五）麻醉用药

1. 麻醉前用药 动脉瘤择期手术麻醉前可使用抗焦虑药物。SAH 患者的麻醉前用药应根据精神状态调整。

2. 麻醉诱导 成人患者通常采用静脉诱导，目标是维持血流动力学稳定。应选择恰当药物及其剂量，避免出现高血压和尽量降低动脉瘤破裂风险，还要避免低血压，以维持稳定的颅内动脉压。如采用喉罩全身麻醉，应根据患者监测及血流动力学反应，适当减少诱导用药。

3. 麻醉维持 多种麻醉方案可用于动脉瘤手术，可根据患者实际情况、麻醉医师用药习惯及现有条件调整。手术室外麻醉机如无麻醉废气排放系统，建议应用全凭静脉麻醉。麻醉药物选择应以短效药物为主，尤其镇静类药物，确保患者苏醒质量，以方便术后神经功能查体。

(六)气道管理

颅内动脉瘤麻醉通常需要机械通气,气道管理工具可选择喉罩及气管插管。除了要考虑手术类型和预计手术时长,还必须考虑合并疾病和术前气道评估结果。应用喉罩容易盲插到目标位置、置入喉罩时的血流动力学反应小于置入喉镜和气管插管、支气管痉挛的风险更低、吸气峰压可能较低,但喉罩不能防止误吸。由于此类手术刺激轻微,诱导和苏醒期应尽量避免剧烈呛咳,因此优先选择喉罩。但对于反流误吸风险高的患者,气管插管可能是更好的选择。另外,出现手术时间大于 4 h、术中喉罩出现移位无法通气、术后需要机械通气等情况时,气管插管是最终的解决方案。

(七)血流动力学管理

动脉瘤患者的高血压最佳治疗方法和血压目标尚不清楚。在动脉瘤破裂的患者中,体循环高血压可能是在颅内压增高的情况下维持脑灌注的正常血流动力学反应。未破裂的动脉瘤和疑似颅内压正常的破裂动脉瘤(即神经系统检查正常),目标是收缩压≤患者的正常收缩压(最高 140 mmHg),MAP ≥ 60 mmHg。疑似或已知颅内压增高的破裂动脉瘤患者,被动性高血压不应治疗,如果进行颅内压监测,应维持脑灌注压≥ 50 ~ 60 mmHg。应避免伤害性刺激引起的高血压和血管加压药引起的医源性高血压[3]。

(八)术中并发症

1. 术中动脉瘤破裂 从麻醉诱导到手术结束的任何时间都可能发生术中动脉瘤破裂,最常见于微导管输送和弹簧圈植入过程中。其中患者的危险因素包括动脉瘤特征、控制不佳的高血压、冠状动脉疾病和慢性阻塞性肺疾病。此时可能出现血压和(或)颅内压不明原因的增加、麻醉深度突然降低,可提醒术者及时行血管造影检查。

出现动脉瘤破裂后,准许一定程度的高血压,如果进行了颅内压监护,则目标是维持脑灌注压(cerebral perfusion pressure,CPP)50 ~ 70 mmHg,如果没有监测颅内压,则目标是维持 MAP > 90 mmHg;必要时可应用血管活性药物提升血压,如逐步调整去甲肾上腺素输注剂量。呼吸管理的目标是维持 PaO_2 > 80 mmHg 和 $PaCO_2$ 为 32 ~ 38 mmHg。给予甘露醇 0.25 ~ 1 g/kg 和(或)高渗盐水(3% NaCl 100 ml 或 23.4% NaCl 30 ml),酌情重复使用,目标是血清钠≤ 155 mmol/L 或血清渗透压 < 320 mmol/L。

2. 血管痉挛 血管内操作期间可能出现血管痉挛,尤其年轻女性。应用血管扩张剂(如尼莫地平)可改善血流,但应积极防治由此导致的低血压。动脉内使用血管扩张剂后,可能需要大剂量的血管活性药物以维持血压。长时间血管痉挛造成局部脑组织缺血,术中可出现 BIS 降低,术后苏醒延迟,甚至神经功能暂时损伤。

参考文献

[1] Elijovich L,Higashida R T,Lawton M T,et al. Predictors and outcomes of intraprocedural rupture in patients treated for ruptured intracranial aneurysms:the CARAT study. Stroke,2008,39(5):1501-1506.

［2］Tummala R P，Chu R M，Madison M T，et al. Outcomes after aneurysm rupture during endovascular coil embolization. Neurosurgery，2001，49（5）：1059-1066.

［3］Akkermans A，van Waes J A，Peelen L M，et al. Blood pressure and end-tidal carbon dioxide ranges during aneurysm occlusion and neurologic outcome after an aneurysmal subarachnoid hemorrhage. Anesthesiology，2019，130（1）：92-105.

刘伟平　编写　刘慧丽　校审

病例 4　右侧大脑中动脉闭塞、急性脑梗死、高血压病、2 型糖尿病、慢性阻塞性肺疾病患者行急性缺血性脑卒中血管内治疗

一、一般情况

患者，72 岁女性，身高 162 cm，体重 52 kg，BMI 19.8 kg/m²。

【主诉】

嘴角歪斜、左侧肢体无力 26 h。

【现病史】

患者 26 h 前无诱因突发嘴角歪斜及左侧肢体无力，12 h 前加重，言语含糊，于外院就诊，行血常规、血生化、凝血等检验无明显异常，颅脑 CT 检查提示右侧基底节区及放射冠新发脑梗死，今日 7 时于我院急诊神经内科就诊，NIHSS 评分 10 分，评估后建议患者手术治疗。患者自发病以来精神欠佳，食欲差，大小便正常，体重无明显变化。

【既往史】

高血压病史 12 年，既往血压最高 234/105 mmHg，口服硝苯地平缓释片 10 mg 每日 2 次，控制血压 140/70 mmHg 左右。2 型糖尿病史 12 年，口服阿卡波糖 50 mg 每日 3 次，血糖控制尚可。慢性阻塞性肺疾病 12 年，药物控制尚可，秋冬季换季易加重，具体不详。

【体格检查】

体温 36℃，脉搏 65 次/分，呼吸 18 次/分，血压 182/68 mmHg，神清，构音障碍，颈软，双侧瞳孔等大等圆，对光反射灵敏，否认复视，无眼震，右侧鼻唇沟变浅，感觉对称，伸舌左偏，左侧肢体肌力 0 级，右侧肢体肌力 5 级，右上肢共济可，心音有力，叩诊无明显增大，双肺呼吸音粗，无明显干湿啰音，腹软，无压痛及反跳痛，余查体欠合作。

【术前检验】

凝血功能：PT 12.2 s，APTT 35.9 s。血常规：WBC 8.6×10⁹/L，Hb 156 g/L，HCT 0.47，PLT 173×10⁹/L。肝肾功能及电解质：AST 27 U/L，ALT 21 U/L，Cr 68 mmol/L，K⁺ 3.9 mmol/L，Na⁺ 142 mmol/L。心肌酶：TnT 0.015 ng/ml，NT-proBNP 1504 ng/L↑。尿常规：尿糖（－），尿酮体（－），尿蛋白（－）。血气分析（吸入氧浓度 21%）：PaO₂ 71 mmHg，PaCO₂ 41 mmHg。

【术前检查】

心电图：窦性心律。胸部 X 线片：双肺纹理增多，右上肺纤维结节灶。颅脑 MRI 平扫：DWI 序列右侧基底节区、侧脑室旁、额叶、额叶内侧见斑点状高信号，ADC 信号减

低，右侧基底节区、侧脑室旁、额叶、额叶内侧见斑点状稍长 T1 稍长 T2 信号影，FLAIR 呈高信号。右侧小脑见小片状长 T1 长 T2 信号，边界清。诊断为右侧大脑中动脉供血区急性梗死，右侧小脑腔隙性脑梗死灶，脑白质脱髓鞘。头颈 CTA + 颅脑 CTP：右侧大脑中动脉 M1 段闭塞，右侧大脑前动脉 A1 发育纤细，前交通动脉开放。右侧大脑半球可见斑片状 Tmax＞4 s 区域，右侧额顶颞叶、右侧基底节区见斑片状低灌注区 69.2 ml（Tmax＞6 s），右侧半卵圆中心-基底节区内见斑片状脑血流量（cerebral blood flow，CBF）＜30% 区域 2.7 ml，Mismatch 比值 25.2。

【术前诊断】

右侧大脑中动脉闭塞，急性脑梗死，高血压 3 级（很高危），2 型糖尿病，慢性阻塞性肺疾病。

【拟行手术】

全脑血管造影、脑梗死取栓术。
预计手术时间：1 h；预计出血量：5 ml；备 ICU。

二、术前评估

（一）气道评估

Mallampati 分级 Ⅰ 级，张口度＞3 横指，甲颏距离＞6 cm，颈椎活动度可，困难插管可能性小；近期无呼吸道感染病史。

（二）重要脏器功能评估与 ASA 分级

心功能：Ⅰ 级；活动耐量＞4 MET，日常慢走散步，生活可自理，可以做饭；ASA 分级：Ⅲ 级。

三、手术介绍

（一）缺血性脑卒中

缺血性脑卒中是指部分或全部脑血流减少导致脑组织损害的多种疾病，多为急性起病。对于前循环或后循环急性缺血性脑卒中患者，挽救尚未梗死的缺血脑组织的最有效手段是通过再灌注治疗及时恢复脑血流。血管内治疗（endovascular therapy，EVT）是指机械取栓和（或）直接动脉内给予溶栓剂。

对于符合条件的急性缺血性脑卒中患者，静脉溶栓为一线治疗，须在发病后 4.5 h 内启动治疗。由于治疗效果与时间相关，尽快开始治疗至关重要；即使考虑采用机械取栓，符合条件的患者也应立即接受静脉溶栓治疗。前循环大动脉闭塞所致急性缺血性脑卒中患者，无论本次缺血性脑卒中事件是否采用静脉溶栓治疗，在发病后 24 h 内均适合接受机械取栓治疗。对于基底动脉闭塞所致急性缺血性脑卒中患者，虽然疗效还不明确，但在最后知晓状况良好的 24 h 内，可以进行机械取栓。

（二）操作步骤

实施 EVT 时通常是经股动脉置入导管，必要时也可使用桡动脉、肱动脉、腋动脉或颈动脉。颅内置管操作可引起不适，尤其阻断血管可能导致患者躁动或体动。血管内治疗的常规操作步骤如下：

使用消毒液对建立血管通路部位（通常是右腹股沟或桡动脉）的皮肤进行消毒，然后铺上手术洞巾形成一个无菌区域，使用局部麻醉剂浸润血管通路部位的皮肤。

将导引管置入动脉，再通过导引管置入导管，经大动脉进入颅外和颅内动脉。侧孔可同时监测动脉压力，但其动脉波形可能受操作干扰。

进行血管造影以明确动脉阻塞的部位，此时患者体动可能影响成像效果。

将导管送入颅内动脉系统。机械取栓时，推进取栓导管并取出血栓，也可只直接动脉内给予溶栓剂。

成功取栓或溶栓后，再次血管造影，以评估血管的再通情况。

取出导管并压迫血管穿刺部位。患者保持平躺（或头高脚低位）最长 24 h，穿刺侧腿伸直并固定 4～6 h。

行头颅 CT 扫描以排除颅内出血后，将患者送往神经重症监护室或普通病房。

四、麻醉计划

（一）麻醉前评估

麻醉前评估应重点明确且简洁，以尽量避免延误治疗。相关病史应在患者入院时就采集完成并将其提交给麻醉团队，不应在重复的问题上浪费时间。通常可以在等待患者到达介入导管室时查阅电子病历，内容包括用药情况、实验室检查结果、心电图和影像学检查结果。应尽可能采集与麻醉相关的个人史和家族史，并需要对所有患者迅速进行气道评估。术前评估和准备应与其他医疗工作同时进行。

对于将接受血管内治疗的患者，在麻醉前需要关注的问题包括：

1. 神经系统状态　在决定是否采取全身麻醉或监测麻醉时，患者之前和当前的神经系统状态是需要考虑的重要因素，并可能会影响麻醉药物的选择。神经系统状态包括意识水平和局部功能障碍，以及功能障碍的演变过程。需注意，应迅速评估患者能否平躺且保持气道开放，以及在轻度镇静操作过程中能否遵循指令。

2. 心血管合并症　许多因脑卒中而接受 EVT 的患者并存多种心血管危险因素，包括高血压、糖尿病、吸烟、外周血管疾病和心房颤动，因此影响麻醉管理。此外，脑卒中本身也可引起心脏并发症，包括心肌梗死、心力衰竭、神经源性心脏损害、心律失常和心搏骤停。

3. 潜在颈椎损伤　如果怀疑有脑卒中相关跌倒，应考虑预防性颈椎保护措施，对老年患者和意识水平改变患者的全身麻醉气道管理尤为重要。

（二）麻醉监测

所有麻醉期间均应采用 ASA 推荐标准监护。除此之外，二氧化碳监测是全身麻醉和中度或深度镇静期间的标准监测项目。在监测麻醉期间，二氧化碳监测不仅能避免过度镇静引起的呼吸抑制相关的高碳酸血症，还可以监测呼吸频率和节律，并帮助诊断气道阻塞。由操作者建立动脉循环后，可进行血气分析，并分析呼气末二氧化碳与动脉血二氧化碳分压之间的相关性。

无论采用何种麻醉技术，均推荐使用动脉置管持续进行有创血压监测。可在脑卒中初始评估时，且最好是在全身麻醉诱导之前放置动脉导管，但不应为放置动脉导管而延迟治疗。

（三）麻醉技术的选择

进行血管内治疗时，应根据患者和操作相关因素以及现有条件决定选择全身麻醉还是监测麻醉（联合或不联合镇静），并与介入治疗医生密切沟通。对于全身麻醉和监测麻醉均适合的患者，全身麻醉可保持患者不动、维持气道开放以及能完全控制操作引起的疼痛。不过，在临床实践中麻醉方式的选择各有不同，也有一些医生更倾向于采用监测麻醉，因为这便于在手术过程中和术后进行神经系统检查。现有最佳证据表明，在最佳血流动力学控制的情况下，全身麻醉可提高手术的技术成功率并改善功能结局[1]。

适用监测麻醉的患者应满足：能够平躺（可能需要数小时）、配合、交流和保持气道开放，并且不增加使用镇静药物时发生呼吸抑制或气道阻塞（原因诸如阻塞性睡眠呼吸暂停，或脑卒中引发的吞咽困难）的风险。应注意多达 95% 的脑卒中患者可能存在睡眠相关的呼吸节律紊乱，可能导致低氧血症、打鼾，并引起影像视野晃动，或使用镇静药物后出现呼吸衰竭。监测麻醉的潜在优势包括：能够更快开始实施治疗、降低术中低血压的风险、降低术后呼吸系统并发症的风险、能够在 EVT 期间和之后较早进行神经系统评估。

优选全身麻醉的患者包括：神经系统检查结果欠佳、注意力障碍、血流动力学不稳定、不能平躺、误吸或癫痫发作的风险高，或因即将发生呼吸衰竭或因气道保护而需要气管插管的患者。气管插管全身麻醉的潜在优势包括：在 EVT 的关键操作期间，患者体动的风险较小，有可能降低血管损伤（如穿孔或夹层）的风险，以及可能在放置装置时更快地确定路径；保持气道开放，可以控制氧供和通气并降低误吸风险；改善患者舒适度，便于神经介入治疗医生操作。

（四）全身麻醉

麻醉诱导的首要目标是避免继发性缺血损伤（低氧血症、过度通气或低血压造成的损伤）。血流再通前，收缩压应维持在 140～180 mmHg[2-3]。

大多数患者都需要预防反流措施，因为最后一次进食的时间往往不能确定、胃排空可能延迟，均增加麻醉诱导后误吸的风险。监测麻醉或清醒镇静期间需增加镇静药剂量时，也需要考虑到这一问题。

麻醉维持的最佳药物尚未明确，应根据患者因素选择麻醉药物，以避免低血压为主要目标。可采用吸入麻醉药、静脉麻醉药或两者联合使用。

由于手术刺激小、患者脑梗死后局部血流量下降等因素，为避免过量使用麻醉药物，强烈建议进行麻醉深度监测，且进行麻醉深度监测还可能降低术后早期谵妄或长期认知功能障碍风险。

理想的苏醒应该迅速而平稳,避免咳嗽、肌紧张和高血压,患者在拔管后应很快清醒,以便神经介入医师进行充分的神经系统检查。术后必要时应继续使用血管活性药物以维持目标血压。

患者苏醒延迟的可能原因可包括手术因素、麻醉因素、既存因素或生理因素等。对于此类患者,延迟苏醒可能是由再灌注脑组织出血引起的,需要再次行 CT 检查以明确诊断。延迟苏醒也可能是由后循环缺血导致的意识丧失状态。

(五)监测麻醉

对所有监测麻醉患者均需提供辅助供氧。对于大多数患者,经鼻导管低流量(1～2 L/min)供氧足以维持充分的氧合(外周动脉 $SpO_2 > 92\%$、$PaO_2 > 60$ mmHg)。

对于需要在镇静下行 EVT 的患者,理想状态是中度镇静,即患者可以对言语或触觉刺激做出有意识的反应,并能自主维持气道开放和通气。在监测麻醉中需反复评估镇静水平(但如果患者的活动可能导致不良后果,需格外谨慎),以避免过度镇静或造成意外的全身麻醉。

药物选择首选快速起效的短效药物,以便能快速调整镇静深度、进行连续的神经系统评估,以及早期发现神经功能障碍。一般来说,应避免使用苯二氮䓬类和(或)长效阿片类药物。

如果出现呼吸抑制或气道阻塞,无论是由药物还是神经损伤导致,都应立即通知手术医生可能需要维持气道开放。对于镇静药或阿片类药物导致的气道阻塞,可通过托下颌法和(或)放置口咽或鼻咽通气道来缓解,同时等待药物作用消退。对于接受过溶栓或抗凝药物的患者,因为存在鼻出血风险,应慎重使用鼻咽通气道。阿片类药物引起的呼吸抑制可用纳洛酮逆转,为避免引起躁动或高血压,应以小剂量滴定。如果这些措施不能改善氧供和通气,应尽快转换为全身麻醉,并确保气道开放[4]。

(六)血流动力学管理

麻醉期间的最佳目标血压尚未完全明确,根据 2014 年 SNACC(美国神经科学麻醉与重症科学协会)共识声明的推荐,无论患者是否接受静脉溶栓,再通前收缩压均应维持在 140～180 mmHg,舒张压应维持在 < 105 mmHg。围手术期最重要的是避免持续的低血压和高血压[5-6]。

在不延误手术进程的前提下放置动脉导管用于监测血压。必要时可使用介入治疗医生放置的动脉导管监测血压。如果没有建立动脉通路,应使用无创血压袖带测量,频率至少为每 3 min 测量一次。

在保证充足血容量的基础上,可使用血管活性药物以达到并维持目标血压。发生低血压最可能的原因是麻醉剂诱导的血管舒张,因此首选的血管加压药通常是强效 α 受体激动剂,如去甲肾上腺素或去氧肾上腺素。应根据患者的整体血流动力学特征和本身的心脏功能来选择和调整药物。控制高血压的首选药物为尼卡地平、拉贝洛尔和氯维地平等。

再灌注的脑组织由于缺乏脑血流自动调节功能,在高血压时可能会出现高灌注和再出血,在低血压时则可能出现血管再闭塞。应与神经介入医生讨论确定机械取栓术实现血管再通后的目标血压。通常认为收缩压维持在 120～140 mmHg 是合理的目标值。

（七）本例麻醉选择

行气管插管全身麻醉。术中监测：NIBP、SpO$_2$、5 导联 ECG、P$_{ET}$CO$_2$、尿量、体温、BIS、出血量。麻醉用药：麻醉诱导用药为舒芬太尼 15 μg、依托咪酯 10 mg、丙泊酚 30 mg、利多卡因 100 mg 喷喉、顺阿曲库铵 10 mg，麻醉维持应用静吸复合麻醉方式，七氟烷 1% 持续吸入、瑞芬太尼 200 μg/h 持续静脉泵注，间断推注顺阿曲库铵。备用的血管活性药物包括阿托品、麻黄碱、去甲肾上腺素、尼莫地平。术毕送外科重症监护病房（surgical intensive care unit，SICU）进一步治疗。

参考文献

[1] Brekenfeld C, Mattle H P, Schroth G. General is better than local anesthesia during endovascular procedures. Stroke, 2010, 41（11）: 2716-2717.

[2] Crimmins D, Ryan E, Shah D, et al. The effect of anesthetic agent and mean arterial pressure on functional outcome after general anesthesia for endovascular thrombectomy. J Neurosurg Anesthesiol, 2024, 36（1）: 29-36.

[3] Rasmussen M, Espelund U S, Juul N, et al. The influence of blood pressure management on neurological outcome in endovascular therapy for acute ischaemic stroke. Br J Anaesth, 2018, 120（6）: 1287-1294.

[4] Campbell D, Butler E, Campbell R B, et al. General anesthesia compared with non-GA in endovascular thrombectomy for ischemic stroke: a systematic review and meta-analysis of randomized controlled trials. Neurology, 2023, 100（16）: e1655-1663.

[5] MacKenzie K K, Britt-Spells A M, Sands L P, et al. Processed electroencephalogram monitoring and postoperative delirium: a systematic review and meta-analysis. Anesthesiology, 2018, 129（3）: 417-427.

[6] Talke P O, Sharma D, Heyer E J, et al. Society for Neuroscience in Anesthesiology and Critical Care Expert consensus statement: anesthetic management of endovascular treatment for acute ischemic stroke*: endorsed by the Society of NeuroInterventional Surgery and the Neurocritical Care Society. J Neurosurg Anesthesiol, 2014, 26（2）: 95-108.

刘伟平　编写　刘慧丽　校审

病例 5　右侧颈内动脉闭塞、右侧大脑中动脉狭窄、高血压、哮喘、高脂血症患者行显微镜下颅外内动脉旁路移植术

一、一般情况

患者，55 岁男性，身高 170 cm，体重 70 kg，BMI 24 kg/m²。

【主诉】

右眼一过性黑矇发作 1 年半，频率加快 20 天。

【现病史】

患者自诉 2022 年 4 月无诱因出现右眼一过性黑矇，就诊于本地医院行颈部血管造影，提示右侧颈内动脉狭窄，予以双抗药物保守治疗，后于 2023 年 6 月再次出现右眼一过性黑矇，再次于本地医院行颈内动脉数字减影血管造影（digital subtraction angiography，DSA），提示"右侧颈内动脉闭塞，右侧大脑中动脉狭窄"，继续予以双抗药物保守治疗，于 2023 年 10 月 25 日起一周内连续 4 次右眼一过性黑矇，现为寻求进一步诊治就诊于我院门诊，以"右侧颈内动脉闭塞"收治入院。患者发病来，一般情况可，精神可，饮食睡眠可，大小便正常，体重无明显变化。

【既往史】

高血压病史 5 年，收缩压最高 170 mmHg，规律服用厄贝沙坦氢氯噻嗪片，平素血压控制在 130～140 mmHg/80～90 mmHg；哮喘史多年，近 1 年无急性发作，每日吸入硫酸沙丁胺醇气雾剂，氨茶碱片 0.1 g 每晚一次口服。否认肝炎、结核、疟疾病史，否认糖尿病、精神疾病史，否认手术、外伤、输血史，否认食物、药物过敏史，预防接种史不详。

【术前检验】

血常规、尿常规、生化、凝血等实验室检查大致正常。血气分析：pH 7.41，PaO_2 87.91 mmHg，$PaCO_2$ 40.52 mmHg，Na^+ 135.45 mmol/L↓，Ca^{2+} 1.09 mmol/L↓。

【辅助检查】

心电图：窦性心律，正常心电图。超声心动图：主动脉瓣反流（轻度），LVEF 63%，右心室收缩功能正常。肺功能检查：阻塞性通气功能障碍，FEV_1 1.88；FEV_1/FVC 53.51%。颈动脉超声：右侧颈内动脉闭塞，双侧颈动脉粥样硬化斑块形成。颅脑 CT：右侧顶、枕叶脑梗死。颅脑 CTA：符合颈部及脑动脉粥样硬化改变，右侧颈内动脉闭塞；颅脑 CTP：左侧额顶颞叶灌注代偿（图 5-1）。

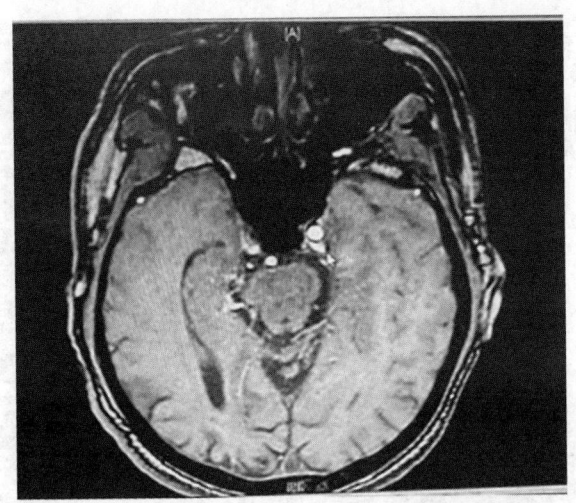

图 5-1　头颅 CTA＋CTP 影像

【入院诊断】

右侧颈内动脉闭塞，右侧大脑中动脉狭窄，高血压，哮喘，高脂血症。

【拟行手术】

拟行显微镜下颅外内动脉旁路移植术。

预计手术时间：5 h；预计出血量：100 ml；备 ICU。

二、术前评估

（一）气道评估

张口度＞3 横指，甲颏距离＞6 cm，头颈活动可，Mallampati 分级 Ⅱ 级，考虑困难气道可能性小。

（二）重要脏器功能评估与 ASA 分级

心功能：Ⅰ 级；屏气试验 26 s；ASA 分级：Ⅲ 级。

三、手术介绍

（一）颞浅动脉 – 大脑中动脉旁路移植术

颞浅动脉–大脑中动脉（superficial temporal artery to middle cerebral artery，STA-MCA）旁路移植术（STA-MCA bypass）是将颅外动脉的分支颞浅动脉与颅内血管大脑中动脉行端侧吻合，从而恢复缺血脑组织供血，提高局部脑血流量，恢复其功能，以及提高再次脑梗死的耐受力等（图 5-2）。

该手术借助显微外科技术与血管外科吻合技术，将颅外血管（常用的是头皮下面的颞浅动脉）与颅内血管吻合，使缺血的大脑得到来自颅外的供血，有人因此把该手术比喻为大脑的"南水北调"工程，是缺血性脑病治疗的一种新方法[1-2]。手术要点包括以下几个

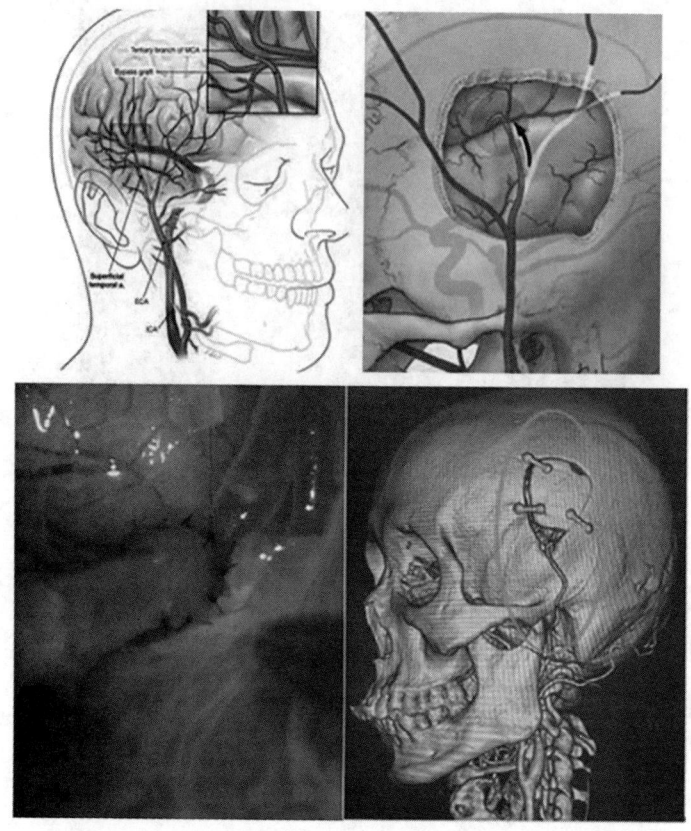

图 5-2　颞浅动脉-大脑中动脉旁路移植术（见彩图）

方面：

1. 受血管的选择　STA-MCA 旁路移植术必须根据患者的具体病情制订个体化的手术方案，从 MCA 多个皮质支中选择出合适的受血动脉至关重要。MCA 在外侧裂后方依次发出颞极动脉、额底外侧动脉、中央前动脉、中央动脉、中央后动脉、顶后动脉、角回动脉、颞前动脉、颞中动脉、颞后动脉共 10 支。主要供应范围为大脑半球外侧面，包括额中回以下，中央前后回下 75%，顶下小叶，颞下回上缘，枕叶外侧沟以前。需要充分了解大脑中动脉各分支的功能以及分布后，再依据患者的病情及主诉，选择可以改善临床功能的受血管。

2. 术前 B 超检查　在行 STA-MCA 旁路移植术前，通过 B 超的指引，大致描画出 STA 的走行、测量阻力指数以及直径，以利于手术中选择及保护 STA。通过在头皮上的描计，可以显著缩短术者寻找 STA 的时间，并且保护 STA 在开颅时不被误伤。通过测量阻力指数以及直径，选择直径较粗、阻力指数小的分支进行吻合，以提高吻合通畅率。

3. 术中注意事项　手术采用全身麻醉方式进行，患者取仰卧位，头偏向对侧，头部矢状面与地面平行。围手术期维持血压稳定，避免高血压导致吻合口漏血的问题，也应防止原本低灌注脑组织在低血压的情况下加重脑梗死。

（二）手术步骤

1. 显露颞浅动脉　耳前扪得颞浅动脉搏动处，向上做直切口，长约 10 cm，分离出颞浅动脉主干，向远侧追寻合适的分支。

2. 开颅 在外耳孔上 6 cm 处做骨瓣开颅，于外侧裂中寻找大脑中动脉的分支 M4 段，作为受血管。

3. 显微吻合血管 显微端侧吻合颞浅动脉-大脑中动脉。

4. 关颅质量 血管吻合的通畅率与关颅质量息息相关。首先，一定确保骨瓣未对吻合血管产生压迫，适当对骨瓣进行打磨处理，确保桥血管在无张力、无挤压、无打折的情况下再行关颅操作；其次，对于颞肌的缝合体现出标准筋膜间入路的优势，既保护了面神经的颞支，又可将颞肌与肌瓣使用可吸收线缝合成一体，但无需特别严密，平均约 5 针即可。最后皮下缝合在接近供血血管近端时，最好用 5-0 可吸收线缝合，远端可正常缝合。在放置皮瓣下引流时，应考虑到术后拔管时勿经过桥血管，以免造成误伤。在这期间，必须严密观察动脉搏动，若有异常，及时停止操作，寻找原因并解决问题后继续关颅。

5. 术后监护 术后并发症主要包括脑缺血、脑出血和吻合口闭塞。需严格维持血压平稳，基本控制收缩压在 120～140 mmHg，注意可能引起吻合口破裂出血的危险因素，即颅内压的问题，避免在术后吻合侧造成硬膜下血肿。禁止加压包扎，禁止一切压迫皮瓣的操作。

四、麻醉计划

麻醉方式：气管插管全身麻醉。

术前准备：备好去氧肾上腺素（10 mg/250 ml）、去甲肾上腺素（2 mg/250 ml）等血管活性药物，沙丁胺醇，以及甲强龙（注射用甲泼尼龙琥珀酸钠）或氢化可的松。

麻醉监测：NIBP、ABP、SpO$_2$、P$_{ET}$CO$_2$、ECG、BIS、体温、尿量、血气分析，严密监测出入量等。

麻醉诱导：充分给氧去氮，给予舒芬太尼 0.2～0.3 μg/kg，利多卡因 1 mg/kg，阿曲库铵 0.6 mg/kg，依托咪酯 0.1～0.15 mg/kg，丙泊酚 1～2 mg/kg 根据循环情况小剂量分次推注。如果出现诱导后低血压，适当补充血容量，并根据患者的心率状况推注去甲肾上腺素（8 μg）或去氧肾上腺素（40 μg）维持血流动力学平稳。

麻醉维持：静吸复合维持麻醉，持续吸入七氟烷 1.5%～2%，泵注瑞芬太尼 300～400 μg/h 和阿曲库铵或卡肌宁 20 mg/h，备去氧肾上腺素（10 mg/250 ml）、去甲肾上腺素（2 mg/250 ml），间断监测血糖及动脉血气分析，监测尿量。

术后转归：术毕拔除气管导管后返回病房。

五、麻醉关注点

1. 术前评估 此类患者常伴有全身动脉粥样硬化，术前应正确评估心脏功能及其他重要血管狭窄情况，了解有无冠心病、心律失常、充血性心力衰竭病史，评估运动耐量、心脏超声和动态心电图。对高血压进行合理的药物治疗，于术前调整患者至最佳状态。

2. 术中管理

（1）术中加强循环监护，力求麻醉诱导平稳，保证心脑等重要脏器的灌注，同时避免出现呛咳、循环的波动（≤140 mmHg）；避免诱发哮喘、喉痉挛发作。

（2）患者合并症：患者合并哮喘，术中避免使用促进组胺释放的药物，术中监测气道压，并准备吸入类支气管扩张药。

（3）麻醉诱导力求平稳，避免诱导期低血压发生，避免哮喘发作。可先行动脉有创血压监测，麻醉诱导前补充液体损失量，并预防性给予糖皮质激素（例如甲泼尼龙琥珀酸钠），麻醉诱导采用小剂量分次滴定给药原则，备用去氧肾上腺素或去甲肾上腺素等血管活性药物，备用沙丁胺醇，当麻醉深度充分时，应用2%利多卡因2 ml进行声门处的表面麻醉后，行气管插管。

（4）麻醉维持阶段保证脑灌注，避免出现低血压。该手术患者多数处于脆弱脑功能状态，随时面临脑梗死的发生，因此麻醉维持阶段应保证脑灌注，避免出现低血压；同时需要维持心肌的氧供需平衡，避免低血压、心动过速以及低氧血症、贫血等情况的发生，以免发生心血管相关并发症。围手术期术中动脉有创血压严格控制在110 mmHg左右，上下波动控制在5～10 mmHg。主要可采用持续泵注去氧肾上腺素或去甲肾上腺素等血管活性药物来维持。

（5）避免体动：该手术需要开颅显微镜下操作，因此术中需要加强麻醉深度和肌松的监测，术中可持续泵注卡机宁，避免患者发生体动，影响精细操作。

（6）气管拔管：避免出现呛咳和循环波动（维持收缩压≤140 mmHg）；避免诱发哮喘、喉痉挛发作，可以采用瑞芬太尼输注技术[3]，瑞芬太尼输注技术的药理学基础为超短效阿片类药物瑞芬太尼的时量相关半衰期短，长时间静脉输注停药后仍可快速从体内清除。降低瑞芬太尼靶浓度后，患者可以迅速从呼吸抑制及深度镇痛状态转为相对镇静、可唤醒且咳嗽反射相对抑制的状态。

该技术对于颅脑手术、颌面手术、整形手术以及严重心脑血管疾病的患者，可避免拔管引发的呛咳、躁动及血流动力学波动，使患者在耐管的情况下，意识完全清醒且能遵循指令。但如果患者气道反应并没有很快恢复，将增加误吸和呼吸道梗阻的发生率。具体操作为：手术结束前30 min给予舒芬太尼5 μg，适时停用阿曲库铵或卡机宁，手术接近结束后高流量洗脱七氟烷[4]。当TOF≥0.2时，可以给予新斯的明（2 mg）和阿托品（0.5 mg）拮抗肌松作用，后持续监测肌松程度，直至TOF＞0.9。充分吸引口腔分泌物后，将瑞芬太尼调至合适的输注速度[0.05 μg/（kg·min）]。当患者自主呼吸恢复至潮气量6～10 ml/kg且呼吸频率正常，BIS值在70±5范围内时，可再次给予利多卡因0.5～2.0 mg/kg，再次确认气道通畅且充分吸氧后拔除气管导管。之后可能还需要手法或放置口咽通气道，甚至喉罩，保持气道通畅直至患者完全清醒。将患者送返PACU后依然需要加强监护，备用血管活性药物以及沙丁胺醇等，避免术后出现呼吸抑制、哮喘发作以及循环波动。

3. 术后管理　严格维持血压平稳，基本控制收缩压在120～140 mmHg，注意可能引起吻合口破裂出血的危险因素，避免出现高颅内压，导致在术后吻合侧造成硬膜下血肿。麻醉操作、物品摆放以及搬动体位时，禁止一切可能压迫皮瓣的操作。

参考文献

[1] 高亦深，王凯，张彩红，等.颞浅动脉-大脑中动脉吻合术中血管吻合的技术及理念.中国脑血管病杂志，2017，14（9）：501-504.

［2］Chaturvedi S，Simard J M. Extracranial-Intracranial Bypass Surgery for Stroke Prevention. JAMA，2023，330（8）：697-698.

［3］Aouad M T，Al-Alami A A，Nasr V G，et al. The effect of low-dose remifentanil on responses to the endotracheal tube during emergence from general anesthesia. Anesth Analg，2009，108（4）：1157-1160.

［4］王静捷，陈广俊，罗爱伦，等．全麻苏醒拔管期间维持小剂量瑞芬太尼靶控输注可改善苏醒拔管质量．基础医学与临床，2014，34（1）：109-112.

王彦霞　编写　高雅　校审

病例 6　三叉神经痛、高脂血症患者行经皮穿刺半月节球囊压迫术

一、一般情况

患者，73 岁男性，身高 175 cm，体重 79 kg，BMI 25.8 kg/m²。

【主诉】

右侧额颞面部疼痛 1 年。

【现病史】

患者于 1 年前无明显诱因突发右侧额颞面部疼痛，持续性刺痛（VAS：8 分），无放射痛，右上第二磨牙咀嚼时诱发，无明显缓解因素。1 年前就诊当地医院诊断"三叉神经痛"，诉口服卡马西平后症状明显缓解（VAS：3 分）。患者无头晕头痛、恶心呕吐、视物旋转、踩棉花感、腰背疼痛。自发病以来，精神、睡眠、食欲可，大小便正常，体重无明显变化。

【既往史】

高脂血症 10 年，每晚口服阿托伐他汀钙片 1 片、每 2 周阿利西尤单抗注射液皮下注射一次。否认高血压、心脏病史，否认糖尿病、脑血管疾病、精神疾病史。2 年前因前列腺肥大行前列腺电切术。2 年前行左侧腹股沟疝修补术。

【术前检验】

血常规、凝血、肝肾功能、电解质及尿常规、免疫等大致正常。

【术前检查】

心电图：正常心电图。超声心动图：心内结构大致正常，右心室收缩功能正常，LVEF 67%。胸部 X 线片：双肺纹理增多。颅内 MRI：多发腔隙性脑梗死。

【入院诊断】

三叉神经痛，高脂血症，腹股沟术后，前列腺术后。

【拟行手术】

经皮穿刺三叉神经半月节球囊压迫术。
预计手术时间：1 h；预计出血量：1 ml。

二、术前评估

（一）气道评估

Mallampati 分级 Ⅰ 级，张口度 > 3 横指，甲颏距离 > 6 cm，颈椎活动度可，困难插管

可能性小。

(二) 重要脏器功能评估与ASA分级

心功能：Ⅰ级（NYHA分级）；代谢当量＞4 MET，屏气试验＞30 s；ASA分级：Ⅱ级。

三、手术介绍

(一) 三叉神经痛

1. 发病机制和临床表现 三叉神经痛（trigeminal neuralgia，TN）的特征是在三叉神经的一个或多个分支中由触摸引起的单侧短暂电击样阵发性疼痛[1]。目前，三叉神经血管压迫（neurovascular compression，NVC）学说是目前较为公认的一种学说[2]。

2. 治疗方法 主要包括药物、物理和手术治疗。

（1）药物治疗：抗惊厥药物卡马西平和奥卡西平是控制三叉神经痛患者阵发性疼痛的首选治疗方法[3-4]。

（2）物理治疗常用立体定向放射治疗和射频热凝治疗[3, 5]，适用于长期和药物治疗无效或无法耐受药物剂量，以及年老体弱不适合手术的原发性三叉神经痛患者。

（3）手术治疗常用三叉神经显微血管减压术（microvascular decompression，MVD）和经皮球囊压迫术（percutaneous balloon compression，PBC）[3]。

(二) 三叉神经痛的手术治疗

适用于药物和神经阻滞治疗无效者，针对血管压迫学说的治疗方式为MVD。对于高龄、存在其他疾病无法耐受开颅手术、拒绝开颅手术或MVD术后复发的患者，开颅手术具有较大风险，PBC具有操作快速安全、治疗过程全麻无痛等优点，在三叉神经痛的补充治疗手段中占据重要的地位[6]。

1. 经皮球囊压迫术

（1）经皮球囊压迫术的治疗机制：PBC由Mullan等于1983年首次发表用于三叉神经痛的治疗[7]。其机制可能在于压迫三叉神经半月节和扩张Meckel腔后选择性损伤有髓粗纤维，阻断三叉神经传导通路，抑制触发疼痛的扳机点，缓解三叉神经在Meckel腔段局部可能存在的神经压迫[6]。

（2）经皮球囊压迫术的解剖基础：三叉神经纤维自脑桥发出，经过桥前池，越过岩骨嵴进入颅中窝，在颅中窝内形成一个凹陷的腔隙——Meckel腔。Meckel腔外层是包围三叉神经根和三叉神经节的硬脑膜和蛛网膜鞘，位于海绵窦外侧。在海绵窦外侧壁，三叉神经眼支、动眼神经、滑车神经及外展神经与Meckel腔毗邻[6, 8]。

（3）经皮球囊压迫术的操作方法：手术于全麻下完成，患者取仰卧位。采取Hartel穿刺技术，选择患侧口角外侧2.5 cm处为穿刺点，在影像引导下，穿刺针穿刺至卵圆孔开口处，拔出针芯，将Fogarty球囊导入Meckel腔，然后撤出导丝向球囊内注射0.75～1.00 ml造影剂充盈球囊，并观察球囊形状，直至出现理想的倒梨形或哑铃形，持续压迫三叉神经半月节1～3 min（术后再次复发者持续压迫3～5 min）。压迫结束后，撤出导管及穿刺针，压迫穿刺点止血[9]（图6-1）。

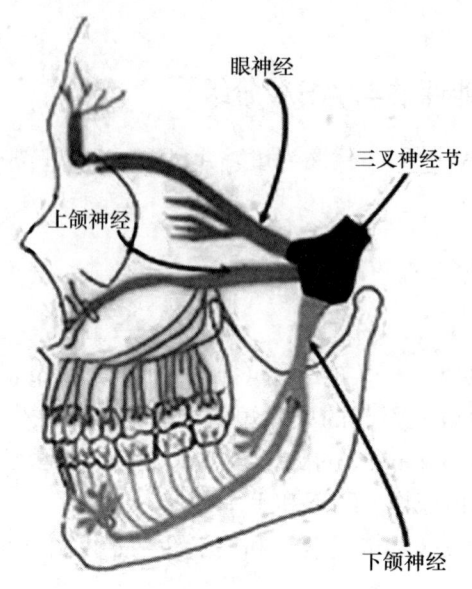

图 6-1　经皮球囊压迫术操作示意图

2. 显微血管减压术的操作方法　MVD 患者在气管插管全麻下，取侧俯卧位，头架固定。采用乙状窦后入路手术切口，注意暴露乙状窦转角处，显微镜下锐性分离三叉神经根附近粘连的蛛网膜，全程探查三叉神经根出入脑干处，尤其注意探查神经根的腹侧及腹内侧可能存在的责任血管，放置 Teflon 垫棉分离责任血管。放置时应注意大小合适，位置恰当，避免压迫神经根[9]。

（三）手术并发症

1. 术中血流动力学剧烈波动　血流动力学剧烈波动是 PBC 术中常见的并发症，在穿刺针进入卵圆孔与球囊充盈加压过程中最常见，有时术中甚至因为血压、心率剧烈波动导致球囊不能成功充盈加压，有的患者会发生心搏骤停，成为 PBC 手术的主要风险因素。常见的血流动力学变化包括：①血压下降，心率减慢，其原因是发生了三叉神经-心反射（trigemino-cardiac reflex，TCR）。TCR 是三叉神经任一感觉支受牵拉或刺激后出现的一种脑干反射，在三叉神经中枢端刺激亦可出现。典型的临床表现为突发心动过缓，血压下降，有时伴有呼吸暂停或胃肠蠕动过强等[10]。②血压升高，心率增快，可能是由穿刺或压迫三叉神经时的剧烈疼痛引起，与交感神经反射有关。③血压升高伴心率降低，这在球囊充盈加压过程中也很常见，考虑 TCR 与疼痛交感反射同时发生[8]。

2. 出血与脑脊液漏　颈内动脉出血、上颌动脉出血、蛛网膜下腔出血、海绵窦出血等并发症虽罕见但致命[8]，因此应特别注意。卵圆孔穿刺时穿刺方向如果过于偏下、偏内，可能刺穿颈动脉管外侧壁，损伤颈内动脉。蛛网膜下腔出血多由穿刺针或球囊导管进入过深损伤颅内血管所致。出现血管损伤大出血时，应快速输液，必要时输注血液制品和酌情应用血管活性药物。

3. 术后并发症　脑神经功能障碍、术后出血、术后感染、术后疼痛复发等。

四、麻醉计划

麻醉方式：气管插管静吸复合全身麻醉，选用加强型气管插管型号 7.5#，备 8.0#。

麻醉诱导：充分吸氧去氮后，行快速诱导。给予舒芬太尼 20 μg，2% 利多卡因 80 mg，依托咪酯 14 mg，苯磺顺阿曲库铵 14 mg，依据循环情况给予丙泊酚。术中监测：NIBP、SpO_2、5 导联 ECG 等常规监测外，还要进行 IBP 和 BIS。麻醉维持：术中采用七氟烷 1.5%～2% 和瑞芬太尼 400～600 μg/h 维持，依具体情况酌情追加苯磺顺阿曲库铵。

术后镇痛：氟比洛芬酯注射液 50 mg。

术毕去向：拔除气管导管后送返普通病房。

五、麻醉管理要点

（一）术前评估

了解病史，重点了解既往高血压和脑血管疾病史。体格检查应评估气道通畅程度和气管插管难度，并全面评估心、肺、肝、肾等重要脏器功能。

（二）术中麻醉管理策略

鉴于 PBC 手术时间短、血流动力学波动大等特点，一般采用全身麻醉、清醒区域麻醉或全身麻醉复合区域麻醉。全身麻醉过程中控制气道的方式可采用气管插管或置入喉罩。也可单独采用三叉神经节阻滞麻醉，即将局部麻醉药（如利多卡因、罗哌卡因）注射至三叉神经节，患者保持清醒状态，保留自主呼吸，不需要行气道管理。如果技术情况允许，也可以选择全身麻醉复合三叉神经节阻滞麻醉。

围手术期应按常规纠正水、电解质紊乱，必要时进行血气分析，维持内环境稳态。补液方面，该手术方式失血量普遍较少。术中注意体温保护，维持正常的血容量和脑灌注，术中是否输血应当依据患者腔隙性梗死病史、术中血流动力学状态、血红蛋白动态变化和失血速度而定。

血流动力学管理方面，在全身麻醉下进行手术，建议术中常规监测有创动脉压，密切关注和处理循环系统波动。需注意的是，术中出现 TCR 应按需对症处理，TCR 的影响因素及其处理如下：

1. 病理状态及麻醉药物对 TCR 的影响

（1）过度通气、低氧血症、浅麻醉等病理状态导致机体存在迷走神经兴奋，更易发生 TCR。

（2）应用麻醉药物后可出现自主神经反应差异：

①吸入麻醉药：七氟烷一定程度上可增强交感张力，TCR 的发生率较低。

②静脉麻醉药：阿片类药物、丙泊酚可抑制交感神经系统，降低心脏的交感感应，导致 TCR 更多表现为外周血管舒张，心率和血压降低。

③β 受体阻滞剂和钙通道阻滞剂可抑制交感神经节后纤维，拮抗儿茶酚胺类作用，从而增加 TCR 发生的风险。

④氯胺酮能使交感神经活性增加，减少 TCR 对心脏的负性肌力改变。

2. TCR 预防措施

(1) 手术开始前将血压控制在其基础血压的下限水平[穿刺开始时,预防性泵注硝普钠,起始速度为 0.5 μg/(kg·min)]。

(2) 术中应密切监测患者生命体征,维持合适的麻醉深度,避免麻醉过浅。

(3) 应维持内环境稳定,尽量避免使用 β 受体阻滞剂及钙通道阻滞剂等容易诱发 TCR 的药物。

(4) 三叉神经节阻滞能够预防和治疗 PBC 术中的血流动力学波动,在套管针穿刺前或穿刺至卵圆孔后均可进行,不仅可减轻疼痛,还可阻断迷走反射与交感反射。尽管大多数情况下血压心率剧烈波动可以预防及治疗,但是仍然存在着心搏骤停而致死的风险,应高度重视[8]。

参考文献

[1] Maarbjerg S, Di Stefano G, Bendtsen L, et al. Trigeminal neuralgia-diagnosis and treatment. Cephalalgia, 2017, 37(7): 648-657.

[2] 周霞, 孙中武. 三叉神经痛的发病机制及治疗进展. 中华全科医学, 2019, 17(6): 891-892.

[3] 中华医学会神经外科学分会功能神经外科学组, 中国医师协会神经外科医师, 分会功能神经外科专家委员会, 等. 三叉神经痛诊疗中国专家共识. 中华外科杂志, 2015, 53(9): 657-664.

[4] Bendtsen L, Zakrzewska JM, Abbott J, et al. European academy of neurology guideline on trigeminal neuralgia. Eur J Neurol, 2019, 26(6): 831-849.

[5] 杨吉垒, 温晓霞, 王文丽, 等. 三叉神经痛的诊疗研究进展. 中国疼痛医学杂志, 2023, 29(3): 201-206.

[6] 李明武, 牛朝诗. 经皮穿刺球囊压迫术治疗三叉神经痛的相关问题. 立体定向和功能性神经外科杂志, 2021, 34(3): 183-186.

[7] Brown J A, Preul M C. Trigeminal depressor response during percutaneous microcompression of the trigeminal ganglion for trigeminal neuralgia. Neurosurgery, 1988, 23(6): 745-748.

[8] 任玉娥, 刘小会, 程志祥, 等. 经皮球囊压迫术治疗三叉神经痛中国专家共识(2022版). 中华疼痛学杂志, 2022, 18(4): 437-448.

[9] 胡强, 俞文华, 杜权, 等. 微血管减压术与经皮穿刺球囊压迫治疗复发三叉神经痛的疗效比较. 临床神经外科杂志, 2018, 15(1): 26-30, 33.

[10] 齐猛, 冯鲲鹏, 刘洋, 等. 三叉神经痛显微血管减压术中三叉-心脏反射的处理. 中国脑血管病杂志, 2017, 14(9): 454-458.

高雅 编写 刘雯瑄 校审

病例 7　右侧颈动脉闭塞、急性脑梗死患者行锁骨下动脉－颈动脉旁路移植术

一、一般情况

患者，66 岁男性，身高 160 cm，体重 65 kg，BMI 25.4 kg/m²。

【主诉】

左侧肢体无力 2 个月余。

【现病史】

患者无明显诱因出现左侧肢体无力 2 个月余，左下肢尚可行走，左上肢可上举，左手精细动作差，就诊于外院。头颅 MRI 检查示急性脑梗死，给予药物保守治疗，后完善检查发现右侧颈动脉闭塞。为进一步诊治，来我院门诊，以"颈动脉闭塞"收入院。自发病以来，患者神志清，精神可，饮食正常，体重未见明显变化。

【既往史】

高血压病史 30 年余，血压最高 200/120 mmHg，口服苯磺酸氨氯地平片，控制血压在 160/90 mmHg 左右。否认肝炎、结核、疟疾病史。否认心脏病史。否认糖尿病、精神疾病史。否认手术、外伤、输血史。否认食物、药物过敏史，预防接种史不详。

【术前检验】

血常规：WBC 6.87×10^9/L，RBC 5.17×10^{12}/L，Hb 166 g/L，HCT 0.48，PLT 200×10^9/L。凝血：PT 11 s，Fib 3.38 g/L，APTT 30.4 s，INR 1.03。生化：ALT 46 u/L，AST 30 u/L，Cr 89 μmol/L，ALB 48.5 g/L。尿常规（−）。

【术前检查】

心电图：窦性心律，正常心电图。超声心动图：主动脉瓣增厚，LVEF 67%，右心室收缩功能正常。胸部 X 线片：双肺心膈未见明显异常。肺功能：混合性通气功能障碍，残总比增加。通气功能：FEV_1/FVC 实测值：67%，FEV_1 实测／预计：61%，FVC 实测／预计：67%。颈动脉高分辨 MRI 平扫：左侧颈总动脉（common carotid artery，CCA）分叉处稳定斑块形成，管腔轻度狭窄，右侧颈总动脉闭塞，颈内动脉（internal carotid artery，ICA）起始处管腔重度狭窄，右侧大脑中动脉（middle cerebral artery，MCA）狭窄。颅脑 CTP：脑实质灌注改变。头颈 CTA：符合颈部及脑动脉粥样硬化改变，右侧 CCA 闭塞，ICA 虹吸部重度狭窄，右侧大脑前动脉 A1 段、左侧大脑后动脉 P1 段重度狭窄（图 7-1）。

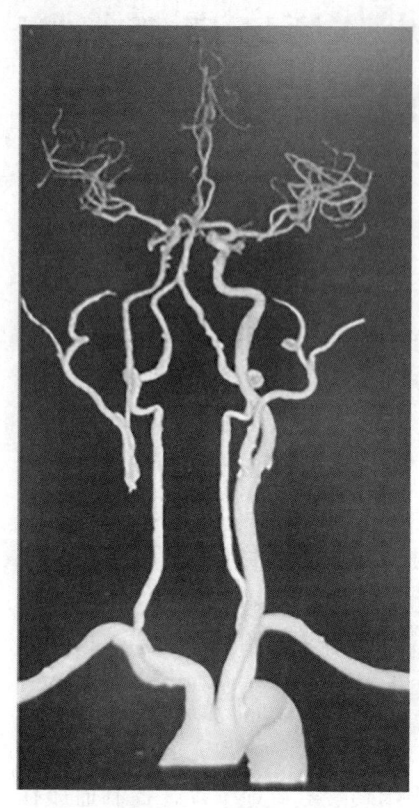

图 7-1 头颈 CTA

【入院诊断】

右侧颈动脉闭塞，急性脑梗死。

【拟行手术】

锁骨下动脉-颈动脉旁路移植术。

预计手术时间：4～5 h；预计出血量：200 ml；备悬浮红细胞 2 U；备 ICU。

二、麻醉评估

（一）气道评估

Mallampati 分级 Ⅱ 级，张口度＞3 横指，甲颏距离＞6 cm，颈椎活动度可，困难插管可能性小；近期无呼吸道感染病史。

（二）重要脏器功能评估与 ASA 分级

心功能：Ⅰ 级；运动耐量：日常可散步 3 km，可上 3 层楼，活动耐量＞4 MET；ASA 分级：Ⅱ 级。

三、手术介绍

颈动脉-锁骨下动脉旁路移植术（carotid subclavian bypass，CSB）可以重建入颅血供，较介入治疗也有更高的远期通畅率，且手术安全，效果确切[1]，对于预防脑缺血或脑梗死具有极其重要的意义[2]。

（一）手术指征

1. 适应证

（1）患者间歇出现短暂性眩晕、晕厥、黑矇等脑缺血症状，且没有或仅有轻度的永久性神经损害。

（2）患者表现出严重的上肢间歇性乏力、疼痛等上肢缺血症状。

（3）血管腔内技术治疗未成功[3]。

2. 禁忌证

（1）12 个月内颅内自发出血。

（2）30 天内发生大面积脑卒中或心肌梗死或 3 个月内有进展性卒中。

（3）伴有不能提前处理或者同期处理的较大的颅内动脉瘤。

（4）凝血功能障碍，对肝素或抗血小板类药物存在禁忌证者。

（5）重要脏器如心、肺、肝和肾等严重功能不全者。

（二）手术方式

1. 后循环入颅血供的重建 全身麻醉后，肩下垫枕，头偏向对侧。取锁骨上横切口，逐层切开，结扎切断胸锁乳突肌（sternocleidomastoid muscle，SCM）的锁骨头及前斜角肌，注意保护膈神经。进一步解剖出锁骨下动脉（subclavian artery，SCA）及 CCA。全身肝素化后，用直径 8 mm 的聚四氟乙烯人工血管行 CSB，2 个吻合口均为端侧吻合，人工血管从颈内静脉后方通过，术后常规留置引流管。

2. 前循环入颅血供的重建　麻醉及体位同前，分别取锁骨上横切口和 SCM 前纵切口。分别解剖出 SCA、颈根部 CCA、分叉处 CCA、颈外动脉（external carotid artery，ECA）及 ICA。全身肝素化后，将直径 8 mm 的聚四氟乙烯人工血管先与 SCA 行端侧吻合。于颈动脉分叉处横断 CCA，缝扎此处的 CCA 断端，修剪颈内外动脉分叉处，此时根据情况可行颈内动脉内膜剥脱术（carotid endarterectomy，CEA）。然后行人工血管与颈内外动脉分叉处的端端吻合，人工血管从 SCM 和颈内静脉后方通过。最后将颈根部处的 CCA 尽量于低位结扎，此时重度狭窄并后扩张的 CCA 便被旷置。术后常规留置引流管[1]。

3. 患者具体手术步骤　患者采用前循环入颅血供的重建。麻醉后进行局部脑氧饱和度（regional cerebral oxygen saturation，rScO$_2$），取仰卧位，肩下垫枕，头偏向左侧。标记右锁骨上横切口和 SCM 前纵切口，各 4 cm。切断 SCM 外侧头和部分前斜角肌，将膈神经和 SCM 一起向前方牵开。下方即为 SCA，远端至右胸廓内动脉、甲状颈干，近端至右椎动脉起始处。依次阻断右侧 SCA 近端、远端。选取 SCA 最高且无血管分支处作为血管移植的起始端，取人工血管和 SCA 行端侧吻合。吻合后临时解除阻断，见大量动脉血从人工血管另一端涌出显示吻合成功。沿 SCM 前缘向深方锐性分离，结扎越过术区的面总静脉，剪开颈动脉鞘，显露 CCA、ICA、ECA 及分叉部位。沿 SCM 前缘皮下建立两端切口之间的隧道，并将人工血管的远端经隧道穿至上方切口，与颈动脉分叉处端端吻合。检查无漏血后逐层缝合关闭切口。

4. 术后管理　术后常规给予阿司匹林抗血小板，华法林抗凝，维持国际标准化比值为 2.0～2.5，并给予他汀类降血脂药[4]。术后每日给予乳酸钠林格注射液 1000 ml，控制血压。如果术后出现头痛、恶心、呕吐、视盘水肿等颅内压（intracranial pressure，ICP）升高表现，及时给予甘露醇降低 ICP[1]。

（三）手术并发症及处理

1. 脑过度灌注损伤　为术后常见并发症。正常情况下，当平均动脉压（mean arterial pressure，MAP）在 60～160 mmHg 时，大脑靠 CO_2 和自身调节维持血供。CO_2 主要对小动脉（直径 0.5～1.0 mm）起调节作用，对于直径 > 2.5 mm 的血管没有明显作用。当大脑自主调节功能正常时，因颅内血管有一定的顺应性，$PaCO_2$ 升高导致脑血容量的增加并不会引起 ICP 发生明显改变。但在低氧、缺血或药物作用等情况下，大脑失去自动调节功能，CO_2 蓄积会使脑血管扩张而增加脑血容量，进而升高 ICP、减少脑灌注。损伤的大脑对缺血的耐受能力差，升高的 ICP 使脑灌注减少，进一步加重脑损伤。此外，高碳酸血症也可能诱发之前低灌注的血管床出现出血倾向以及再灌注损伤。尽管轻、中度的高碳酸血症在体内和体外试验中被证明具有减轻脑损伤的作用，但仍有必要警惕其对 ICP 和脑室内出血等的影响[3]。

2. 术后血压升高　为术后常见并发症。其影响因素较多，主要由于疼痛等因素增加交感神经系统活性，促使血压升高。此外，麻醉本身以及手术应激会影响许多血管活性物质的血浆水平，进而引起血压升高。肾素-血管紧张素-醛固酮系统的激活也可能对术后高血压的出现起重要作用[5]。

3. 其他并发症 卒中，瓣周漏，心律失常，血管并发症和出血，神经损伤，淋巴漏，术后感染。

四、麻醉计划

（一）术前评估

此类患者通常伴随全身动脉粥样硬化，且合并高血压、冠心病、糖尿病、颈动脉狭窄、脑梗死等疾病。术前应正确评估心脏功能及其他重要血管狭窄情况，评估运动耐量、心脏超声和动态心电图，预测患者心脑血管意外的风险，了解合并症的药物治疗情况。对高血压进行合理的药物治疗，术前调整患者至最佳状态。

（二）麻醉计划

拟行气管插管静吸复合全身麻醉。术中监测拟采用 NIBP、SpO_2、5 导联 ECG、$P_{ET}CO_2$ 等常规监测外，还要进行 IBP 监测、$rScO_2$ 监测、BIS 监测并定期进行 ABG，必要时还可采用 EP。充分吸氧去氮后，行快速诱导，应用舒芬太尼 20 μg，依托咪酯 10 mg，苯磺顺阿曲库铵 12 mg，丙泊酚 100 mg 分次给予。术中采用七氟烷 1.5%～2%，瑞芬太尼 300 μg/h 维持，依具体情况酌情追加苯磺顺阿曲库铵；术毕给予氟比洛芬酯注射液 50 mg 镇痛，拔除气管导管后送返普通病房进一步治疗。

（三）术中麻醉管理策略

1. 麻醉药物选择 选择具有脑保护作用的麻醉药物。临床上常使用的麻醉药物均具有不同程度的脑保护作用。丙泊酚在降低 ICP、脑代谢与脑血流的同时可以保持脑血流的自动调节能力，且不影响脑血管对 CO_2 的反应。七氟烷可通过加强脑组织的抗缺血能力，减少脑组织梗死体积及脑水肿程度，从而减轻脑细胞氧化应激损伤和炎症反应，通过抑制脑细胞凋亡等对缺血再灌注损伤的脑组织进行保护。吸入低浓度（1.0 MAC）七氟烷对脑缺血再灌注损伤具有保护作用。

瑞芬太尼可被血浆和组织中的非特异性酯酶迅速水解，且不受输注剂量和输注时间的影响，停药后药效很快终止，无蓄积作用，无术后恢复延迟问题。具有镇痛和镇静的双重作用，与其他麻醉药物复合使用时，可以明显减少其他静脉麻醉药物的用量和吸入性麻醉药物的 MAC 值。

围手术期静脉持续输注盐酸右美托咪定注射液和利多卡因均具有脑保护作用，有助于促进患者术后迅速且平稳地苏醒，阻滞交感神经，抑制气管插管或拔管时的交感神经反应性，减轻疼痛反应，并能有效减少术后谵妄、术后认知功能障碍的发生，降低术后恶心呕吐的发生率，改善患者的短期及长期预后。

2. 麻醉 EP 技术的应用 围手术期应用 EP 可最大限度地降低手术对脑内神经组织的损伤。BIS 通过脑电图在监测患者术中麻醉深度的同时可以提供最原始的脑电图波形，帮助医师判断患者是否存在局部脑缺血，BIS数值的突然降低也反映脑灌注不足。$rScO_2$监测可以及早识别术中脑低血流灌注及缺血缺氧的发生，预防术后认知功能障碍的发生与发展。多重监测下的麻醉在促进患者术后早期神经功能恢复的同时，也可减少术后早期认知功能障碍的发生[6]。

3. 术中维持脑灌注的稳定 该类患者由于血管硬化及手术刺激颈动脉压力感受器，围手术期血压、心率均可能发生较大的波动，影响脑血管的自身调节。控制性高血压可以预防在阻断颈动脉期间脑缺血/缺氧和脑栓塞的发生。开放颈动脉时，需实施控制性降压以防发生脑高灌注综合征。因此，麻醉医师在围手术期可以使用短效的升压或降压药物维持血压接近术前水平，并通过持续泵注升压药（去甲肾上腺素、去氧肾上腺素等）或降压药（硝普钠、硝酸甘油等）来维持患者循环的平稳。

4. 血压测量 术前应监测患者立卧位双侧上肢的血压，并同时检测双侧上肢同一平面动脉压，以血压较高侧为准，必要时可监测下肢血压。其次应注意动脉有创血压与无创血压的差异，查阅患者病历了解其最高和最低血压，确定其可以耐受的血压范围（即不出现心肌缺血或脑缺血的血压范围）。麻醉医师可以根据此范围决定术中是否需要对患者血压进行处理。围手术期麻醉医生需备用各种血管活性药物，调控循环平稳，尽可能缩小血压的波动。

5. 液体管理 此类手术出血量不大，可进行一定程度的血液稀释，以改善脑灌注。输注液体种类以晶体液为主，应避免大量输液。间断行动脉血气分析，关注电解质及酸碱平衡的变化，同时关注血糖，高血糖可能加重脑缺血后神经功能损伤，故必要时可使用胰岛素[3]。

（四）术后管理

术后快速且平稳地苏醒是神经外科围手术期脑保护的又一麻醉要点，应最大限度地减少患者术后呛咳、恶心呕吐、疼痛、寒战、烦躁以及血流动力学不稳定等的发生，降低术后并发症的发生风险。可以考虑拔管前30 min静脉注射舒芬太尼0.1 μg/kg或盐酸右美托咪定注射液0.5 μg/kg以预防呛咳反应，也可在拔管前5 min静脉注射利多卡因1.0～1.5 mg/kg。拔管前应确保患者神经肌肉阻滞完全被逆转或恢复、血流动力学稳定、体温正常、充分镇痛，让患者安全而平稳地苏醒，且苏醒后可迅速完全恢复意识，遵循指令动作，确认患者的神经认知功能是否恢复到术前水平，促进患者早期神经认知功能评估，并有利于早期诊断神经系统并发症[3,6]。

参考文献

[1] 杨根欢, 汪岩, 廖鹏志, 等. 颈动脉-锁骨下动脉人工血管旁路移植术在重建入颅血供中的应用分析. 国际外科学杂志, 2022, 49（7）: 456-459, F3.

[2] Yamaguchi K, Funatsu T, Moteki Y, et al. Subclavian Artery-Carotid Artery Bypass for Subclavian Artery or Common Carotid Artery Severe Stenosis or Occlusion. Neurol Med Chir（Tokyo）, 2023, 63（6）: 221-227.

[3] 后晓超, 徐桂萍. 老年患者行左侧颈动脉-锁骨下动脉旁路术的麻醉管理1例. 国际麻醉学与复苏杂志, 2022, 43（4）: 390-395.

［4］Naylor R，Rantner B，Ancetti S，et al. Editor's Choice-European Society for Vascular Surgery（ESVS）2023 Clinical Practice Guidelines on the Management of Atherosclerotic Carotid and Vertebral Artery Disease. Eur J Vasc Endovasc Surg，2023，65（1）：7-111.

［5］Olsen K S，Pedersen C B，Madsen J B，et al. Vasoactive modulators during and after craniotomy：relation to postoperative hypertension. J Neurosurg Anesthesiol，2002，14（3）：171-179.

［6］伊敏敏，郭永清.神经外科颅脑肿瘤手术围手术期脑保护的研究进展.医学综述，2020，26（17）：3491-3495.

王彦霞　刘雯瑄　编写　刘慧丽　张小青　校审

病例 8　双侧侵入颅底巨大颈动脉体瘤、甲状腺功能减退患者行颈动脉体瘤切除术

一、一般情况

患者，56 岁女性，身高 150 cm，体重 51 kg，BMI 22.6 kg/m²。

【主诉】

声音嘶哑 30 年，吞咽困难 15 年。

【现病史】

声音嘶哑 30 年，吞咽困难 15 年；2005 年发现颈动脉体瘤，未经特殊诊治。现为进一步诊治行手术入院。

【既往史】

甲状腺功能减退 1 年（具体不详），口服左甲状腺素钠片，1 片/天。阑尾切除术后 5 年。

【术前检验】

血常规：血红蛋白 118 g/L↓，其余大致正常。生化：葡萄糖 6.47↑，其余大致正常。甲功五项：FT_3 2.23 pg/ml↓（2.3～4.2 pg/ml）；FT_4 0.67 ng/dl↓（0.89～1.8 ng/dl）；促甲状腺激素（thyroid stimulating hormone，TSH）31.36 μIU/ml↑（0.55～4.38）。肝肾功能、尿常规、凝血等检验大致正常。

【术前检查】

心电图：窦性心律。超声心动图：二尖瓣反流（轻度）、三尖瓣反流（轻度）、主动脉瓣反流（轻度）、PASP 34 mmHg、LVEF 69%。胸部 X 线片：双肺心膈未见明显异常。肺功能检查：大致正常。颅脑 CTP：脑实质灌注未见明显异常。颈动脉超声：瘤体内丰富血流信号，靠近血管分叉处质地较硬。颈部 MRI：双侧颈部多发淋巴结；口咽腔受压变窄，双侧喉咽对称，未见明显狭窄，双侧喉咽旁间隙及梨状隐窝对称。全脑血管造影：①右侧颈动脉体瘤。右侧颈内动脉闭塞，颈外动脉显影正常。②左侧颈动脉体瘤：颈动脉分叉部、颈内动脉 C1 段和颈外动脉被肿瘤包绕、推挤呈椭球状，肿瘤体积巨大，上达颅底，内达中线，考虑巨大颈动脉体瘤。左侧颈内动脉闭塞，颈外动脉显影正常。③椎基底动脉系：椎动脉、基底动脉、大脑后动脉血流通畅，管壁光滑，管腔未见明显狭窄。后交通开放，向前代偿前循环供血。头颈 CTA：双侧颈动脉分叉处见不规则形肿块，最大截面约 43 mm×30 mm（左）、47 mm×30 mm（右），边界欠清楚，双侧均包绕颈总动脉、颈内外动脉及颈内静脉。双侧颈内动脉 C1 管腔闭塞至虹吸段，远段细小；双侧椎动脉较粗大，如图 8-1 所示。

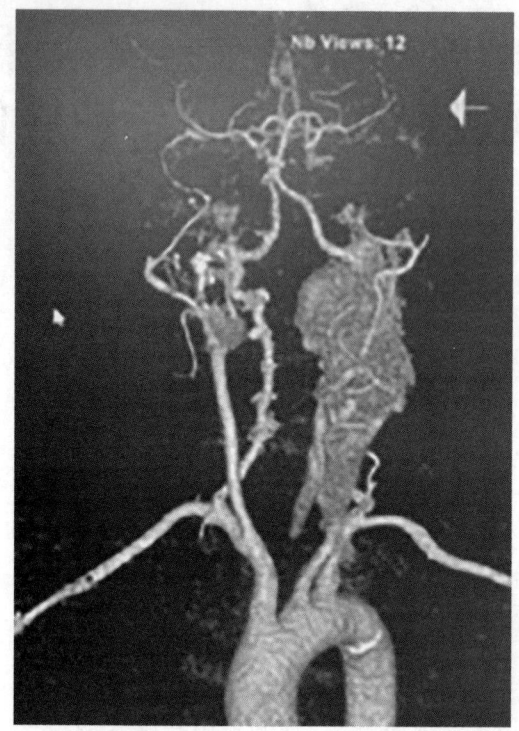

图 8-1　头颈 CTA（见彩图）

【入院诊断】

双侧侵入颅底巨大颈动脉体瘤，甲状腺功能减退。

【拟行手术】

颈动脉体瘤切除术。

预计手术时间：3 h；预计出血量：100 ml；备悬浮红细胞：2 U；备 ICU。

二、术前评估

（一）气道评估

Mallampati 分级 Ⅱ 级，张口度 > 3 横指，甲颏距离 > 6 cm，颈椎活动度可，困难插管可能性小；悬雍垂不偏斜，近期无呼吸道感染病史。

（二）重要脏器功能评估与 ASA 分级

心功能：Ⅰ 级；活动耐量 > 4 MET；ASA 分级：Ⅱ 级。

三、手术介绍

颈动脉体瘤（carotid body tumor，CBT）是位于颈动脉分叉处血供丰富的副交感神经节瘤，常见临床表现为颈部无症状缓慢生长的肿块。当瘤体对周围组织造成压迫或侵袭局部组织时，便会产生相应症状，常累及颈动脉、舌下神经、舌咽神经、迷走神经、交感神经链，出现脑神经麻痹、吞咽困难、饮水呛咳、头痛、声音嘶哑、晕厥、头晕、眩晕、耳鸣、短暂性脑缺血发作、卒中等症状[1]。麻醉前评估应关注与肿瘤相关的压迫和功能症状。

多数 CBT 不具备分泌功能，不建议对所有患者进行儿茶酚胺水平检查。极少数肿瘤具有神经内分泌功能，可能导致血儿茶酚胺升高，麻醉诱导和手术操作过程中出现循环波动。若患者存在阵发性高血压、心悸、面部潮红、多汗等临床表现或高度怀疑为功能性肿瘤时应进行相关检查。同时，还应完善胸腹盆腔 CT 或 MRI、生长抑素受体显像或肾上腺髓质显像（如间碘苄胍显像），筛查其他部分是否存在功能性副神经节瘤。

目前临床诊断分型以传统 Shamblin 分型最为常用。Ⅰ型：CBT 体积较小，与颈动脉粘连较少，主要局限在颈动脉分叉内，手术切除无困难；Ⅱ型：CBT 体积较大，与颈动脉有一定粘连，肿瘤部分包绕颈动脉，瘤体可被切除，有时需要临时颈动脉转流；Ⅲ型：CBT 体积巨大，瘤体将颈动脉完全包裹，手术常需颈动脉切除和血管移植重建[2]。

手术则分为单纯肿瘤剥离术、肿瘤剥离联合颈外动脉结扎术、肿瘤切除联合颈内动脉重建术 3 种式术。

单纯肿瘤剥离术：适合 Shamblin Ⅰ型和部分瘤体较小、与颈动脉粘连较轻的 Shamblin Ⅱ型 CBT，可沿血管将肿瘤完整剥除，从而完整保留颈动脉。

肿瘤剥离联合颈外动脉结扎术：适合部分 Shamblin Ⅱ、Ⅲ型 CBT，瘤体体积较大，对颈动脉分叉或颈内动脉包裹严密，颈外动脉起始处离断颈外动脉并结扎。

肿瘤切除联合颈内动脉重建术：适合部分 Shamblin Ⅱ、Ⅲ型 CBT，需将受侵犯颈内动脉或颈动脉分叉一并切除，并重建颈内动脉以恢复脑血供。

四、麻醉计划

麻醉方式：经口气管插管全身麻醉，选择 7.0# 加强型气管导管，备 6.5#。

麻醉诱导：开放两路 16 G 静脉通路，充分给氧去氮后，予舒芬太尼 15 μg，依托咪酯 10 mg，顺阿曲库铵 10 mg，丙泊酚依循环情况分次给予。术中监测：NIBP，SpO_2，$P_{ET}CO_2$，5 导联 ECG，IBP，SVV，CO，体温，BIS，脑氧饱和度。术中间断行血糖监测及血气、电解质分析，关注患者血压及出血量、尿量等一般状况。麻醉维持：七氟烷 1.5%～2%，瑞芬太尼 200～400 μg/h；备去氧肾上腺素（10 mg/250 ml）、去甲肾上腺素（2 mg/250 ml），目标血压 110～130 mmHg/60～80 mmHg。术中采用自体血回输。

术毕去向：术毕视情况决定是否送往 ICU。

（一）术前评估

了解病史：颈动脉体瘤大小、手术方式、实验室检查（重点了解内分泌功能情况、甲状腺功能）。体格检查：评估气道通畅程度和气管插管难度，因颈动脉体瘤处于下颌角稍下方，瘤体过大时影响托下颌，术前应充分评估。

（二）术中管理策略

此类手术时间较长，术中常常需要夹闭一侧颈动脉，术中可能会牵拉颈动脉窦，导致迷走神经兴奋，引起反射性血压、心率下降，因此，麻醉要便于调整和控制心率、血压。术前应备好：去氧肾上腺素（10 mg/250 ml）、去甲肾上腺素（2 mg/250 ml）、阿托品、麻黄碱等相关药物，建立可靠的静脉输液通路。

1. 出血 颈动脉瘤体血供丰富，多来源于颈外动脉；肿瘤靠近血管分叉处质地较硬，分离时可能损伤血管。因此，失血是颈动脉体瘤切除术最常见并发症之一，需建立可靠的静脉输液通路。此次选择开放两路 16 G 静脉通路；预防性予晶体液和胶体液结合扩容 500 ~ 1 000 ml；自体血回收；备血管活性药物，对于术中出血较多患者可考虑输血对症治疗。

术后出血是 CBT 切除术主要的并发症之一，出血常发生于 CBT 早期，因颈部组织疏松，血肿并不明显，对气道的压迫为渐进性、隐匿性过程，一般发现时患者出血量已较大，压迫气道引起呼吸困难，甚至危及患者生命，因此，患者一旦出现颈部包块伴呼吸困难，应紧急打开颈部切口，引流减压，解除气道压迫，必要时行气管插管或气管切开、人工通气，保证气道通畅，纠正低氧血症[3]。

2. 脑灌注 术中需暂时阻断患侧颈动脉，可能导致脑灌注不足。研究显示，CBT 术后 30 天脑卒中发生率为 3.53%，其中，Shamblin Ⅲ 型占 60%，Ⅱ 型占 25%，Ⅰ 型占 15%[1]。术中应尽可能避免阻断颈动脉或缩短阻断时长。对于术中瘤体无法完全剥离需颈动脉阻断的患者，可使用颈动脉转流管进行脑保护，阻断颈动脉前，静脉注射肝素（50 ~ 100 U/kg）预防颈动脉内血栓形成。

阻断颈动脉时应维持平均动脉压不低于 90 mmHg（1 mmHg ＝ 0.133 kPa）以维持颅脑血供，多项研究证实，在颈内动脉阻断期间，将平均动脉压维持在比基础值高出近 20% 的水平，有利于维持脑灌注[4]。术中的脑氧饱和度监测或经颅多普勒脑血流监测均有助于评估术中脑血供情况。

患者术前全脑血管造影和头颅 CTA 均提示侧支循环代偿较好，术中通过动态血压变化和脑氧饱和度监测，指导血压的调控；阻断颈动脉后，将平均动脉压升高至基础值的 20% 或以上。

手术结束时患者应在手术室尽快苏醒，判断其神经功能，一旦发现脑卒中表现，行 DSA 或颈动脉 CTA 检查，判断是否为急性栓塞或血栓形成，是否可机械取栓，以尽可能缩短颅内缺血时间，挽救大脑功能。术后可行抗凝、抗血小板治疗，并适当扩容避免血液浓缩，防止术后迟发性移植物血栓形成。

3. 颈动脉窦刺激 术中操作易刺激颈动脉窦，引起反射性心率及血压下降，甚至心搏骤停，因此应先备好血管活性药物，并密切关注手术操作进度。若手术开始后心率较慢（小于 60 次/分）可以在暴露时预防性给予阿托品 0.5 mg，若发生严重心率血压下降，手术医生应暂停操作，停止牵拉刺激，使用局麻药进行局部浸润，待血压、心率恢复平稳后再进行操作。

少数颈动脉体瘤具有内分泌功能，可能分泌 5- 羟色胺、肾上腺素、去甲肾上腺素，引起循环波动。术中可能出现恶性高血压、术后持续低血压等，故应严密监测血压，备用 α 受体阻滞剂及 β 受体阻滞剂，术中可采用短效药物（如硝酸钠和硝酸甘油）。在肿瘤切除完成前几分钟停止血管活性药物使用，术后低血压可予以多巴胺和（或）肾上腺皮质激素治疗。

4. 神经损伤　CBT 手术切除过程中常累及颈部脑神经，剥离瘤体过程中可能损伤脑神经，最常见的是迷走神经和舌下神经损伤，应用神经电生理监测引导保护神经有助于降低神经损伤发生率。

迷走神经走行于颈动脉鞘内，位于颈动脉和颈静脉之间的后方，分离迷走神经时应注意血压和心率变化，随时暂停手术操作并给予阿托品 0.5 mg，必要时可在迷走神经主干注射利多卡因阻断神经传导。

吞咽困难、饮水呛咳是围手术期舌下神经损伤的表现，可能导致拔管后吞咽困难，吐痰费力，舌后坠引起上气道梗阻。术前存在迷走神经受损、声带麻痹的患者可根据病情行气管插管及气管切开[5]。CBT 切除术后极少发生呼吸功能障碍，双侧 CBT 患者若发生喉返神经或迷走神经损伤，应慎重行二次对侧病变手术，若术后发生窒息或呼吸困难，应及时行气管切开开放气道。

5. 甲状腺功能减退　患者甲状腺功能减退病史 1 年，TSH 升高，FT_4 降低。麻醉管理要点包括：可能出现胃排空延迟，注意防止反流误吸；加强水、电解质与酸碱平衡、体温等监测，维持内环境稳态及循环稳定，甲状腺功能减退患者可因糖异生减少引起低血糖，因此应防止术中低血糖、低体温等；甲状腺功能减退患者可能出现苏醒延迟等并发症，术后严格遵守拔管指征，术后视情况送返 ICU 继续治疗。

（三）术后镇痛

CBT 切除术术后有轻、中度疼痛，在术中应用阿片类药物的基础上，辅用术后镇痛泵以及非甾体抗炎药实施多模式镇痛。

参考文献

［1］中国微循环学会周围血管疾病专业委员会．颈动脉体瘤围手术期颅神经损伤症状评估专家共识．血管与腔内血管外科杂志，2023，9（8）：897-904，921.

［2］中国微循环学会周围血管疾病专业委员会．颈动脉体瘤外科手术规范专家共识．血管与腔内血管外科杂志，2023，9（3）：257-264.

［3］Robertson V, Poli F, Hobson B, et al. A systematic review and Meta-analysis of the presentation and surgical management of patients with carotid body tumours. Eur J Vasc Endovasc Surg, 2019, 57（4）：477-486.

［4］Allian R, Marone L K, Meltzer J, et al. Carotid endarterectomy. Int Anesthesiol Clin, 2005, 43（1）：15-38.

［5］陈婷；沈旸．颈动脉体瘤的外科治疗及并发症预防与处理．临床耳鼻咽喉头颈外科杂志，2018，32（9）：713-716.

高雅　编写　王林鹏　校审

第二篇

眼科和耳鼻喉科手术的麻醉管理

病例 9　双眼甲状腺功能亢进性突眼症、双眼屈光不正术后患者行眼眶减压术

一、一般情况

患者，21岁女性，身高170 cm，体重63 kg，BMI 21.8 kg/m²。

【主诉】

双眼眼球突出7年。

【现病史】

患者7年前无明显诱因发现双眼眼球突出，于当地医院检查，诊断"甲状腺功能亢进，双眼甲状腺功能亢进性突眼"。2020年曾行静脉激素治疗，具体用量不详，激素停药后病情反复。2022年行碘-131治疗。眼球突出情况随甲状腺功能变化波动。目前口服左甲状腺素钠治疗，近1年眼病情况稳定，近半年甲状腺功能稳定。患者自觉双眼突出影响生活，为求进一步诊治入院。

【既往史】

2020年因"卵巢囊肿"在当地行手术治疗，具体术式不详，术后长期口服地诺孕素（每晚1片）。

【专科检查】

双眼睑无红肿，上睑无退缩，下睑退缩2 mm，眼睑闭合正常，迟落征（−），眶压（＋），双眼结膜轻度充血，角膜透明，前房清，右眼前表面散在色素颗粒，晶状体中心小片状轻混浊，左眼Y字缝可辨，双眼底未见明确异常。双眼外转轻度受限，余方向运动到位。眼球突出度：右眼22 mm、左眼24 mm，眶间距110 mm。

【术前检验】

血常规、生化、凝血功能、电解质、免疫八项大致正常，甲状腺功能正常。

【术前检查】

心电图：心率70次/分，窦性心律不齐。超声心动图：心内结构大致正常，LVEF 68%，下腔静脉内径及呼吸变化率正常。

【入院诊断】

双眼甲状腺功能亢进性突眼症，双眼屈光不正，卵巢囊肿切除术后。

【拟行手术】

左眼眶减压术。
预计手术时间：1 h；预计出血量：10 ml。

二、术前评估

（一）气道评估

头颈活动不受限，张口度＞3横指，甲颏距离＞6 cm，Mallampati分级Ⅰ级，困难插管可能性小。

（二）重要脏器功能评估与ASA分级

心功能：Ⅰ级（NYHA分级）；ASA分级：Ⅰ级。

三、手术介绍

（一）甲状腺相关眼病

甲状腺相关眼病简称TAO（thyroid-associated ophthalmopathy）、TED（thyroid eye disease）或者GO（Graves' ophthalmopathy），是一种器官特异性自身免疫性疾病，25%～50%的Graves病患者会出现眼部临床表现[1]。

（二）甲状腺相关眼病的手术治疗

甲状腺相关眼病的手术治疗主要分眼睑手术、眼肌手术和眼眶减压术三大类，分别针对眼睑退缩、眼球运动障碍（复视）和眼球突出。其中眼眶减压术主要是针对严重的甲状腺功能亢进性突眼病例，可以通过手术去除部分骨壁或眶脂肪以扩大眶腔容积，缓解眶高压，改善患者眼部症状及突眼外观，挽救视功能（图9-1）。

眼眶减压术是眼科难度非常高的手术，该手术要点包括以下几个方面：

1. 术式选择 Kikkawa等提出梯度眶减压（graded orbital decompression）的概念[2]，主张根据术前的眼球突出度进行选择：眼球突出度＜22 mm者，行眼眶深外壁联合眼眶脂肪减压术；22 mm＜眼球突出度＜25 mm者，行深外壁联合内壁眼眶平衡减压术；眼球突出度＞25 mm者，可在前者的基础上联合下壁减压。近些年，更加推崇个性化眼眶减压手

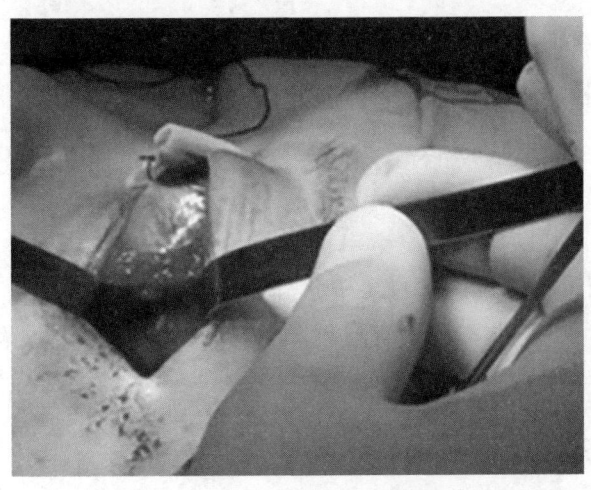

图9-1 患者术中情况（见彩图）

术方案,主张根据患者的自身情况制订合适的手术方案。

2. 常用眶减压术式 包括单壁减压术、双壁减压术和三壁减压术。单壁减压术主要针对眼眶内侧壁减压,双壁减压术主要包括内侧壁和外侧壁平衡减压术、内侧壁和下壁减压术,三壁减压术主要针对内侧壁、下壁和外侧壁减压[3-6]。

3. 手术入路 包括皮肤径路、结膜径路和经鼻内镜径路。

4. 手术时机 眶减压手术时机为甲状腺相关眼病静止期,眼部病情稳定6个月以上;当视神经受压迫导致视力下降或眼睑闭合不全致严重的角膜溃疡,药物治疗无缓解时。

5. 手术风险

(1) 术后新发复视或原有复视程度加重。

(2) 眶下神经麻痹。

(3) 鼻腔部并发症。

(4) 脑脊液漏。

(5) 视力受损。

(6) 其他并发症。

四、麻醉计划

(一) 麻醉计划

麻醉方式:经口气管插管全身麻醉,经口气管插管型号为7.0#,备6.0#和6.5#。

麻醉监测:NIBP,IBP,SpO_2,5导联ECG,$P_{ET}CO_2$。

术前用药:地塞米松5 mg,阿托品0.5 mg(分次)。术中备用:麻黄碱、去甲肾上腺素(2 mg/250 ml)等。

麻醉诱导前充分吸氧去氮,静推芬太尼0.1 mg,丙泊酚2~3 mg/kg分次静推,顺阿曲库胺10 mg,待肌松充分起效后进行气管插管。麻醉维持选用丙泊酚(300 mg/h)、瑞芬太尼300~400 μg/h,根据手术情况酌情追加顺阿曲库铵。术中容量管理以输注晶体液为主,必要时间断监测动脉血气分析,监测出血量和尿量。术后镇痛:术后出现疼痛、肿胀情况,酌情给予镇痛药物,返回病房后,可按需口服镇痛药物。

术毕去向:病房。

(二) 麻醉关注点

1. 术前准备 对于甲状腺功能亢进患者,充分与完善的术前准备是保证手术顺利进行和预防术后并发症发生的重要措施。虽然目前缺乏证据支持甲状腺功能亢进患者进行术前预防性治疗可以降低甲状腺危象的发生率,但考虑到甲状腺危象发作的严重后果,建议术前对甲状腺功能亢进患者进行治疗直至甲状腺功能正常,以预防出现甲状腺危象[7]。治疗措施包括:①给予抗甲状腺药物治疗以抑制甲状腺激素合成,一般需要2~6周;②给予碘化物治疗以抑制甲状腺素的分泌,减少甲状腺血流;③给予β受体阻滞剂治疗以控制心率。

但不同病因导致的甲状腺功能亢进,其术前准备也不完全相同。对于Graves病导致的甲状腺功能亢进,术前应使用抗甲状腺药物尽可能使甲状腺功能恢复正常,在术前

7～10天左右还可以给予碘化物治疗以减少甲状腺素的释放，并减轻甲状腺水肿；心率较快的患者可以使用β受体阻滞剂控制心率。

总之，甲状腺功能亢进患者的术前控制目标为甲状腺功能亢进症状基本控制，全身症状改善（情绪稳定、睡眠良好、体重增加），心率不超过90次/分。

术前评估的重点是甲状腺功能亢进对各器官系统的损害程度。首先，评估患者是否存在甲状腺功能亢进性心脏病。甲状腺功能亢进性心脏病是指过量的甲状腺激素对心脏的直接毒性作用或者通过儿茶酚胺的间接影响而引起心律失常、心脏扩大以及心力衰竭等一系列心血管病症。其次，评估与高代谢状态有关的并发症，包括体重减轻、营养不良、低白蛋白血症、高热等，这些全身性因素都可能增加手术风险。再次，较大的甲状腺肿或胸骨后甲状腺肿可能压迫气道导致困难气道的出现，因此术前应充分对气道进行评估。最后，评估患者是否存在甲状腺功能亢进性肌病等情况。

此外，对于该类型的手术，术前还需要考虑一些细节问题，比如术前可给予胆碱抑制剂抑制口腔分泌物，避免唾液分泌过多；气管导管固定需牢固并勒紧，以便术中有口腔分泌物沿两侧口角流出，以防误入眼部无菌手术区域。

2. 术中管理

（1）加强麻醉深度及肌松的监测：眼眶内分布着重要的神经、血管和眼外肌等组织，结构密集，空间狭小、视野局限，术中体动有可能会带来重要组织受损等严重后果。术中应加强麻醉深度以及肌松的监测，务必避免体动的发生。

（2）眼心反射：在摘除、受压或眼肌牵拉时受机械性刺激，引起迷走神经过度兴奋，导致心律失常、脉搏变慢即称为眼心反射，严重者甚至可以导致心搏停止。眶内手术比较常见，比如牵拉眼外肌、压迫眼球和眶内加压操作时，眼心反射发生率最高。术前患者焦虑、全麻过浅、缺氧、高碳酸血症可明显增加眼心反射发生率。处理措施首先是立即停止手术操作，评估和治疗任何可能加重反射的情况，例如，缺氧、高碳酸血症和麻醉深度不足。如果明显的心动过缓持续复发，可静脉注射抗胆碱药物，如阿托品。对于房室传导阻滞、有血管迷走反射病史、接受β阻滞剂治疗的患者，可进行预防性治疗。

（3）控制性降压：全身麻醉时人为采用降压药物与降压技术等方法，将收缩压降低至80～90 mmHg或者将平均动脉压降低至50～65 mmHg的技术，核心要求是避免重要器官发生缺血缺氧性损害，终止降压后血压可迅速恢复至正常水平，不产生永久性器官损害。控制性降压的目的为减少患者失血，从而降低对输血的需求；也为外科医生提供更清晰的视野，提高手术精确性，缩短手术时间，减少对神经血管的损伤，减少结扎烧灼组织，使水肿程度降低，伤口愈合加快。

（4）保温：眼科手术术中常规盖棉被保温。

3. 术后拔管

（1）充分吸引：眶内手术出血时有可能会通过鼻泪管或其他途径进入口腔，插管后套囊要有一定的压力，以防血液进入气道；术毕拔管前注意清理口腔。

（2）术毕拔管避免呛咳：术后呛咳可引起眶内出血，导致眶内血肿，如果患者需要加压包扎，为避免麻醉减浅后包扎时呛咳，则适当延后停止麻醉药的时间，等开始包扎时停麻醉药即可。

参考文献

［1］马超,刘薇,李凯军,等.甲状腺相关眼病免疫相关发病机制的研究现状与进展.眼科新进展,2019,39(8):790-794.
［2］Kikkawa D O, Pornpanich K, Cruz R C, et al. Graded orbital decompression based on severity of proptosis. Ophthalmology, 2002, 109(7): 1219-1224.
［3］徐贺,吴桐,孙丰源,等.Graves眼病眼眶减压术术式选择及并发症的研究进展.国际眼科杂志,2021,21(9):1576-1579.
［4］郜梦媛,涂云海,吴文灿.甲状腺相关性眼病眼眶减压术新进展.现代实用医学,2023,35(5):565-568.
［5］Goldberg R A, Gout T. Orbital Decompression: Conceptual Approach for Orbital Volume Expansion. Ophthalmic Plast Reconstr Surg, 2023, 39(6s): S105-S111.
［6］Parrilla C, Mele DA, Gelli S, et al. Multidisciplinary approach to orbital decompression. A review. Acta Otorhinolaryngol Ital, 2021, 41(Suppl.1): S90-S101.
［7］Wilhelm SM, Wang TS, Ruan DT, et al. The American Association of Endocrine Surgeons Guidelines for Definitive Management of Primary Hyperparathyroidism. JAMA Surg, 2016, 151(10): 959-968.

王彦霞　编写　高雅　校审

病例 10　右眼角膜内皮移植术后，左眼角膜内皮失代偿、左眼先天性角膜内皮营养不良患儿行左眼角膜内皮移植术

一、一般情况

患儿，4岁，身高107 cm，体重20 kg，BMI 17.5 kg/m^2。

【主诉】

出生后左眼角膜发蓝。

【现病史】

患儿生后发现左眼角膜发蓝，无眼红、眼痛、眼胀、视物变形、视物遮挡症状，就诊外院诊断"左眼角膜内皮营养不良"，1岁时出现双眼内斜视，诊断"左眼角膜内皮营养不良"，为求进一步手术，入院拟行左眼角膜内皮移植术。患儿自发病以来，一般情况可。

【既往史】

2023年11月17日于本院行右眼角膜内皮移植＋房角分离术，过程顺利。

【术前检验】

血常规、生化、凝血功能、电解质、免疫八项大致正常。

【术前检查】

心电图：窦性心律，正常心电图。超声心动图：心内结构大致正常，LVEF 72%。胸部X线片：双肺纹理稍增多。

【术前诊断】

左眼角膜内皮失代偿，左眼先天性角膜内皮营养不良，右眼角膜内皮移植术后，右眼虹膜前粘连，双眼内斜视。

【拟行手术】

左眼角膜内皮移植术。

预计手术时间：1 h；预计出血量：1 ml。

二、术前评估

（一）气道评估

头颈活动、张口度、下颌前移不受限，Mallampati分级Ⅰ级，困难气道可能性小。

（二）重要脏器功能评估与 ASA 分级

ASA 分级：Ⅰ级；根据小儿体格发育标准，患儿生长发育正常；心功能：Ⅰ级。

三、手术介绍

角膜内皮移植术可有效减少穿透性角膜移植术后免疫排斥反应等并发症，快速改善术后视力，并节省角膜供体。我国角膜内皮移植术的数量约占全部角膜移植手术的 10%[1]。

（一）手术方式

角膜结构分为 5 层：上皮细胞层、前弹力层、基质层、后弹力层和内皮细胞层。根据角膜供体组织结构不同，角膜移植手术主要分为穿透性角膜移植术、板层角膜移植术和角膜内皮移植术。其中穿透性角膜移植术可以简单理解为更换整个角膜，而板层角膜移植术和角膜内皮移植术可以简单理解为更换角膜的局部。

角膜内皮移植术主要分为角膜后弹力层剥除内皮移植术（descemet stripping endothelial keratoplasty，DSEK）和角膜后弹力层内皮移植术（descemet membrane endothelial keratoplasty，DMEK）。DSEK 是指去除病变的角膜后弹力层和内皮细胞层，移植带有部分角膜后基质的内皮植片，术后角膜厚度增加。DMEK 是指去除病变的角膜后弹力层和内皮细胞层，移植健康的角膜后弹力层和内皮细胞层。

其中 DMEK 是近年开展的较为先进的手术方法，主要用来治疗各种严重的角膜内皮病变。术中用健康的供体植片置换病变的内皮细胞层和后弹力层，尽量保留未病变的组织。该手术损伤小、视力恢复快、排斥反应少，现已取代穿透性角膜移植术而成为治疗角膜内皮病变的首选方法[2]。

（二）手术技术

（1）角膜内皮移植术受体眼（术眼）准备：对受体眼进行准备的目的是尽可能恢复受体眼前节的正常解剖结构，促进角膜内皮植片与植床愈合，以改善术后视力和减少植片脱离。主要包括以下步骤：剥除角膜后弹力层；切除周边虹膜；联合其他内眼手术——既有助于术后获得更好视力，又能为角膜内皮移植术操作创造有利的条件。

（2）角膜内皮植片植入、展平和固定：角膜内皮植片的植入、展平和固定技术是手术的关键。应尽可能减轻手术操作对植片角膜内皮细胞的损伤，保存角膜内皮细胞功能是角膜内皮移植术最重要的手术原则。

过程包括：在角膜内皮植片展平、居中和固定过程中，应尽可能使用非接触技术；角膜内皮植片植入前，在植片的基质面或后弹力层面做"S"或"F"样标记，有助于术中辨认植片的方向，避免植片方向错误；维持足够的前房深度；可采用前房注入过滤空气或惰性气体方法固定角膜内皮植片。复杂 DSEK 可使用黏弹剂固定植片，而 DMEK 不能使用黏弹剂固定植片。对于玻璃体切除手术后无晶状体眼，行 DSEK 可采用植片边缘 12：00 或 6：00 方位缝线法固定角膜内皮植片。

（3）术后管理和随访：术后应限制活动并避免眼部受到挤压，术后 24 h 内保持前房内填充足够的气体，可有效降低植片脱离率。术后患者眼部因没有缝线，仅靠前房内气体浮力使植床与植片贴合，需要患者术后严格保持面向上位 4 h。患儿由于年龄小，理解能力、配合能力以及依从性差，术后需多加关注[3]。

四、麻醉计划

（一）麻醉计划

麻醉方式：全身麻醉。

术前用药：阿托品 0.2 mg＋地塞米松 2 mg。

麻醉监测：NIBP、ECG、SpO_2、$P_{ET}CO_2$。

麻醉前准备：2.5# 可弯曲喉罩（备 2.0# 喉罩）、奥布卡因凝胶、5% 葡萄糖氯化钠注射液、麻醉诱导药物、吸痰管、肩垫、监护（小儿设置）、麻醉机的摆放位置及连接气源、呼吸机参数的设置等。

麻醉诱导：充分吸氧去氮，静推芬太尼 20 μg，丙泊酚中长链 60 mg 和顺阿曲库铵 2 mg。

麻醉维持：全凭静脉维持（瑞芬太尼 100～200 μg/h，丙泊酚 100～200 mg/h），必要时追加顺阿曲库铵。

术毕去向：拔管后返回病房。

（二）麻醉关注点

1. 术前评估

（1）健康状况评估：在麻醉前，医生需要对小儿患者的整体健康状况进行全面评估，以便在麻醉和手术中加以注意。了解年龄、体重，以及患者年龄、营养与体重的关系是否相符，其次是心肺功能、肝肾功能、电解质平衡情况。通过询问病史，包括患儿的既往史，了解与其疾病有关的家庭史、既往麻醉和手术史。了解患儿有无抽搐、癫痫、先天性心脏病、哮喘、发热、肺炎、气管炎、肾病、脊柱疾病、过敏性疾病、出血性疾病等。

（2）心理状况评估：小儿患者在面对手术和麻醉时，可能产生恐惧、焦虑等心理反应。医生需要与小儿进行充分的沟通，了解其心理状况，并提供必要的心理支持和安抚。

（3）麻醉方式的选择：根据手术类型和小儿年龄选择合适的麻醉方式。常见的麻醉方式包括全身麻醉、局部麻醉和区域麻醉。对于小儿患者来说，气管插管可保证气道通畅，减少气道无效腔，便于呼吸管理及应用肌松药，优点较多。因此，小儿全身麻醉中以气管内麻醉最常用，尤其危重病儿、婴儿、头颈、胸部手术及腹部大手术，俯卧位、侧卧位手术均应选用气管内麻醉，以策安全。该患儿斜视，由于患儿眼球周边分布着丰富的神经与血管，为确保患儿手术期间保持安静状态，确保患儿良好的依从性，选择全身麻醉。胃肠道准备：根据 2023 年美国麻醉医师学会《健康患者择期手术前禁食及降低误吸风险的药物使用实践指南》，对无胃排空延迟风险的健康患儿，避免长时间禁食水发生脱水。

2. 术前准备 小儿麻醉器械与装置：小儿需准备特殊的麻醉器械，如适合不同年龄的小儿面罩、口咽或鼻咽通气道、呼吸回路及麻醉机等。

肩垫：因为婴幼儿头大身子小，颈部可发生屈曲，肩垫可使头轻度后仰。

监护仪和麻醉机的准备和设置：监护仪调整至小儿模式，设置呼吸参数（压控/容控、频率、呼吸比），小儿呼吸囊，小儿螺纹管，小儿滤器，小儿袖带。

3. 可弯曲喉罩的使用（图10-1） 喉罩大小的选择要合适，可以参考患者体重与喉罩大小的对应表格，但不能完全按体重选择喉罩，可根据小儿的发育情况参考标准体重进行选择。新生儿（＜4 kg），选择1.0#；婴儿（5～10 kg），选择1.5#；儿童（10～20 kg），选择2.0#；儿童（20～30 kg），选择2.5#。

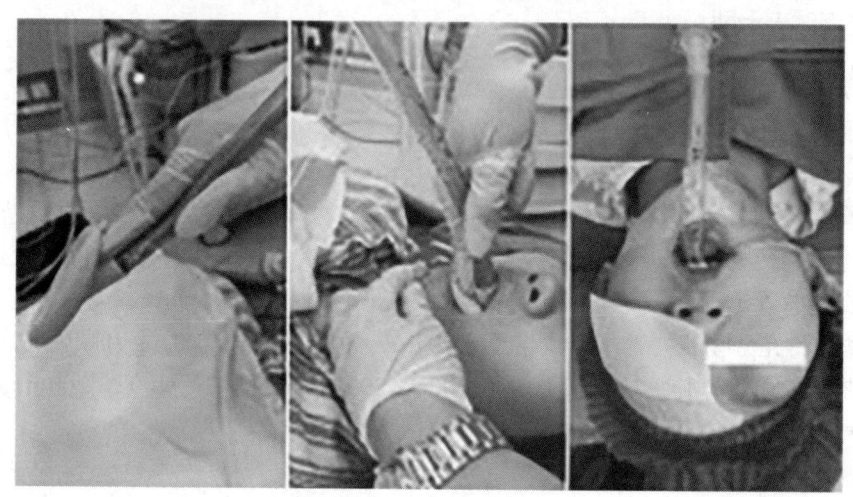

图10-1 可弯曲喉罩的使用

喉罩的位置要正确：小儿喉罩容易放置过深或者过浅，也容易发生旋转移位。注意螺纹管转接头过于僵硬的问题，喉罩保持正常的向胸部弯曲的弧度。维持足够的麻醉深度：尽管喉罩的刺激远远小于气管导管，但外科手术本身需要足够的麻醉深度，减少伤害性刺激引起的应激反应。麻醉过浅、吞咽、咳嗽反应可能导致喉罩移位，严重时甚至导致喉痉挛。

麻醉期间应特别注意气道的阻力和通气量，一旦阻力过大或者漏气严重，最好立即拨出喉罩行面罩通气或者改为气管插管。

4. 术中管理

（1）呼吸管理：准备合适的面罩。婴幼儿头大、颈短、舌大，鼻腔、喉及上气道较狭窄，唾液及气道分泌物较多，均有引起气道阻塞的倾向，可在术前给予抗胆碱能药物。术后拔管前将分泌物清理干净，拔管前备好面罩及插管工具。肩垫：如上所述，婴幼儿头大身子小，颈部屈曲，肩垫可使头轻度后仰。婴幼儿主要通过增加呼吸频率来满足高代谢的需要，故婴儿呼吸频率较快。此外，如果体重较小，为防止无效腔量过大，可以不用滤器。通气可采用压控模式，但要密切观察潮气量。特别是在手术后期减浅麻醉时。

（2）循环管理：选用合适型号的血压袖带，袖套宽度应是上臂长度的2/3，袖套宽则血压读数偏低，袖套窄则读数偏高。小儿脉搏较快，麻醉期间脉搏减慢应注意有无缺氧、迷走神经反射或深麻醉，应调整麻醉深度、纠正缺氧，用阿托品治疗，必要时暂停手术。应关注药物输注的管路，警惕管路意外断开，关键手术步骤时（病变角膜移除后，新角膜未固定期）更应避免。

（3）容量管理[4]：患儿血容量绝对值较小，要注意输液速度和输液量，防止输入的液体过快、过多，必要时用微量泵泵入。该患儿体重20 kg，每小时需水量＝4×10＋2×10＝60 ml/h。

（4）中枢神经系统：新生儿及婴幼儿的中枢神经系统发育尚不完善，但自主神经系统占有一定优势，特别是迷走神经张力较高，术中易发生心率的变化。婴幼儿的神经髓鞘发育未成熟，因此应慎重应用呼吸抑制药。

（5）加强体温监测，注意保温。

（6）术中避免体动：角膜内皮移植术在显微镜下实施，操作重要手术步骤时，患者要绝对制动，避免呛咳。

5. 术后管理

（1）术后体位：术后限制活动并避免眼部受到挤压，对角膜内皮植片贴附非常重要。术后患者眼部没有缝线，仅靠前房内气体浮力使植床与植片贴合，需要患者术后严格保持面向上位4 h，即使是在转运患儿过程中也要保持患儿面向上位。为保证患儿面向上位，术后麻醉即将苏醒时，可考虑直肠内给予水合氯醛0.5～1 ml/kg，使患儿在返回病房后4 h内处于镇静状态。通常给药5～20 min即可入睡，可持续睡眠6～8 h，醒后无不适感。

（2）拔管：呼吸平稳，充分吸引口腔分泌物后拔除气管导管或喉罩，术后观察，以防水合氯醛和麻醉药物作用叠加，待呼吸平稳后返回病房，在病房还应加强监测。

（3）术后镇痛：角膜手术伴有明显的术后疼痛，可以采用多模式镇痛。

参考文献

［1］中华医学会眼科学分会角膜病学组．中国角膜内皮移植术专家共识（2024年）．中华眼科杂志，2024，60（2）：113-119.

［2］Hamzaoglu E C，Straiko M D，Mayko Z M，et al. The first 100 eyes of standardized descemet stripping automated endothelial keratoplasty versus standardized descemet membrane endothelial keratoplasty. Ophthalmology，2015，122（11）：2193-2199.

［3］常雪，李桂芳，刘君，等．20例角膜内皮移植术患儿的围手术期护理．中华护理杂志，2019，54（1）：64-67.

［4］丁梅，王刚．小儿围手术期液体和输血管理指南（2014）．实用器官移植电子杂志，2015，3（6）：328-332.

王彦霞　编写　刘慧丽　张小青　校审

病例 11　双侧非综合性耳聋、极重度感音神经性聋、Modoni 畸形、大前庭导水管畸形患儿行人工耳蜗植入术

一、一般情况

患者，2 岁男童，身高 90 cm，体重 11 kg，BMI 13.6 kg/m²。

【主诉】

自出生听力差 2 年，左侧更著。

【现病史】

2 年余前患儿出生后听力筛查未通过，出生后 42 天、3 个月、6 个月复测均不通过；平素对声音反应差，仅对近距离大声有反应，左耳较右耳听力更差；患儿出生至今语言发育差，仅可发"妈妈"音，未行特殊治疗；发育过程中伴行走发育缓慢，18 个月会走，易跌倒。4 个月前，患儿于当地医院诊断为"大前庭导水管综合征"，建议上级医院诊治、干预。3 个月前，患儿开始双侧佩戴助听器，对声音敏感性提高，但听力仍然差。患儿自发病以来，无耳部流脓史，现为进一步手术收入院。自发病以来，精神、饮食、睡眠可，大小便正常，体重增长正常。

【既往史】

否认肝炎、结核、疟疾病史。否认先天性心脏病病史。否认异常出血史。否认精神疾病史。否认手术及重大外伤史。否认食物、药物过敏史。按时预防接种。

【术前检验】

血常规：WBC 7.6×10^9/L，Hb 119 g/L，HCT 0.37，PLT 222×10^9/L。肝肾功能及电解质：AST 17 U/L，ALT 48 U/L，Cr 31 μmol/L，K^+ 5.09 mmol/L，Na^+ 136 mmol/L。尿常规：尿糖（－），尿酮体（－），尿蛋白（－）。凝血功能：PT 10.4 s，APTT 36.1 s。

【术前检查】

心电图：窦性心律不齐，大致正常心电图。胸部 X 线片：肺纹理增粗。

【入院诊断】

非综合性耳聋（双侧），极重度感音神经性聋（双侧），Modoni 畸形，大前庭导水管畸形。

二、术前评估

（一）气道评估

Mallampati 分级 I 级，张口度＞3 横指，困难插管可能性小；近期无呼吸道感染病史。

（二）重要脏器功能评估及 ASA 分级

心功能：Ⅰ级；ASA 分级：Ⅰ级。

三、手术介绍

（一）Modoni 畸形

1. Modoni 畸形发病机制及临床表现 先天性耳蜗畸形又称 Modoni 畸形，是最常见的内耳畸形。该疾病可为显性或隐性遗传病，也可为非遗传性疾病。本病系耳胚胎发育不良所致。先天性耳蜗畸形包括耳蜗扁平、发育不良、前庭扩大、巨大的前庭导水管、半规管畸形及内耳道扩大等表现，可仅出现其中一种或几种畸形。临床常表现为出生即无听力，或 1～2 岁时开始出现听力减退，部分患者可有一定残余听力。耳聋性质通常为感音神经性聋。

2. Modoni 畸形治疗方案 尚无有效的治疗方案。如存在残余听力，可佩戴助听器后进行语言康复。如无残余听力，可在完善评估后进行人工耳蜗植入术。

（二）Modoni 畸形手术治疗——人工耳蜗植入术

1. 人工耳蜗植入术的适应证和禁忌证[1]

（1）适应证

1）语前聋患者：双耳重度或极重度感音神经性聋，最佳年龄应为 12 个月至 5 岁，助听器选配后听觉能力无明显改善，家庭对人工耳蜗有正确认识和适当的期望值。

2）语后聋患者：双耳重度或极重度感音神经性聋，各年龄段的语后聋患者，助听器选配后言语识别能力无明显改善，对人工耳蜗有正确认识和适当的期望值。

（2）禁忌证

1）绝对禁忌证：内耳严重畸形病例，如 Michel 畸形或耳蜗缺如；听神经缺如；严重的精神疾病；中耳乳突化脓性炎症尚未控制者。

2）相对禁忌证：全身一般情况差，不能控制的癫痫。

2. 人工耳蜗植入术手术步骤和技术要点[1]

（1）耳后切口，分离皮瓣，切开肌骨膜，暴露乳突及骨性外耳道后壁。

（2）开放乳突腔。

（3）颅骨表面磨出安放植入体的骨床。

（4）开放面隐窝，行耳蜗开窗。

（5）将植入体安放在骨床内，将电极植入鼓阶，参考电极置于颞部骨膜下。

（6）依次缝合肌骨膜、皮下和皮肤。

（三）术中、术后技术要点和注意事项[1]

（1）手术者应该具备较成熟的耳显微外科技能，并经过人工耳蜗手术培训。

（2）特殊病例，如中耳、内耳畸形及耳蜗骨化等应谨慎处理。

四、麻醉计划

（一）术前评估

患儿 2 岁，发育好。既往体健，否认食物、药物过敏史。气道评估未提示困难气道。近期无呼吸道感染史。

（二）麻醉计划

拟行气管插管全身麻醉。术中监测拟行 NIBP、SpO_2、5 导联 ECG、尿量、出血量及体温监测。导管选择加强导管 4.0#，插管深度预计距门齿 13 cm 处，注意插管后听诊双肺呼吸音是否对称存在。患儿入室后予术前药阿托品 0.1 mg，地塞米松 1 mg 静脉推注。充分吸氧去氮后行快速序贯诱导，诱导药物拟采用芬太尼 20 μg，丙泊酚 100 mg，苯磺顺阿曲库铵 2 mg。术中维持拟采用全凭静脉麻醉，丙泊酚 110 mg/h 和瑞芬太尼 140 μg/h 连续泵注维持。术毕拟行清醒拔管，返回普通病房。

（三）术中麻醉管理策略

此类手术患者多为儿童，术前注意评估患者发育及气道条件，注意有无困难气道可能。此外还需注意以下几点[2]：

（1）手术前需做好术前常规检查，如胸部 X 线片、心电图及颞骨 CT 和 MRI 检查，判断有无影响手术的其他疾病存在。

（2）伤口建议局部浸润麻醉，可减少皮缘出血，并减轻疼痛。

（3）控制性降压减少钻孔处出血，手术视野清晰。

（4）术毕拔除气管导管前，充分吸引口腔和后鼻腔，避免有血从咽鼓管流下，造成误吸。若出血量较多，应提醒外科医师进行止血。

（5）学龄前儿童麻醉注意气道及循环的管理。

（四）镇痛方案选择

术后镇痛多采用静脉镇痛，如阿片类药物。

参考文献

[1] 中华人民共和国卫生部. 人工耳蜗临床技术操作规范. 中华耳鼻咽喉头颈外科杂志，2007，42（5）：323.

[2] 学龄前儿童人工耳蜗植入术围术期管理麻醉及外科专家共识工作组. 学龄前儿童人工耳蜗植入术围术期管理麻醉及外科专家共识. 中华麻醉学杂志，2023，43（12）：1409-1420.

戎玉兰　编写　张小青　校审

病例 12　喉鳞状细胞癌患者行垂直半喉切除术

一、一般情况

患者，75 岁男性，身高 165 cm，体重 60 kg，BMI 22 kg/m²。

【主诉】

右侧咽痛、颈部疼痛 5 个月，进行性声音嘶哑 2 个月。

【现病史】

患者 5 个月前无明显诱因出现右侧咽痛，为持续性胀痛，吞咽时加重，向右侧颈部放射，并出现右侧上颈部肿块，曾就诊于外院，口服蓝芩等药物治疗，症状无缓解。2 个月前出现声嘶，呈进行性加重，并自觉咽痛较前加重，不伴发热、张口困难、吞咽困难及通气不畅，遂就诊于我院门诊，取病理示"右侧梨状窝符合低分化鳞癌"。患者自发病以来，精神可，饮食可，睡眠良好，大小便正常，无体重减轻。

【既往史】

否认肝炎、结核、疟疾病史，否认高血压、心脏病史，否认糖尿病、脑血管病、精神病史，否认外伤、手术、输血史，酒精过敏。

【术前检验】

血常规：WBC 6.12×10^9/L，Hb 127 g/L，HCT 0.40，PLT 190×10^9/L。肝肾功能及电解质：AST 25 U/L，ALT 27 U/L，Cr 89 μmol/L，K^+ 4.66 mmol/L，Na^+ 140 mmol/L。尿常规：尿糖（－），尿酮体（－），尿蛋白（－）。凝血：PT 10.6 s，APTT 25.9 s。

【术前检查】

超声心动图：心内结构大致正常，左心室舒张功能减低，LVEF 72%。颈动脉超声：双侧颈动脉未见明显异常。胸部 X 线片：双肺纹理增多。

【入院诊断】

喉鳞状细胞癌，声门上型 cT3N1M0。

二、术前评估

（一）气道评估

Mallampati 分级 Ⅱ 级，张口度 > 3 横指，甲颏距离 > 6 cm，颈椎活动度可，右侧室带肿胀隆起，杓状黏膜肿胀固定，右侧声带固定，为可预见的困难气道。

（二）重要脏器功能评估及 ASA 分级

心功能：Ⅰ 级；运动耐量：日常慢走散步，生活可自理，可以做饭；ASA 分级：Ⅱ 级。

三、手术介绍

（一）喉癌

喉癌是头颈部常见的恶性肿瘤，根据肿瘤发生的部位所在区域，分为声门上型、声门型和声门下型三种类型。临床目前主要采取以手术为主的多学科综合治疗。在彻底根除肿瘤病变的同时尽量保留和重建喉的功能，在治愈肿瘤的同时提高患者的生存质量，是近年来学者们公认的诊疗原则和理想目标。

喉癌的手术治疗方式包括支撑喉镜下激光手术、喉部分切除术、喉全切除术、颈部淋巴结清扫术。需根据肿瘤的部位、侵犯程度、肿瘤分期决定手术切除范围。

垂直半喉切除术是喉部分切除术的一种手术方式，其优势在于切除肿瘤的同时，还能保留喉功能[1]。

（二）喉癌手术治疗——垂直半喉切除术

1. 适应证和禁忌证

（1）适应证

1）支撑喉镜下暴露不佳的 T1a 或 T2 期声门型喉癌。

2）T1b 期声门型喉癌。

3）T3 期声门型喉癌，肿瘤累及半喉，声带固定者。

4）原发于一侧声门下区的肿瘤，向上累及声带、喉室、室带，对侧喉腔正常，声带活动好。

5）原发于前连合声门下区的肿瘤，累及双侧声带、室带前端，会厌未受累，双侧杓状软骨未受累，可选择扩大的喉垂直部分切除术。

（2）禁忌证

1）单侧声门型喉癌向声门下浸润直径超过 10 mm。

2）声带已固定。

3）喉软骨受侵犯。

4）双侧杓状软骨受累，或杓间区有肿瘤病变。

5）环杓关节受侵犯。

6）喉前已有癌瘤穿出。

2. 喉癌的手术治疗——垂直半喉切除术　采取垂直或水平切口，向上和向下分离颈阔肌肌皮瓣，显露甲状软骨、环状软骨。剥离甲状软骨外骨衣。在中线垂直切开喉内软组织，暴露喉腔，观察肿瘤范围，距肿瘤边缘 5 mm 以上切除喉标本，包括室带、喉室、声带，必要时切除一侧杓状软骨。钳扎术野中出血血管予以结扎，渗血处压迫止血或电凝。最后闭合喉腔。冲洗创口，放置引流管：彻底止血，用灭菌盐水反复冲洗创口，放入硅胶引流管，并用丝线固定，再缝合皮下、皮肤。

（三）手术并发症及处理

1. 术中注意事项　手术时如果发现癌肿已侵及室带、前连合区或杓状软骨，则局部性切除已不能达到治疗目的,应及时改变并扩大手术的范围,否则术后将引起复发。若癌肿侵及会厌舌面,应将部分舌根区切除。手术后喉部会产生水肿,影响呼吸,因此,术前宜行气管切开术,以免窒息。喉水肿一般在 1 周左右逐渐消退。

2. 术后注意事项　患者术后取平卧位,少活动。鼻饲流质饮食 7～10 日。注意应用抗生素控制感染。术后 1 周起进行吞咽功能训练。伤口愈合 2 周后根据术后病理情况行放疗。

四、麻醉计划

(一)术前评估

患者喉癌诊断明确,肿瘤侵犯声门,为可预见困难气道。目前生命体征平稳,无明显呼吸困难。查体神清语利,未见三凹征。

(二)麻醉计划

拟于局部麻醉下行气管切开术,然后行经气管切开(气切)导管全身麻醉。麻醉监测拟行 NIBP、SpO$_2$、5 导联 ECG、尿量、出血量、IBP 监测。

患者入室后,行常规监测,并于局麻下行桡动脉穿刺置管。在 1% 利多卡因局部浸润麻醉下行气管切开术。气切完成后经静脉给予全麻诱导药物:芬太尼 0.2 mg,丙泊酚 80 mg,罗库溴铵(爱可松)50 mg。术中维持采用静吸复合全身麻醉,七氟烷 0.6～1 MAC,瑞芬太尼 200～400 μg/h 连续泵注。术毕清醒,带气切导管返回病房。若患者不耐受气切导管,可予 1% 利多卡因通过气切导管进行表面麻醉。

(三)术中麻醉管理策略

(1)患者一般情况较差,术中应加强监测,长时间手术时需做好体温及内环境的维护;预防颈动脉窦反射,并警惕颈部大血管的破裂。

(2)术中手术医生进行气管切开(喉部分切除术)或断喉(喉全切除术)操作时应使用手术刀片而不是电刀,以免引发气道燃烧。

(3)尽可能降低氧浓度并使套囊远离切口,这是预防气道燃烧以及一旦发生气道燃烧时减轻患者伤害的有效措施。

(4)气管切开或断喉以后可以将经口气管导管或喉罩拔除,经气管造口处插入可弯曲导管,需确认导管置入深度以避免单肺通气。

(5)重视气道管理,谨防气管导管脱出、气道阻塞等恶性事件。

(6)若手术医生术中要求维持适度低血压(收缩压 < 90 mmHg),在手术后期需将血压提升至正常水平,以及时发现潜在的出血点。

(四)术后管理

喉全切除术或喉部分切除术患者由于创伤较大、无法言语交流,且手术有多处复杂缝合,需要提供良好的术后镇痛、镇静、镇吐,帮助患者平稳恢复,避免剧烈呛咳。

参考文献

[1] 中华耳鼻咽喉头颈外科杂志编辑委员会头颈外科组，中华医学会耳鼻咽喉头颈外科学分会头颈外科学组．下咽癌外科手术及综合治疗专家共识．中华耳鼻咽喉头颈外科杂志，2017，52（1）：16-24.

戎玉兰　编写　张小青　校审

病例 13　阻塞性睡眠呼吸暂停低通气综合征伴重度夜间低氧血症患者行悬雍垂腭咽成形术

一、一般情况

患者，41岁男性，身高181 cm，体重80 kg，BMI 24.4 kg/m²。

【主诉】

间断睡眠打鼾10年。

【现病史】

患者10年前无明显诱因出现间断睡眠打鼾，影响同屋人睡眠，伴间断双侧鼻堵及张口呼吸，不伴夜间憋醒、晨起咽干、白天嗜睡、注意力不集中，未诊治。此后打鼾症状逐步加重，6个月前患者出现睡眠憋醒，每天1次，不伴晨起咽干、白天嗜睡、注意力不集中。4个月前就诊于我院，行便携睡眠监测提示睡眠呼吸暂停低通气指数（apnea-hypopnea index，AHI）22.1、最低血氧饱和度75%。现为进一步诊治，由门诊以"阻塞性睡眠呼吸暂停"收入院。患者自发病以来，精神可、饮食可、睡眠良好，大小便正常，无体重减轻。

【既往史】

否认肝炎、结核、疟疾病史，否认高血压、心脏病史，否认糖尿病、脑血管疾病、精神疾病史，否认手术、外伤、输血史，否认食物、药物过敏史，预防接种史不详。

【术前检验】

血常规：WBC 5.09×10^9/L，Hb 148 g/L，RBC 4.82×10^{12}/L，PLT 180×10^9/L。生化：ALT 19 U/L，AST 19 U/L，Cr 91 μmol/L。其余检验未见明显异常。

【术前检查】

心电图：窦性心动过缓，逆钟向转位，左心房肥大。胸部X线片：未见明显异常。睡眠呼吸监测：AHI 22.1；睡眠中平均血氧饱和度95%，最低血氧饱和度75%；阻塞性睡眠呼吸暂停低通气综合征（中度）。喉镜检查：慢性咽喉炎，声带运动正常（图13-1）。

【入院诊断】

阻塞性睡眠呼吸暂停低通气综合征（中度）伴夜间低氧血症（重度），扁桃体肥大（双），鼻炎。

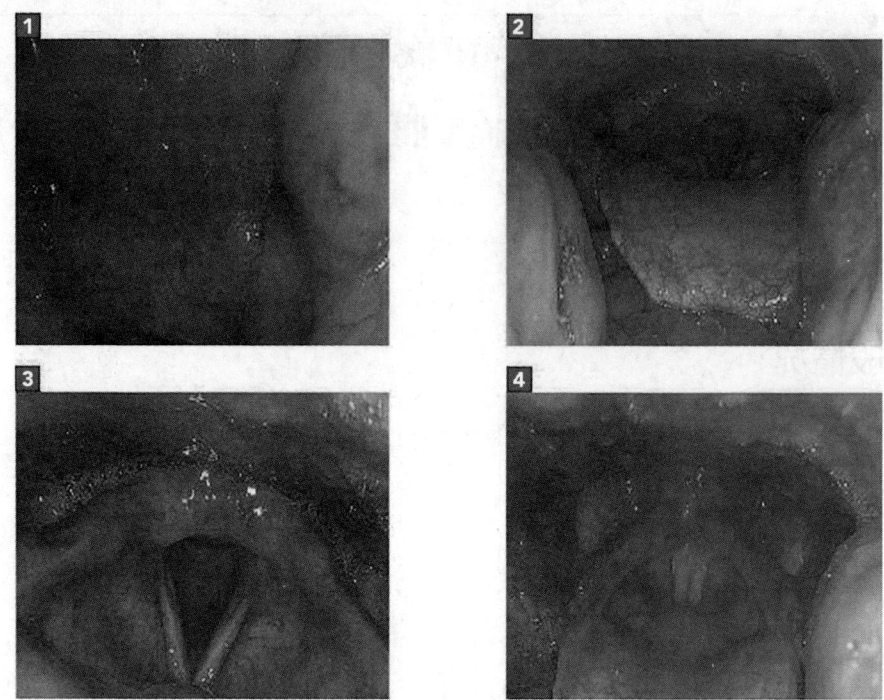

图 13-1 术前电子喉镜检查结果（见彩图）

二、术前评估

（一）气道评估

张口度＞3 横指，甲颏距离＞6 cm，头颈活动正常，Mallampti 分级 Ⅱ 级，困难气道可能性小。

（二）重要脏器功能评估及 ASA 分级

心功能：Ⅰ 级；代谢当量＞4 MET；ASA 分级：Ⅱ 级。

三、手术介绍

悬雍垂腭咽成形术是一种用于治疗鼾症和阻塞性睡眠呼吸暂停低通气综合征的常用手术方法。适应证：鼾症和轻中度睡眠呼吸暂停低通气综合征患者，特别是那些由咽部组织松弛、塌陷造成的气道阻塞病例。禁忌证：严重肥胖、颅面畸形、严重心肺功能不全、凝血功能障碍等患者，以及不能耐受手术或麻醉的患者，应视为手术禁忌。

通常采用"U"形或弧形切口，在悬雍垂或软腭等部位设计切口。并使用压舌板或口咽通气道充分暴露术野。根据手术需求确定软组织切除范围，悬雍垂部分切除以改善通气，软腭部分切除以改善呼吸，并根据需要处理咽后壁及咽侧壁。术中、术后严格止血。并采取有效措施预防术后出血、感染等问题。

术中及术后技术要点及注意事项包括：充分的术后镇痛，镇痛不足可造成术后高血压，增加出血风险；适当冰敷手术部位，以减轻肿胀；漱口，保持口腔清洁，预防感染；

注意进行饮食调整；术后康复训练，包括发音、呼吸及吞咽训练。

四、麻醉计划

（一）术前评估

此类患者术前评估的重点即为气道评估。要充分评估通气及插管条件，避免紧急气道的发生。所有阻塞性睡眠呼吸暂停低通气综合征患者均应考虑存在困难气道的可能。术前应充分做好应对困难气道的准备。此例患者在评估后认为困难通气可能性不大。

（二）麻醉计划

拟行经鼻气管插管全身麻醉。术中监测拟采用 NIBP、SpO_2、$P_{ET}CO_2$、5 导联 ECG、BIS、持续体温监测。

患者入室后行常规监测。并予干燥剂和地塞米松，并采用丁卡因和麻黄碱进行鼻腔准备。充分吸氧去氮后予快速序贯诱导。诱导药物为舒芬太尼 0.2 μg/kg，依托咪酯 0.2 mg/kg，顺阿曲库铵 0.2 mg/kg，丙泊酚依循环情况分次给予。随后经鼻插入 7.0# 加强气管导管并妥善固定。术中采用全凭静脉维持，丙泊酚（得普利麻）400～500 mg/h（BIS 监测 40～60），瑞芬太尼 400～500 μg/h。术后清醒拔管，返回普通病房。

（三）围手术期麻醉管理策略[1]

1. 术中监测 对于阻塞性睡眠呼吸暂停低通气综合征患者，围手术期监测主要包括呼吸功能、循环功能、麻醉深度及术中可能发生的并发症等，尤其在麻醉诱导和苏醒期。

2. 麻醉方法 阻塞性睡眠呼吸暂停低通气综合征患者行手术时，如条件允许，区域阻滞可作为首选。区域阻滞包括局部麻醉、外周神经阻滞及椎管内麻醉。如需合并镇静，则镇静深度应控制在最小，且严密监测。对于手术创伤大、操作复杂、出血多、伴有大量体液丢失及转移的手术，以及对患者呼吸、循环功能影响大的手术（如心、胸和神经外科手术），仍以选择气管内插管全身麻醉为宜，且全身麻醉复合神经阻滞可以改善预后。

3. 气道管理 所有阻塞性睡眠呼吸暂停低通气综合征患者均应考虑存在困难气道，实施麻醉诱导时，推荐患者取头高斜坡位。

（1）清醒镇静经鼻气管插管：主要包括患者准备、镇静镇痛和表面麻醉等几个环节。需要充分的沟通，取得患者积极配合；评价鼻腔通畅情况，应选择患者感觉通气较好一侧的鼻腔施行此操作，如两侧通气相同，则以左侧为首选；开放静脉及用药，包括抗胆碱能药物（阿托品、盐酸戊乙奎醚等）、镇静药物（咪达唑仑、右美托咪定等）、镇痛药物（阿片类药物）；完善的表面麻醉（依次是鼻腔、口咽、声门和气管内）是顺利实施经鼻清醒气管插管的关键；置入气管导管。

（2）快速诱导经口/鼻气管插管：对行非阻塞性睡眠呼吸暂停低通气综合征矫正手术且无通气困难和插管困难的患者，可行快速诱导经口或鼻气管插管。

（3）快速诱导可视喉罩下气管插管：分预给氧、适度镇静和局部表麻后，可先置入可视喉罩，确保通气良好的情况下，再给予肌松药、镇痛药后经喉罩行气管插管。

（4）经鼻湿化快速吹氧通气交换技术（transnasal humidified rapid insufflation ventilatory exchange，THRIVE）：THRIVE 是在预充氧的基础上用于延长安全窒息时间的给氧方法，可显著改善氧合、延长安全窒息时间。

4. 麻醉药物 麻醉药物如镇静药、安眠药、阿片类药物和肌松药加重气道的不稳定性，抑制中枢对低氧和高碳酸血症的敏感性，减弱呼吸肌功能，从而导致更频繁和严重的呼吸暂停，同时因手术应激、心血管反应等使接受大手术的患者面临较高风险。

5. 循环功能及内环境稳定管理 术中应控制一定麻醉深度，严密监测血压、心律、心电图 ST-T 改变等。定期检测动脉血气，了解有无 CO_2 蓄积、电解质及酸碱平衡等变化，以确保组织氧合与灌注。

（四）术后镇痛方案

采取不同作用机制的镇痛药物，多途径、多模式的镇痛方法更为安全可靠，主要包括非阿片类镇痛药、局麻药行区域性镇痛和使用长效局麻药或持续性外周神经阻滞。对需额外给予阿片类药物镇痛的患者，应使用最低有效剂量，并密切监测呼吸氧合变化。应尽量避免同时使用镇静剂，并备好各类拮抗药。

（五）病房管理

患者应持续监测 SpO_2 和通气情况，尽可能脱离辅助供氧、避免仰卧位和镇痛药，并在睡眠期间维持正压通气（positive airway pressure，PAP）治疗。脱离高风险的标准：对阿片类镇痛药和镇静药的需求低；维持清晰的精神状态；自由采取睡眠体位，睡眠时成功恢复 PAP 治疗或口腔矫正器治疗；氧合充足，即在清醒和睡眠时，呼吸室内空气时 SpO_2 > 90%。

参考文献

[1] 中华医学会麻醉学分会五官科麻醉学组.阻塞性睡眠呼吸暂停患者围术期麻醉管理专家共识（2020修订版）快捷版.临床麻醉学杂志，2021，37（2）：196-199.

戎玉兰　编写　张小青　校审

第三篇

骨科手术的麻醉管理

病例 14　寰枢椎脱位患儿行前路经口寰枢关节松解、后路寰枢融合内固定术

一、一般情况

患者，9岁女性，身高143 cm，体重24.5 kg，BMI 12 kg/m²。

【主诉】

颈痛、头部左侧歪斜伴活动受限1年。

【现病史】

患者1年前无明显诱因出现颈部疼痛伴活动受限，至外院就诊，给予头颅牵引13天，症状稍好转，给予佩戴颈托固定1个月。近半年上述症状加重，出现颈椎畸形，头部偏向左侧，伴身体代偿性偏向右侧，1个月前CT检查提示：寰枢关节间隙失常，寰椎与枕骨相融合，建议手术治疗。门诊以"寰枢椎脱位"收入我科。患者自发病以来，精神、饮食可，睡眠可，大小便可，体重无明显下降。

【既往史】

否认肝炎、结核、疟疾病史，否认心脏病史，否认糖尿病、脑血管疾病、精神疾病史，否认手术、外伤、输血史，否认食物、药物过敏史，预防接种史不详。

【术前检验】

血常规、尿常规、肝肾功能、电解质、凝血功能大致正常。

【术前检查】

心电图：窦性心律不齐。胸部X线片及CT：双肺心膈未见明显异常。头颈CTA：头颈动脉未见异常。寰枢椎MRI平扫：寰枢关节旋转，寰齿关节脱位。寰枢椎CT：寰枢关节脱位，寰枕融合，颅底凹陷，椎管狭窄。颈椎正侧过伸过屈位：寰枢椎脱位，可疑寰枕融合。全脊柱正侧位：寰枢椎脱位。

【入院诊断】

寰枢椎脱位。

【拟行手术】

前路经口寰枢关节松解、后路寰枢融合内固定术。
预计手术时间：4 h；预计出血量：200 ml；备悬浮红细胞2 U；备ICU。

二、术前评估

（一）气道评估

头颈活动不受限，张口度＞3 横指，甲颏距离＞6 cm，Mallampati 分级Ⅰ级，困难插管可能性小（图 14-1）。

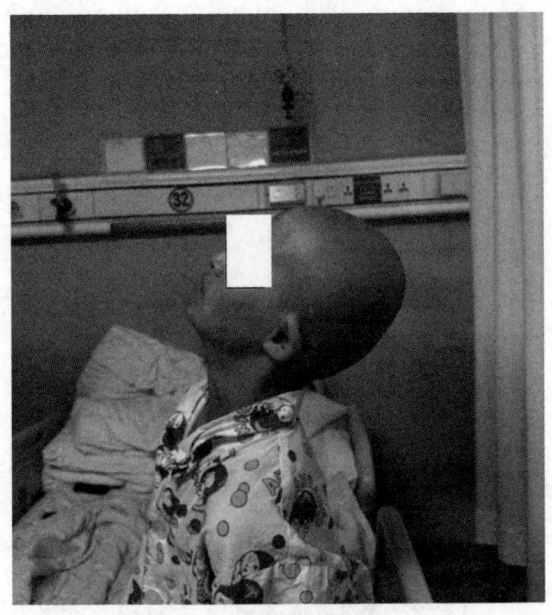

图 14-1　患者头颈部活动示意图

（二）重要脏器功能评估与 ASA 分级

心功能：Ⅰ级；ASA 分级：Ⅰ级。

三、手术介绍

（一）寰枢椎脱位

寰枢椎脱位（atlantoaxial dislocation，AAD）是指先天畸形、创伤、退变、肿瘤、感染炎症和手术等因素造成的寰椎与枢椎（第一和第二颈椎）骨关节面失去正常的对合关系，发生关节功能障碍和（或）神经压迫的病理改变。寰枢椎脱位分为 4 型：寰枢椎不稳、可复性 AAD、难复性 AAD 和骨性脱位（或叫不可复性）AAD[1]。影像学检查包括：

1. X 线检查

（1）颈椎张口位片：明确寰枢椎的位置关系，还可观察寰枢椎和齿突是否骨折等。

（2）颈椎侧位片：正常成人寰齿前间隙不超过 3 mm，儿童为 5 mm。寰枢椎管储备间隙为 14 mm 以下时，发生脊髓受压症状，15～17 mm 者有脊髓受压可能，18 mm 以上者不产生脊髓受压症状。

（3）颈椎动力位片：寰枢椎不稳定指数大于 30% 有脊髓压迫症状，大于 40% 时有手术指征。

2. CT 和 MRI 观察寰枢椎结构变化，脊髓受压形态、位置、程度、范围及脊髓信号异常与否。

3. 头颈 CTA 有助于观察椎动脉走行及有无变异，根据椎动脉走行选择合适的置钉位置等。

（二）手术治疗

寰枢椎不稳和可复性 AAD 可在手术室麻醉后，在大重量（1/6 体重）骨牵引下行后路复位固定融合；难复性 AAD 和骨性脱位 AAD 需行前路经口松解和后路复位固定融合[1-2]（图 14-2）。

有术者根据术前 CT，对于侧块关节没有骨性融合的患者均一期行单纯后路松解＋侧块关节融合器＋钉棒固定。术后若未完全复位、MRI 显示脊髓仍受压，则进行经口咽齿状突切除术。也有术者使用单一前路松解、复位及内固定技术治疗难复性 AAD[2]。

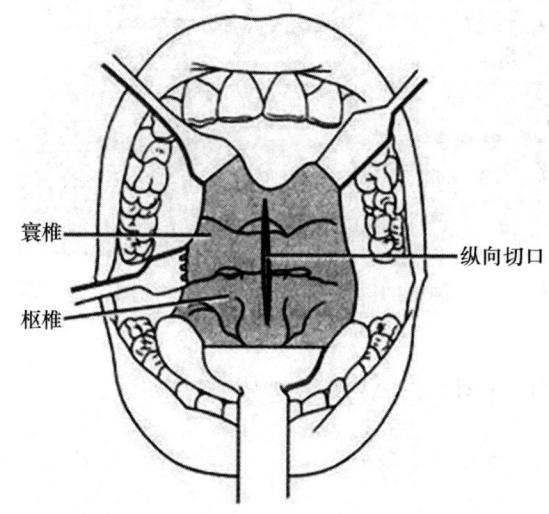

图 14-2 前路经口寰枢关节松解入路示意图

四、麻醉计划

术前用药：阿托品 0.3 mg，地塞米松 3 mg。

麻醉方式：快速序贯诱导，经口气管插管全身麻醉。

麻醉诱导药物：舒芬太尼 5 μg，丙泊酚 125 mg 分次推注，顺阿曲库铵 5 mg。麻醉维持药物：丙泊酚 8 mg/（kg·h），瑞芬太尼 0.05～0.2 μg/（kg·min）。

气管插管：快速序贯诱导后，使用可视喉镜暴露声门，使用加强气管导管，选择气管导管型号 6.0#。经口插管深度为 16.5 cm 左右。听诊双肺呼吸音对称。导管以胶布和贴膜妥善固定，不放置牙垫，待经口入路手术完成后再放置牙垫，并重新固定导管。变换体位后及时听诊，再次确定导管位置。

术中监测：ABP、5 导联 ECG、脉搏氧饱和度、体温、呼气末二氧化碳、BIS、尿量、体温等。

术中管理目标：潮气量 200 ml，呼吸频率 16～20 次/分，$P_{ET}CO_2$ 35～45 mmHg，尿量 0.5 ml/（kg·h）以上，维持 BIS 值为 40～60。

术毕：带气管导管返回儿科 ICU。

五、麻醉关注点

寰枢椎毗邻重要结构，椎管内是高位颈脊髓和延髓，在该区实施手术，因手术部位深在，解剖复杂，可能会累及延髓生命中枢及椎-基底动脉，手术难度大、风险高，也给麻醉管理带来气道管理、呼吸功能改变、循环不稳定、体位变动等方面的挑战[3]。

（一）呼吸管理

1. 气管插管体位 AAD 手术的气道管理要求针对不同类型采用不同插管体位，需要充分了解患者的病情，避免因体位不当加重神经损伤。对于 AAD 患者，术前影像学结果有利于鉴别脱位类型和程度，从而采取相应的插管体位和方法。气管插管体位的选择与 AAD 的不稳定类型密切相关。AAD 的常见类型为前脱位，约占 80%，气管插管时嗅物位上颈椎伸展，有利于寰枢关节脱位复位，屈曲则加重脱位。另外，常采用中立位下纤维支气管镜引导插管，此时也可手法轴向固定颈部，减少颈部活动。电生理监测利于连续评估脊髓功能，避免因体位变动导致神经受压。

2. 困难气道评估 对于 AAD 患者，应特别注意困难气道可能。尤其是对于枕颈固定手术需要进行二次取出或其他方式手术的患者，术前应进行充分评估。枕颈固定导致上颈椎活动严重受限，插管多存在较大困难，做好完备的备用方案，避免导致紧急气道，推荐处理此类困难气道的方法是清醒下纤维支气管镜引导气管插管等。

（二）循环管理

AAD 患者的循环管理除全身麻醉常规的液体管理及麻醉深度控制、麻醉药物应用等因素之外，术中血管损伤导致的出血和缺血对患者的循环管理产生显著影响。手术区域椎静脉丛血管丰富，后丛静脉无瓣膜，血流为双向性，一旦损伤可能导致大量出血。前路与后路 AAD 手术均存在发生椎动脉损伤（vertebral artery injury，VAI）的风险，一旦发生 VAI，出血量通常较多，对麻醉医生的循环管理提出挑战。

根据 4-2-1 原则计算患儿所需液体量，以晶体液为主（如乳酸钠林格液、醋酸钠林格液、复方氯化钠或 5% 葡萄糖）。最大允许失血量（maximal available blood loss，MABL）=（初始红细胞压积 – 目标红细胞压积）/ 初始红细胞压积 × 全血容量，一般将 30% 作为儿科患者红细胞压积可接受的下限。当失血量 < 1/3 MABL 时，可补充晶体液（补充量为 2～3 倍失去量）；失血量 > 1/3 MABL 时，可输注胶体液；失血量 > 1 MABL 时，应输注悬浮红细胞，同时应将晶体液作为维持液。

（三）神经系统管理

AAD 相关术后并发症较为常见的还有脑脊液漏和围手术期脑血管事件。若术中怀疑发生硬膜损伤，通常在手术结束后或围手术期需要进行腰大池穿刺置管。术后即刻发生的脑缺血可能是椎动脉完全阻断所致，迟发脑缺血可能是部分阻断导致栓塞所致。枕颈固定手术的枕部固定螺钉有穿透颅骨损伤血管的可能性，由此可能导致颅内出血的不良事件。

（四）经口入路手术相关风险

经口入路手术操作对气管导管造成挤压、移位，因此导管应妥善固定。经口手术因手术区域位于咽部，长时间手术容易出现组织肿胀等，进而引发上气道梗阻。另一方面，行后路融合内固定后，颈椎活动度进一步下降，可能造成再次插管困难。因此，术后拔除气管导管应特别谨慎，建议时间手术长、出血量大以及低龄患者采取延迟拔管策略，术后带气管导管入 ICU 进一步呼吸及支持治疗。

参考文献

［1］Goel A，Desai K I，Muzumdar D P. Atlantoaxial fixation using plate and screw method：a report of 160 treated patients. Neurosurgery，2002，51（6）：1351-1357.
［2］王圣林，李危石．寰枢椎脱位的诊疗现状及争议．中国脊柱脊髓杂志，2024，34（03）：225-226.
［3］高雅，徐懋．寰枢椎脱位手术的麻醉管理进展．中国微创外科杂志，2021，21（08）：726-731.

田杨　编写　刘慧丽　校审

病例 15 寰枕关节脱位、棘突骨折、颅面骨多发骨折患者行肌间隙入路寰枢椎后路固定术

一、一般情况

患者，54岁男性，身高170 cm，体重70 kg，BMI 24.2 kg/m²。

【主诉】

绞砸伤致头颈活动受限3天。

【现病史】

患者于3天前在劳动时不慎被收割机绞砸伤，致头颈部、面部、胸廓、双上肢等全身多发外伤，伴开放创面及出血。伤后即出现昏迷，约20 min后清醒。否认大小便失禁、四肢感觉肌力障碍等瘫痪表现；恢复清醒后未再出现昏睡、昏迷等神志障碍；否认呼吸困难、胸闷气促，否认剧烈咳嗽、咳痰或咯血，否认鼻孔、外耳、口腔流清亮液。外院急诊头颅、颈椎CT重建：左额窦前壁、右眼眶外侧壁、双侧上颌骨额突骨折，右颧弓可疑骨折；右侧顶枕部、左额部、右眼眶周围软组织损伤，寰椎-枕骨部骨折脱位，齿突骨折，寰枢间无明显脱位；C4～5棘突骨折。胸腹部、骨盆CT三维重建：右第5前肋骨折。急诊行头皮、右眼睑皮肤软组织切割伤清创缝合，头部创面包扎，头颈部戴颈托制动，输液止痛等对症治疗。因多发伤，伤情重，转往上级医院脊柱外科急诊就诊，考虑：寰枕关节旋转脱位。多科室会诊后行清创缝合术及术后抗感染、换药、观察创面等治疗。2天前于我院急诊就诊，更换头颈胸外支具制动保护，完善相关检查、留观、对症治疗。以"寰枕关节脱位"收住院。病程中患者否认大小便失禁、四肢感觉肌力活动障碍等瘫痪表现，大便未解，小便正常；头面、颈部、胸部、上肢多发疼痛，VAS 5～6分；否认高热、寒战、呼吸困难，自觉轻微咳嗽、痰不易咳出、痰量少；饮食一般；神志清，正常对答，精神及睡眠差。

【既往史】

否认肝炎、结核、疟疾病史，否认心脏病史，否认糖尿病、脑血管疾病、精神疾病史，否认手术、外伤、输血史，否认食物、药物过敏史，预防接种史不详。

【术前检验】

血红蛋白102 g/L，尿常规、肝肾功能、电解质、凝血功能大致正常。

【术前检查】

胸部CT：右侧第5肋断端对位可，无明显胸腔积液及气胸，后复查未见胸腔积液和气胸增加。颈椎MRI：寰枕关节旋转脱位、C4～5棘突骨折、C2～3水平椎管外硬膜外血肿？C3～6椎间盘轻度突出。心电图、超声心动图、颈动脉、双下肢超声及其余检查

均未见明显异常。

【入院诊断】

寰枕关节脱位（纵向伴旋转脱位），颅面骨多发骨折，C4~5棘突骨折，右第5肋骨折伴右肺挫伤，头面部、上肢、胸壁多发软组织挫伤。

【拟行手术】

后路寰枢椎弓根螺钉、钛板内固定，局部皮瓣转移修复术。

预计手术时间：3 h；预计出血量：200 ml；备悬浮红细胞2 U；备ICU。

二、术前评估

（一）气道评估

头颈制动，张口度＞3横指，甲颏距离5 cm（中立位），Mallampati分级Ⅱ级，存在困难插管可能（图15-1）。

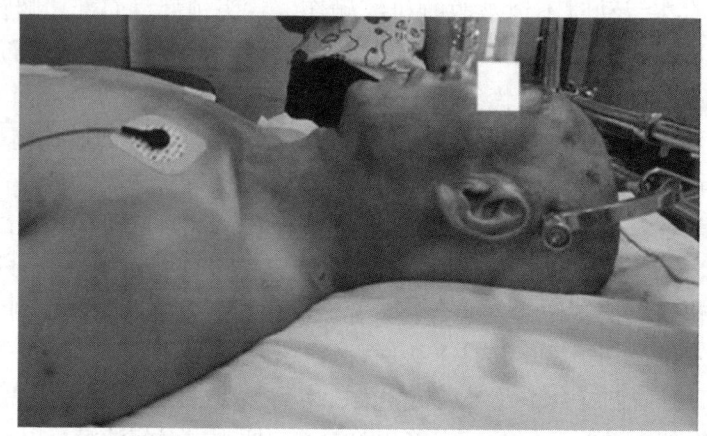

图15-1 头颅中立位牵引示意图

（二）重要脏器功能评估与ASA分级

心功能：Ⅰ级；ASA分级：Ⅰ级。

（三）术前多学科会诊

胸外科会诊：暂无特殊处理，建议胸带固定，对症止痛治疗，注意患者生命体征及肺部呼吸音。眼科会诊：CT示右眼眶外侧壁骨折，但患者目前眼球运动正常，无明显复视，无特殊处置。

三、手术介绍

外伤是引起寰枢椎、寰枕关节脱位常见原因，常可并发四肢瘫痪及生命中枢危象[1]。CT和MRI观察寰枢椎结构变化，脊髓受压形态、位置、程度、范围及脊髓信号异常与否。

头颈 CTA 有助于观察椎动脉走行及有无变异，根据椎动脉走行选择合适的置钉位置等。

寰枕和寰枢椎外伤患者需保持颈部中立位制动，有时需行持续小重量骨牵引。大部分采取后路手术方式，在麻醉后持续牵引行后路复位固定融合，固定方法包括枕颈固定、固定寰枢关节及固定寰椎和枢椎的椎弓根或侧块，再加上自体骨的融合[2]。

枕颈固定术（occipitocervical fixation，OCF）又称颅颈固定术，是用于治疗颅骨与颈椎之间不稳定的手术[3]。颅颈交界区的解剖结构复杂、活动度较大，进行固定和融合术时，需使用现代螺钉-钢板-棒结构实现刚性内固定（图 15-2）。

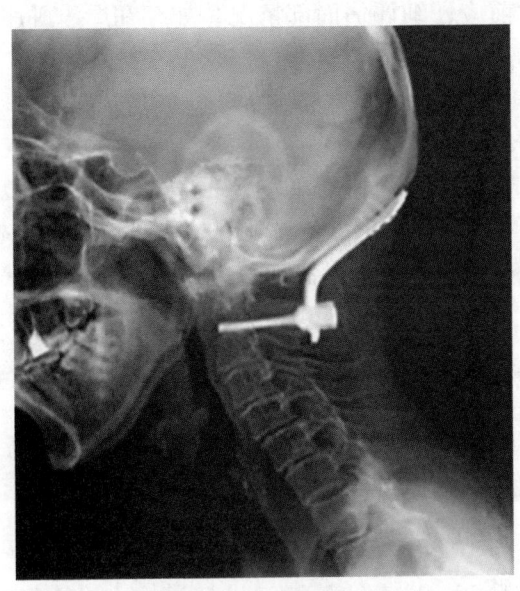

图 15-2　枕颈固定示意图

四、麻醉计划

拟行经口气管插管全身麻醉。患者头颈固定状态，但张口度 > 3 横指，甲颏距离达 5 cm（中立位），Mallampati 分级 Ⅱ 级，同时面部软组织无明显肿胀，考虑面罩通气困难可能小。充分吸氧去氮后，行快速诱导，诱导药物为舒芬太尼 2 μg，丙泊酚 2 mg/kg，顺阿曲库铵 1.5 mg/kg，7.5# 加强气管导管，准备可视喉镜、视可尼可视喉镜和纤维支气管镜，头颈部中立位下插管。术中监测：ABP、SpO_2、ECG、BIS，间断行血糖监测、血气及电解质分析，监测尿量、出血量等。术后采取延迟拔管策略，返回 ICU 进一步治疗。

五、麻醉管理要点

寰枕和寰枢椎区域毗邻重要结构，曾被视为手术的禁区。因手术部位深在，解剖复杂，可能会累及延髓生命中枢及椎-基底动脉，手术难度大、风险高。同时也给麻醉管理带来气道管理、循环不稳定等方面的挑战[4]。

（一）困难气管插管

寰枕和寰枢椎外伤后，常要求严格头颈中立位，以防止头颈活动造成进一步损伤，临床常见持续头颅牵引或 Halo-vest 支架外固定。因此气管插管可能存在困难，应做好完备的备用方案。处理此类气道的工具有纤维支气管镜、视可尼可视喉镜等，保证在头颈部中立位下气管插管。也可以采用清醒下气管插管，随时评估脊髓功能状况。

（二）困难面罩通气

患者因颈部固定，可能存在困难气管插管，同时患者合并颅面部骨折，应谨慎评估困难面罩通气的可能，警惕出现不能插管、不能通气（cannot intubate and cannot ventilate，CICV）的极端情况。术前应仔细评估面部情况，如存在严重肿胀、外伤畸形，可能导致面罩通气困难，则行清醒下气管插管。

（三）循环管理

注意脊髓功能损伤情况，评估损伤平面，对于高位颈脊髓损伤，术中循环管理有一定挑战。寰枕和寰枢椎手术患者的循环管理除全身麻醉常规的液体管理及麻醉深度控制、麻醉药物应用等因素之外，术中血管损伤导致的出血和缺血对患者的循环管理产生显著影响。

（四）神经系统管理

寰枢椎手术损伤椎动脉而引发的脑缺血并不罕见。枕颈固定手术的枕部固定螺钉有穿透颅骨损伤血管的可能性，由此可能导致颅内出血的不良事件。因此，在苏醒期间谨慎评估神经功能。

（五）气管拔管策略

术前应评估有无呼吸肌麻痹，谨慎选择术后拔管方案。行后路融合内固定后，尤其是枕颈固定后，头颈活动度进一步下降，可能造成再次插管困难。因此建议损伤重、时间手术长、出血量大者采取延迟拔管策略，术后带气管导管入 ICU 进一步呼吸及支持治疗，对于严重呼吸肌麻痹患者，应尽早选择气管切开[4]。

参考文献

[1] Goel A, Desai K I, Muzumdar D P. Atlantoaxial fixation using plate and screw method: a report of 160 treated patients. Neurosurgery, 2002, 51（6）: 1351-1357.
[2] 党耕町, 王超, 闫明, 等. 后路寰枢椎侧块钉板固定植骨融合术的临床初探: 中国脊柱脊髓杂志, 2003, 13（1）: 7-10.
[3] 王圣林, 李危石. 寰枢椎脱位的诊疗现状及争议. 中国脊柱脊髓杂志, 2024, 34（03）: 225-226.
[4] 高雅, 徐懋. 寰枢椎脱位手术的麻醉管理进展. 中国微创外科杂志, 2021, 21（08）: 726-731.

田杨　编写　刘慧丽　校审

病例 16 强直性脊柱炎合并困难气道、食管裂孔疝患者行右全髋关节置换术

一、一般情况

患者，67 岁女性，身高 140 cm，体重 45 kg，BMI 22.96 kg/m²。

【主诉】

双侧髋关节活动障碍 21 年，左髋关节置换术后 10 个月。

【现病史】

患者自述于 20 年前无明显诱因出现双侧髋关节疼痛，能正常行走，未进行特殊治疗，随时间推移，双侧髋关节疼痛较前加重，伴随双髋髋关节活动受限，严重影响生活，现为进一步治疗到我院门诊就诊，2023 年 12 月以"强直性脊柱炎"收住入院，于全身麻醉下行左髋关节置换术；术后恢复可，现患者左髋关节活动度正常。本次入院为行右髋关节置换术。患者无咳嗽、咳痰、胸闷，一般状态良好，生命体征平稳，饮食睡眠正常，大小便正常，近期体重未见明显减轻。

【既往史】

既往头孢类药物过敏史。2023 年胸部 X 线片示食管裂孔疝，左侧髋关节置换术后。否认高血压、心脏病、糖尿病、脑血管疾病史，否认食物过敏史。

【术前检验】

凝血功能：PT 11.60 s，APTT 34.20 s。血常规：WBC 5.25×10^9/L，Hb 135 g/L，HCT 0.41，PLT 252×10^9/L。肝肾功能及电解质：AST 27 U/L，ALT 16 U/L，Cr 60 mol/L，K^+ 4.34 mmol/L，Na^+ 143 mmol/L。红细胞沉降率：44 ↑。抗链球菌溶血素 30.40 IU/ml，类风湿因子＜ 20.0 U/ml，C 反应蛋白 1.70 mg/L ↑。尿常规：尿糖（－），尿酮体（－），尿蛋白（－）。

【术前检查】

心电图：窦性心动过缓。胸部 X 线片：双肺纹理增多，心影饱满。超声心动图：二尖瓣反流（轻度），三尖瓣反流（轻度）PASP 36 mmHg，LVEF 65%。肺功能：限制性通气功能障碍，残总比增加，通气功能：FEV_1/FVC 实测值 74.43%，FEV_1 实测/预计 62.1%，FVC 实测/预计 69.1%。颈动脉超声：双侧颈动脉、椎动脉未见明显异常。双下肢静脉血栓评估：双下肢静脉未见明显血栓形成。

【多学科协作会诊意见】

骨科：患者强直性脊柱炎病史多年，双侧髋关节已融合，严重影响生活，手术指征明确，术中注意小心操作，避免损伤神经、血管，术前备血。风湿免疫科：患者目前无明显四肢骨关节炎症状，病变以双侧髋关节为主，暂不考虑药物治疗。康复科：患者术前双侧

髋关节僵硬，活动耐受较差，术后早期进行肢体功能锻炼，尽快恢复患者四肢活动，尽早进行负重训练，需行器械辅助。麻醉科：患者后凸畸形，困难气道，同时患者合并食管裂孔疝，气管插管困难，体位摆放困难，手术注意循环管理及气道管理。

【入院诊断】

双髋强直性脊柱炎，食管裂孔疝，左髋关节置换术后。

【拟行手术】

右髋关节置换术。

预计手术时间：2 h；预计出血量：400 ml；备悬浮红细胞 2 U；术后备麻醉重症监护病房。

二、术前评估

（一）气道评估

Mallampati 分级Ⅲ级，张口度＞3 横指，甲颏距离＜6 cm，头颈活动受限，尤以后仰受限为著（图 16-1），强迫体位，不能平卧，困难插管可能；近期无呼吸道感染病史。

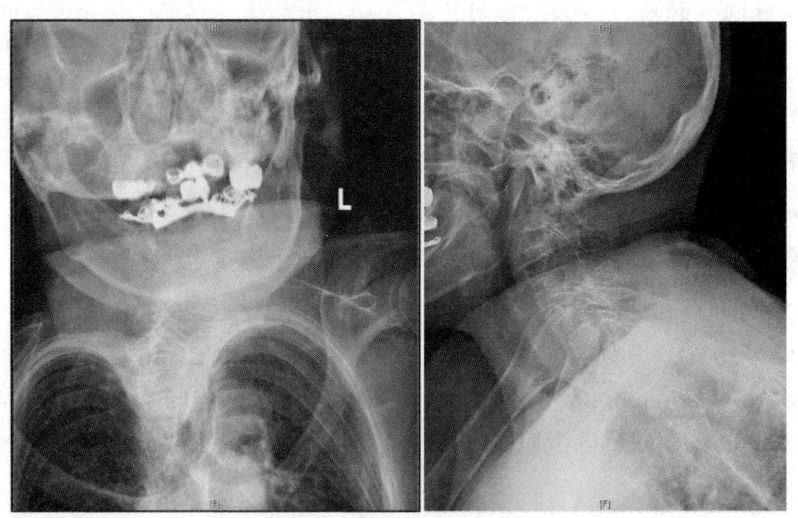

图 16-1　颈椎正侧位 X 线片

（二）重要脏器功能评估与 ASA 分级

心功能：Ⅱ级；活动耐量＞4 MET；ASA 分级：Ⅱ级。

三、手术介绍

（一）强直性脊柱炎

1. 发病机制和临床表现　强直性脊柱炎（ankylosing spondylitis，AS）是一种常见的慢性炎症性疾病，属于风湿免疫病类。其主要病变部位为骶髂关节、脊柱及外周关节，部分病情严重者可发生脊柱畸形和脊柱强直。男女患病比例为 4∶1，女性发病通常较男性缓慢且病情较轻。好发人群为青壮年，其中发病高峰为 20～30 岁。AS 起病隐匿，早期症状通常是在腰骶部出现钝痛和晨僵，活动后可能减轻。病情进展中，可能出现眼、心脏、肺、肾等多个器官不同程度的病变。AS 的病因尚不明确，目前认为发病与遗传、感染、环境、免疫等多个因素相关。

2. 治疗方法　主要包括一般治疗、药物治疗和手术治疗。

（1）一般治疗：在体力允许的情况下合理锻炼，以有氧锻炼为首选（如散步、太极），通过锻炼维持脊柱关节在最佳位置，同时能增强椎旁肌肉的力量、增加肺活量，有助于控制病情。选择硬板床，睡觉时多采取仰卧位，避免侧身弯曲的体位。枕头要稍微矮一些，若出现上胸或颈椎受累的症状（如颈椎痛和胸廓活动受限），可尝试不用枕头；站立时应尽量保持挺胸、收腹和双眼平视前方的姿势，坐位也应保持胸部直立，有助于维持脊柱的正常功能；对疼痛、炎性关节或软组织给予必要的物理治疗。

（2）药物治疗

1）非甾体抗炎药（non-steroidal anti-inflammatory drug，NSAID）：NSAID 是目前治疗 AS 的首选药物，可迅速改善腰背疼痛、晨僵、关节肿痛等症状。在急性活动期患者应选择足量持续用药，病情缓解稳定后则按需使用。代表药物有塞来昔布、双氯芬酸、美洛昔康、洛索洛芬钠等。

2）抗肿瘤坏死因子 α 拮抗剂：适用于 NSAID 治疗无效后，有虹膜炎或炎性肠病等关节外症状者。代表药物有依那西普、英利昔单抗、阿达木单抗等。此类药物疗程较长，疗效至少要在用药 3 个月后才会出现，长期使用或可减慢患者脊柱新骨的形成，延缓病程的进展，改善预后。用药期间需定期复查血尿常规、胸部 X 线片、肝肾功能等。

3）缓解疾病的抗风湿药物：这类药物主要用于对抗肿瘤坏死因子 α 拮抗剂有用药禁忌且合并外周关节炎的患者。

4）柳氮磺吡啶：柳氮磺吡啶可改善 AS 的关节疼痛、肿胀和发僵，特别适用于改善 AS 患者的外周关节炎。该药的不良反应有消化系统症状、皮疹、血细胞减少、头痛、头晕等。磺胺过敏者禁用。

5）甲氨蝶呤：使用甲氨蝶呤可明显改善外周关节炎，使患者炎性指标下降，减少 NSAID 用量。但对中轴关节，例如脊柱及骶髂关节效果可能不理想。最常见的不良反应为胃肠道反应和肝功能异常。

6）糖皮质激素：由于糖皮质激素不良反应大，且不能阻止病程，一般不主张口服或全身应用糖皮质激素治疗 AS。糖皮质激素主要用于局部治疗，如顽固性外周关节炎和脊柱关节炎并发的眼炎。

（3）手术治疗：对于严重 AS 患者，比如髋关节间隙明显狭窄、股骨头坏死以及脊柱弯曲畸形明显影响生活质量，可采取手术治疗。

1）全髋关节置换术：对于难治性髋关节疼痛、关节间隙明显狭窄、强直和畸形，不论年龄大小，人工全髋关节置换术是应该考虑的选择，但术前应该由骨科和风湿科医师共同决定是否进行手术治疗。置换术后绝大多数患者的关节痛得到控制，部分患者的功能恢复正常或接近正常。

2）脊柱矫形手术：脊柱矫形手术是指利用手术截骨等方法改变脊柱弯曲程度的手术。

由于此类手术风险较大，对于脊柱畸形不严重者建议慎重考虑。

（二）髋关节置换术

1. 体位 手术时，患者一般采取患肢在上的侧体位，使手术容易进行。

2. 手术操作步骤

（1）用带齿拉钩显露髋臼，用髋臼锉扩大、加深髋臼。

（2）清理髋臼：髋关节周围软组织中有坐骨神经、股动脉、股静脉和股神经，为避免损伤，应用带尖或带齿拉钩，尖齿钩在髋臼缘外的骨上后，向外倾斜即可拉开周围软组织，这样可避免滑脱，并可满意显露髋臼。切除关节盂唇、圆韧带、所有臼内软组织及软骨面。

（3）安放人工髋臼：术者换手套，待助手混合骨水泥到不粘手套时，即用手指将骨水泥均匀充填到干燥的髋臼内，3个强化孔也必须注意充满。然后把人工髋臼压放在髋臼床的黏固剂上，一般将臼帽先下斜贴紧臼的后下缘，然后迅速用髋臼调位加压器向前上方挤压，使之与臼床紧密均匀贴附，并利用调位器的二臂，根据体位调正和保持人工髋臼于外倾45°和前倾10°～15°位；同时，将人工髋臼周围溢出的黏固剂刮除，但不能损坏骨与臼帽间的骨水泥。

维持加压直至黏固剂固化后，才可去掉调位加压器。如在骨水泥开始硬化后，移动臼帽的位置，势必将骨水泥从骨或臼帽上拉开而松脱，必须避免。如果发现臼帽安放位置不当，则应果断地在骨水泥尚未完全固化前取出帽与骨水泥，重新安放。

（4）缝合：用1∶1000苯扎溴铵液冲洗、浸泡5 min后，用生理盐水冲洗伤口。止血，人工关节附近放入负压吸引管，经切口外皮肤上戳一小切口引出皮外，然后分层缝合伤口，加压包扎。

四、麻醉计划

（一）术前评估

1. 了解病史 麻醉前应对患者进行全面评估，包括心肺功能、凝血功能、肝肾功能等，重点了解既往强直性脊柱炎病史以及疾病累及范围。此例患者因多年强直性脊柱炎病史，累及髋关节及脊柱，椎管内麻醉穿刺成功可能性低，因此不作为本例患者麻醉方式首选。体格检查：评估气道通畅程度和气管插管难度。

2. 麻醉计划 本例患者颈椎活动受限，属于已预料的困难气道，因此拟行清醒纤维支气管镜引导下经鼻气管插管全身麻醉。

术中监测：NIBP、ABP、SpO_2、$P_{ET}CO_2$、ECG、BIS、TOF、体温、尿量、出血量等。具体操作步骤如下：

（1）术前准备：术前一天与患者解释，交待清醒插管的流程，获得配合及理解。

物品准备：纤维支气管镜（提前检查电量，检查镜头是否清晰），可视喉镜，鼻导管，6.5#加强管（备7.0#，6.0#），鼻咽通气道（6#，7#）、3#喉罩。

药品准备：丁卡因、利多卡因、丙泊酚、瑞芬太尼、舒芬太尼、右美托咪定、奥布卡因凝胶。

（2）表面麻醉：清醒插管前要求对上气道必须有完善的黏膜表面麻醉。表面麻醉的实施主要是为了避免呕吐反射、声门关闭、呛咳（呕-闭-呛）。呕-闭-呛分别主要是舌咽神经（呕）、喉上神经（闭、呛）、喉返神经（呛）支配。

减少气道分泌物：麻醉前30 min给予东莨菪碱0.3 mg，地塞米松5 mg。

鼻腔黏膜表面麻醉：鼻腔的润滑＋收缩鼻黏膜＋鼻腔表面麻醉（2%利多卡因1 ml＋1%麻黄碱棉签），一般首选患者通气较顺侧。

咽喉黏膜表面麻醉：2%利多卡因，分3次循序喷雾：先喷舌背后半部及软腭；隔2 min后，嘱患者张口，同时发"啊"长声，做咽壁及喉部喷雾（麻醉舌咽神经）；隔1～2 min后，将喉镜片当作压舌板轻轻提起舌根，将喷雾器等对准喉头及两侧梨状隐窝，在患者深吸气时做喷雾（麻醉声门上区喉上神经）。

气道黏膜表面麻醉：麻醉环甲膜穿刺。稳定患者头部，在自然头位下，定位环甲膜，采用2%利多卡因，注射器穿刺进针，感觉突破感，回抽有气，判定进入气管，固定好针头，嘱患者憋气，迅速注入2%利多卡因2 ml，拔出针头，嘱患者用力咳嗽以扩散局麻药。对于颈部活动受限、肥胖或环甲膜触摸不清楚者，可采用超声定位进行辅助。本例患者采用超声定位环甲膜位置后，辅助环甲膜穿刺操作。

（3）纤维支气管镜引导下气管插管

镇静：面罩吸氧，右美托咪定于15 min内静脉泵注1 μg/kg，随后以0.2～0.7 μg/（kg·h）持续泵注，舒芬太尼5 μg，根据BIS情况监测患者镇静程度。

镇静和气道表面麻醉完成后，将6.5#气管导管套在纤维支气管镜上，将纤维支气管镜自鼻腔插入并保持中立位，推进约13～15 cm后调整方向寻找会厌，使镜头前端从会厌下方通过，微翘纤维支气管镜头可见声门。调整并推送纤维支气管镜进入气管，至隆嵴上4～6 cm，再将气管导管顺纤维支气管镜送入气管内。利用纤维支气管镜观察气管导管放置到位，充分吸引气道内分泌物后，固定气管导管位置，同时将纤维支气管镜撤出，最后充盈导管套囊并妥善固定气管导管。

麻醉诱导与维持：舒芬太尼10 μg、丙泊酚100 mg、依托咪酯10 mg、顺阿曲库铵12 mg。呼吸机参数设定采用容量控制模式，潮气量8～10 ml/kg，频率12～14次/分。麻醉维持采用持续吸入七氟烷，同时泵注瑞芬太尼，根据术中BIS监测调整剂量，维持BIS值40～60，根据手术情况酌情追加顺阿曲库铵。

（二）术中麻醉管理及策略

1. 老年患者麻醉管理 老年人对依托咪酯、丙泊酚等麻醉药物需要量较青壮年减少20%～40%，一般先从小剂量开始，分次少量给药。老年患者多存在血容量不足、自主神经调控能力降低，全麻后体位改变容易引起剧烈的血压波动，应高度警惕。呼吸管理在全麻维持中特别重要，老年患者对缺氧耐受能力差，保持气道通畅，保证足够的通气量和氧供，避免缺氧和二氧化碳蓄积，过度通气对老年人也是不利的，可致冠状动脉痉挛、心肌缺血。维持适当麻醉深度，BIS值40～60，避免麻醉过深。维持水、电解质平衡与内环境的稳定。围手术期注意保温。

2. 强直性脊柱炎 本例患者由于强直性脊柱炎病史多年，已累及颈椎，颈部活动受限，出现强迫体位，不能平卧。患者全身麻醉后尤其要注意患者体位的摆放，尽可能还原患者清醒状态下的体位角度，避免颈椎损伤。另外注意体位变换时气管导管固定牢靠，避免气管导管脱出、紧急气管插管困难情况出现。

3. 术中出血 髋关节置换术由于术中不能使用止血带，出血量较膝关节置换术明显增加。合并强直性脊柱炎的患者，全身炎症活动对微血管以及凝血系统功能的影响可能造成髋关节置换术中出血量的进一步增加[1-2]，因此术中应密切关注出血量及患者尿量情况，必要时进行血气分析。术前已经诊断贫血的应预先补充铁剂和促红细胞生成素，术中应注意保温并使用自体血回收。在输同种异体血细胞之前，优先回输自体血红细胞。规范术中输血流程，当 Hb < 8 g/dl 或开始大量出血的手术操作时，开始输注红细胞；输入大量库存全血或浓缩红细胞时可开始输注新鲜冰冻血浆；当血小板计数 < 50×10^9/L 或血小板计数在（50～100）×10^9/L 但有自发性出血或伤口渗血时，可开始输注血小板[3]。

（三）困难气道的拔管原则（图 16-2）[4]

本例患者术后带气管导管返回麻醉重症监护病房，待患者完全清醒后，安全拔出气管导管，返回骨科病房。

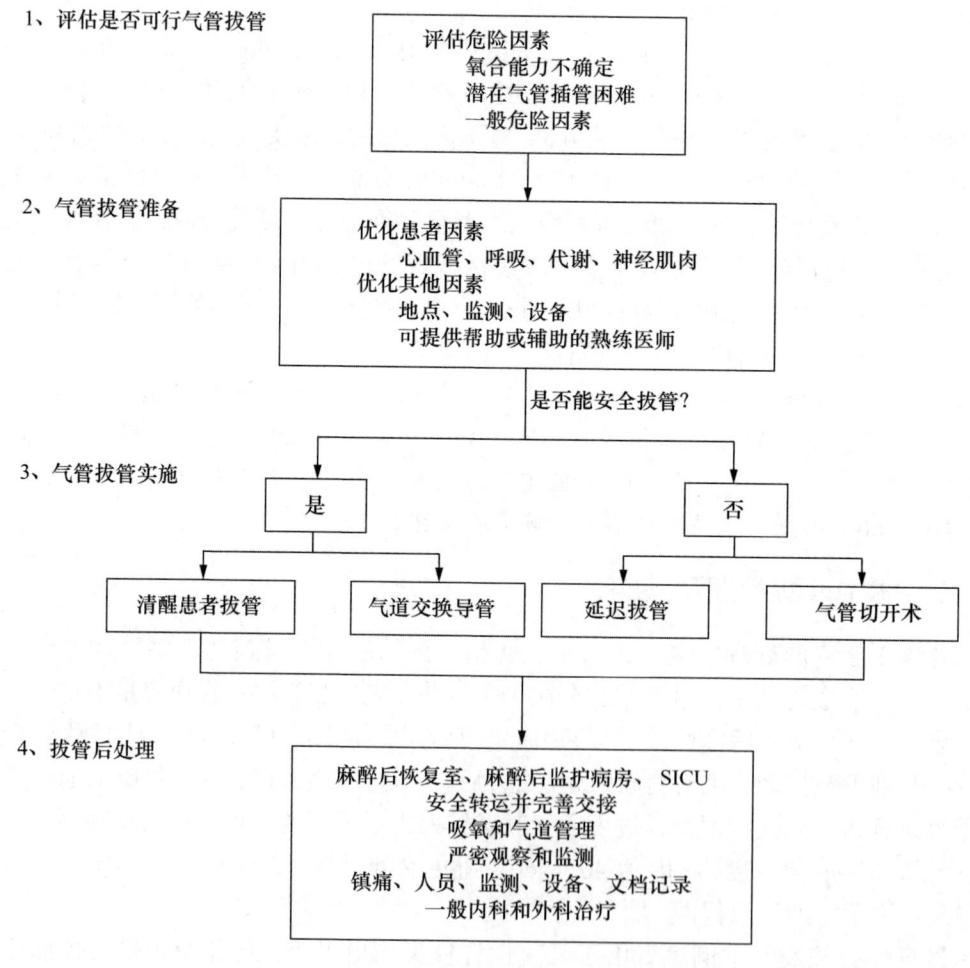

图 16-2　困难气道的气管拔管流程

（四）术后疼痛管理

术后优质的疼痛管理是提高患者舒适度和促进早期康复的关键。全髋关节置换术的镇痛方案包括术前或术中使用对乙酰氨基酚和环氧合酶2选择性抑制剂或非甾体抗炎药；术后继续使用阿片类药物作为救援镇痛药；推荐术中静脉注射地塞米松8～10 mg；建议使用髂筋膜阻滞或局部浸润镇痛等区域镇痛技术，特别是在基础镇痛药有禁忌证和（或）术后疼痛预期较高的患者中；不建议使用硬膜外镇痛、股神经阻滞、腰丛阻滞和加巴喷丁类药物，因为副作用大于益处[5]。

髂筋膜阻滞技术可在髋关节置换术后为患者提供快速、安全、有效的镇痛，已广泛应用于全髋关节置换术后的镇痛管理中[6]。超声引导下的髂筋膜阻滞技术定位更准确、安全、可靠，从而改善镇痛效果。

本例患者全身麻醉前进行超声引导下髂筋膜阻滞（0.35%罗哌卡因30 ml），术毕另接静脉患者自控镇痛泵（舒芬太尼75 μg＋昂丹司琼8 mg＋0.9%生理盐水至100 ml），术后镇痛效果确切。

参考文献

[1] So A K, Varisco P A, Kemkes-Matthes B, et al. Arthritis is linked to local and systemic activation of coagulation and fibrinolysis pathways. J Thromb Haemost，2003，1（12）：2510-2515.
[2] Hu Y, Jiang W Z, Pan C L, et al. Active ankylosing spondylitis increases blood loss during total hip arthroplasty for a stiff hip joint. BMC Musculoskelet Disord，2020，21（1）：243.
[3] 中华医学会麻醉学分会. 围术期输血的专家共识. 临床麻醉学杂志，2009，25（3）：189-191.
[4] Heidegger T. Management of the difficult airway. N Engl J Med，2021，384（19）：1836-1847.
[5] Anger M, Valovska T, Beloeil H, et al. PROSPECT guideline for total hip arthroplasty: a systematic review and procedure-specific postoperative pain management recommendations. Anaesthesia，2021，76（8）：1082-1097.
[6] Zheng T, Hu B, Zheng C Y, et al. Improvement of analgesic efficacy for total hip arthroplasty by a modified ultrasound-guided supra-inguinal fascia iliaca compartment block. BMC Anesthesiol, 2021, 21(1): 75.

王丽薇　编写　张小青　校审

病例 17　结肠癌术后复发、四肢不全瘫患者行颈椎转移肿瘤减压固定术

一、一般情况

患者，55岁男性，身高168 cm，体重88 kg，BMI 31 kg/m²。

【主诉】

结肠癌切除术后8年，颈椎C6椎体转移癌术后3年，双上肢麻木8个月，进行性四肢活动障碍6周。

【现病史】

患者8年前体检发现横结肠肿瘤，并于外院行开腹结肠癌切除术。术后予以化疗8次（紫杉醇），过程顺利，长期门诊定期复查监测，未见复发。3年前患者复查时发现肺部肿瘤灶，颈6椎体骨质破坏，于外院行颈前路颈6椎体次全切+取髂骨块植骨重建术。术后病理提示结肠癌转移，未予术区放疗，给予静脉化疗6次（伊利康唑+卡培他滨+贝伐珠单抗）。复查肿瘤控制良好，未见明显肿瘤进展。8个月前患者无明显诱因出现右上肢麻木，上举困难，无双手精细动作下降，无行走无力困难，自觉为肩周炎，未予重视。1个月后患者出现左侧上肢麻木，遂至当地医院就诊，考虑为肩周炎，建议其功能锻炼，期间患者双上肢麻木时重时轻，每半月复查颈椎MRI监测。2023年10月开始患者双手麻木加重，持筷、打字、系扣等精细动作轻度受限，并出现行走缓慢、双下肢无力、"打软腿"及双足踩棉感。1个月后患者行走困难加重，行走需助行器辅助，上下楼梯不能。2024年1月18日开始患者无法站立行走，出行需轮椅辅助，并伴有胸腹束带感，小便无力。外院就诊行MRI检查提示：颈6椎体次全切术后，局部肿瘤复发进展，脊髓轻度受压，脊髓长节段增粗，考虑肿瘤复发，脊髓转移待排。外院行腰椎管穿刺脑脊液检查，排除肿瘤脊髓转移，建议手术治疗，解除脊髓压迫。患者遂于2024年1月20日求诊于我院，行相关检查并门诊评估后，今拟"颈6转移性结肠癌术后复发，四肢不全瘫"收入院。患者近期饮食一般，睡眠差，小便费力，留置尿管，大便秘结，未觉明显体重减轻。

【既往史】

否认高血压、糖尿病、心脑血管疾病病史。否认药物、食物过敏史。

【术前检验】

血常规：Hb 119 g/L；肝功能：ALB 35 g/L；肾功能、凝血、尿常规均正常。

【术前检查】

心电图：正常心电图。胸部X线片：双肺结节，心影饱满。颈动脉超声：双侧颈动脉粥样斑块形成。下肢血管超声：左、右小腿皮下软组织水肿，右侧下肢肌间静脉血栓形成。

【入院诊断】

颈椎转移性结肠癌术后复发，四肢不全瘫，横结肠癌切除术后，肺转移性结肠癌，颈动脉粥样硬化并斑块形成。

【拟行手术】

颈椎转移肿瘤减压固定术。

预计手术时间：4 h；预计出血量：400 ml；备悬浮红细胞 4 U、血浆 4 U；备 ICU。

二、术前评估

（一）气道评估

Mallampati 分级 Ⅱ 级，张口度＞3 横指，甲颏距离＞6 cm；颈椎后仰受限严重。咳嗽反射稍弱，能咳嗽咳痰；吞咽反射正常（图 17-1 和图 17-2）。

（二）重要脏器功能评估与 ASA 分级

心功能：Ⅱ级；运动耐量：日常可上 1 层楼，活动耐量＜4 MET；ASA 分级：Ⅲ级。

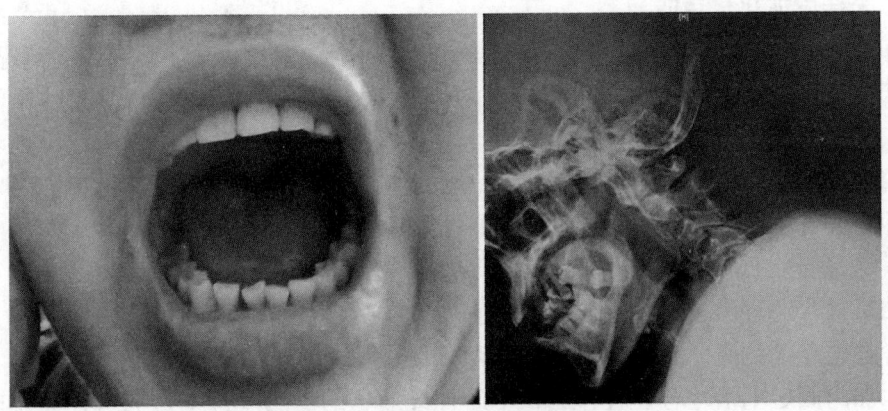

图 17-1 患者的 Mallampati 分级

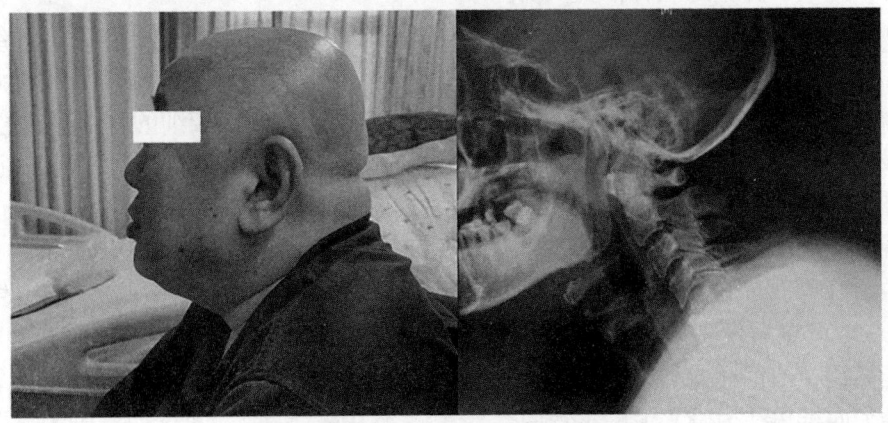

图 17-2 患者的颈椎活动范围

三、手术介绍

（一）脊柱转移肿瘤

脊柱转移瘤约占骨转移性肿瘤的 40%，以肺癌、乳腺癌、前列腺癌、肾癌、甲状腺癌和肝癌居多。胸段为最易受累的部位（70%），而颈段（10%）、腰段（20%）受累的概率较小；80% 的脊柱转移瘤病灶位于椎体的前部结构，病变侵犯后柱约占 20%。由于肿瘤侵袭脊椎，间接或直接影响脊髓或神经根，常引起剧烈疼痛和神经功能障碍，严重影响患者的日常生活质量[2]。

Harrington 根据转移椎体的破坏程度及有无神经症状，将脊柱转移肿瘤分为 5 型：Ⅰ型无严重神经损害；Ⅱ型累及骨性结构，但无椎体塌陷及不稳；Ⅲ型有重要的神经功能损害（感觉或运动），但无明显的骨性结构破坏；Ⅳ型椎体塌陷并由此引起疼痛，但无明显神经功能损害；Ⅴ型椎体塌陷或不稳，伴明显神经功能损害。建议对出现椎体塌陷及神经症状的Ⅳ、Ⅴ型考虑手术治疗，对Ⅰ～Ⅲ型采用放疗、化疗和激素治疗为主的非手术治疗方式[3]。

（二）脊柱转移瘤手术治疗

1. 手术适应证和禁忌证

（1）适应证：脊柱转移瘤患者预期寿命在 3～6 个月以上，且具有下述情况之一者，可考虑手术治疗：有脊柱不稳证据者（如椎体塌陷超过 50%、后凸畸形、肿瘤侵犯脊柱前后柱），脊髓神经受压、神经功能进行性减退者，顽固性疼痛经保守治疗无效者，需手术活检明确诊断者，对放疗不敏感的肿瘤（如肾癌、大肠癌），放疗期间肿瘤继续恶化者，原发性肿瘤和脊柱转移瘤均可手术切除的单发性脊柱转移瘤。

（2）禁忌证：局部炎症，严重的凝血功能障碍，心脑肺功能严重障碍或多器官功能衰竭，已知对骨水泥过敏，术中不能遵医嘱安置和保持体位，严重的全身感染。

2. 脊柱转移瘤的手术治疗 脊柱转移瘤传统的手术入路包括前路和后路。有学者采用椎板切除加内固定术治疗脊柱转移瘤，术后神经症状的平均改善率为 72%，80% 的患者疼痛明显缓解[4]。其他包括椎体成形术、姑息性手术、肿瘤囊内切除术、全脊椎分块切除术、全脊椎大块切除术和全脊椎整块切除术。

（1）椎体成形术：经皮椎体成形术（percutaneous vertebroplasty，PVP）和经皮椎体后凸成形术（percutaneous kyphoplasty，PKP）已被广泛应用于治疗椎体压缩性骨折、椎体血管瘤及椎体转移瘤等。PVP 是指在影像系统的辅助下，利用较细的骨穿刺针经皮穿刺，经椎弓根向椎体内注入骨水泥，以达到缓解腰背痛、稳定和加固椎体、恢复椎体强度、防止椎体进一步塌陷的作用。PKP 在注射骨水泥之前通过球囊撑开的方式，达到恢复椎体高度和改善后凸畸形的目的，是一种安全有效的治疗椎体转移瘤合并压缩性骨折的方法。这种微创的治疗方式简单易行，几乎不会耽误后期的化疗或放疗。并发症发生率约为 10%，有 2%～3% 可能出现明显的临床反应，包括骨水泥过敏及漏出到血管、椎管内导致神经血管功能障碍，有时可导致灾难性后果。也有学者对 PVP 及 PKP 用于治疗椎体转移瘤有异议，认为向椎体注射骨水泥的过程中会导致病灶内压力增高，可能引起肿瘤扩散[1]。

（2）姑息性手术：当肿瘤进行性长大或伴发病理性骨折引起神经功能障碍时，进行椎板甚至部分肿瘤组织切除以减压脊髓神经，并行内固定达到恢复脊柱稳定性等目的的手术。该手术可以明确病理诊断、减轻疼痛和改善神经功能等，但效果通常有限。

（3）肿瘤囊内切除术：脊柱肿瘤囊内刮除或切除手术，由于局部肿瘤组织残留及术区肿瘤组织污染，术后存在较高的局部复发率。前路全椎体切除手术由于操作范围受限，难以处理椎弓根及对侧椎体侧壁，因此无法进行椎体整块切除，也属于囊内切除术。

（4）全脊椎分块切除术：该方法可以通过前后路联合或单纯后路将整个病椎的所有部分以分块咬除的方式进行切除。这是一种传统的肿瘤切除方式，采用了病灶内肿瘤组织刮除和肿瘤组织逐块咬除的方式。但即使肿瘤及周围 3～5 mm 或以上的健康组织全部被切除，也会造成肿瘤细胞对周围组织和血液的污染，导致术后较高的局部复发，故仍属于囊内切除。

（5）全脊椎大块切除术：由于脊椎特殊的解剖结构，椎弓根是连接椎体前后方的最狭窄部位，截骨量最小，手术时必须选择经此截骨将环状的脊椎结构打断才能将整个脊椎切除。当脊柱肿瘤病灶侵犯双侧椎弓根时，全脊椎切除进行椎弓根截骨时不可避免地进入肿瘤。虽然此处截骨已将肿瘤细胞污染降到最低，但也属于囊内切除的范畴，无法做到肿瘤学意义上的整块切除要求，只能算是全脊椎大块切除术。

（6）全脊椎整块切除术：全脊椎整块切除术（total en bloc spondylectomy，TES）将脊柱病灶作为一个整体连同周围正常组织一起切除，但其同全脊椎大块切除术一样必须经过椎弓根截骨，故其病椎至少有一侧椎弓根正常，另一侧可通过正常椎板截骨。TES 属于肿瘤的边缘切除或广泛切除，是肿瘤学意义上的整块切除。对于孤立或单发并累及椎体及附件的肿瘤（即 WBB 分期 9～4 区或 10～5 区）、Tomita 分型 2～5 型的病例，这是一种理想的手术方式，通过短节段重建即可获得较好的稳定性。

（三）手术并发症及处理

1. 术中出血 术中可能出现静脉丛损伤，从而出现术中大量出血，影响手术操作视野，不易辨认组织结构，导致脊髓神经损伤，影响肿瘤的切除，应及时止血并补充血制品，维持血流动力学稳定。

2. 神经损伤 神经损伤是最严重的并发症之一。在手术过程中，脊髓及神经根若受到附加损伤，可能会导致原有病理性损害程度加重。避免术中脊髓及神经根损伤非常重要，需要注意维持血压，保证脊髓血供。

3. 术中脑脊液漏 术中可能损伤硬膜，造成脑脊液漏。脑脊液漏可能影响伤口愈合、增加感染的风险。

4. 喉返神经、喉上神经和舌下神经损伤 这些神经损伤可能导致声带麻痹、吞咽困难等问题，多数情况下是短暂性的，但也有可能成为永久性的损伤，术后拔管应严密关注。

5. 术后并发症 术后出血，伤口感染，硬膜外血肿，肿瘤复发和脊髓压迫症状加重或缓解不理想等。

四、麻醉计划

(一)术前评估

对患者进行全面的术前评估,包括颈椎的稳定性、神经功能状态、呼吸系统、循环系统评估以及患者的整体健康状况。患者颈椎活动严重受限,有颈椎前路手术史,长期化疗,气道评估存在困难气道风险,考虑清醒插管。肿瘤转移患者常合并营养不良,还应特别注意颈椎的稳定性和神经功能,因为这些因素直接影响麻醉和手术的安全性。

(二)麻醉计划

拟行清醒纤维支气管镜引导下经口气管插管全身麻醉。术中监测:NIBP、ABP、SpO$_2$、P$_{ET}$CO$_2$、ECG、BIS、体温、尿量、出血量等。

1. 术前准备　术前一天与患者解释,交待清醒插管流程,获得配合及理解。

(1)物品准备:纤维支气管镜(提前检查电量,检查镜头是否清晰),可视喉镜,鼻导管,7.5# 加强管(6.5#、7.0#),6#、7# 鼻咽通气道、4# 喉罩。

(2)药品准备:丁卡因,利多卡因,丙泊酚,瑞芬太尼,舒芬太尼,右美托咪定,奥布卡因凝胶。

2. 操作步骤

(1)东莨菪碱+地塞米松,减少分泌物,提前 30 min 使用。

(2)镇静:右美托咪定(负荷量+维持量)+瑞芬太尼,监测 BIS 麻醉深度。

(3)局麻:环甲膜穿刺采用 2% 利多卡因 3～5 ml;口腔及咽腔表麻采用 2% 利多卡因,反复多次。

(4)纤维支气管镜引导下气管插管,使用碘伏润滑,连接选择合适的气管导管(奥布卡因凝胶润滑),操作须有耐心;注意清理呼吸道分泌物。

(5)气管插管成功立即给予舒芬太尼 20 μg,依托咪酯 0.2 mg/kg,顺阿曲库铵 1.5 mg/kg,丙泊酚 2 mg/kg 根据循环情况分次推注。

(三)术中麻醉管理策略

此类手术的特点为困难气道可能大、术中出血风险以及脑保护。麻醉前用药:包括东莨菪碱或盐酸戊乙奎醚(长托宁)。对于评估存在困难气道的患者,麻醉前应充分备好用于处理困难气道的器具,例如,可视喉镜、纤维支气管镜(fiberoptic bronchoscopy,FOB)、喉罩(laryngeal mask airway,LMA)。如评估发现无困难气道,一般选用快速麻醉诱导,麻醉药物为丙泊酚或依托咪酯、罗库溴铵/顺阿曲库铵、芬太尼/舒芬太尼。麻醉诱导应力求平稳,尽量避免循环功能波动。给药前与患者充分沟通,同时适量补液。麻醉诱导和气管插管过程中还需特别注意缺氧和二氧化碳蓄积。

在处理颈椎病患者的气管插管时,需特别注意保护脊髓,避免造成损伤。对于颈椎损伤患者的气管插管,推荐使用手工中立位固定(manual in line immobilization,MILI)方法固定头颈部,保持尽量不后仰,以避免气管插管操作时头颈部过伸或过屈,防止发生继发性颈椎损伤[5-6]。

血流动力学管理方面，术中常规监测有创动脉压，以便及时发现和处理循环系统不稳定。目前对于手术期间的最佳血压控制目标没有统一标准，而控制性降压可能增加脊髓损伤风险。欧洲血管外科学会指南推荐：对于高危脊髓损伤患者，术中和最初的 24～72 h 内，平均动脉压应至少维持在 90 mmHg 以上。如果出现任何神经症状，平均动脉压目标逐渐提高到 100 mmHg[7]。

围手术期液体管理至关重要，需根据患者的失血量和液体需求进行个体化管理，包括血压、心率的动态变化，尿量、引流瓶及纱布量；间断行血气分析，维持内环境稳态；根据血红蛋白和红细胞压积值来评估，以维持血流动力学稳定。应了解可能出血的手术步骤，对于有颈椎手术史的患者，可能因颈椎部位粘连严重，增加分离暴露时的困难，因此急性大出血风险增加。

手术时间延长时，应注意加强与术者沟通、关注手术步骤，及时有效的扩容同样重要。必要时补充血液制品，包括红细胞悬液：血红蛋白＞ 100 g/L 时不输注；血红蛋白 70～100 g/L 时，根据患者心肺代偿功能、年龄以及有无活动性出血等因素决定是否输注红细胞；纤维蛋白原＜ 1.5 g/L 或血栓弹力图指示功能性纤维蛋白原不足时可使用冷沉淀。初次输注的纤维蛋白原浓缩物剂量为 25～50 mg/kg。若出现出血倾向增加和凝血时间延长的情况，建议使用凝血酶原复合物（20～30 IU/kg）。对于纤溶亢进的患者，应用氨甲环酸可明显减少患者输血量，推荐剂量为 20～25 mg/kg，可反复使用或 1～2 mg/（kg·h）静脉泵注维持。另外，维持正常的钙离子水平（≥ 0.9 mmol/L）有助于术中止血。

患者合并颈动脉斑块，术中应注意加强围手术期脑保护，包括术中严密控制血压，尽量维持在平时血压＋20%，术后拔管容易出现血压升高，需备好 β 受体阻滞剂和降压药物，避免术后发生再灌注损伤，将血压控制在 140 mmHg 以下，保证脑血流平稳。术中出血和贫血伴随术后脑卒中风险增加，尤其是心脏手术患者，围手术期使用 β 受体阻滞剂伴术中贫血会增加脑卒中的风险。因此，对于已服用 β 受体阻滞剂，行非心脏、非神经外科手术的患者，应维持血红蛋白≥ 90 g/L，以减少脑卒中风险。对具有心血管疾病危险因素的患者，限制性输血策略（血红蛋白＜ 80 g/L 时予以输注）并不增加非心脏、非神经外科手术患者术后脑卒中的风险，术中应维持血红蛋白在 70 g/L 以上。

术中低血压较为常见。术中低血压与术后脑卒中明显相关，且脑卒中风险随低血压持续时间延长而增加。因此，术中血压管理是预防围手术期脑卒中的重点，应维持在基础值水平至基础值的 120% 之间，有助于降低脑卒中的发生率和病死率。

（四）镇痛方案选择

术后疼痛管理是提高患者舒适度和促进早期康复的关键。多模式镇痛策略，包括阿片类药物和非甾体抗炎药的使用，可以提供有效的镇痛效果。围手术期多模式镇痛包括静脉镇痛泵以提供持续稳定的镇痛效果，同时结合局部麻醉药物进行切口浸润或神经阻滞，以实现对术后疼痛的全面控制，减少阿片类药物的用量，减少相关副作用，提高患者的舒适度和满意度。合理使用阿片类药物或"减少阿片类药物"技术，使用非甾体抗炎药便是减少阿片类药物的途径之一。塞来昔布是 COX-2 特异性拮抗剂，是脊柱手术临床试验中应用最广泛的非甾体抗炎药，已被证明可减少术后 24～48 h 内阿片类药物的需求量，且无相关出血风险或手术并发症。但需要注意的是，应将非甾体抗炎药限制在术前单次给药或最多将其使用时间限制在 2 周以内，这样可以降低出血和骨愈合不良的总体风险[8]。

参考文献

[1] Kow C Y, Castle-Kirszbaum M, Kam J K, et al. Advances in surgery for metastatic disease of the spine: an update for oncologists. Global Spine J, 2024, 21925682231155847.

[2] 胡云洲，宋跃明，曾建成. 脊柱肿瘤学. 北京：人民卫生出版社，2015.

[3] 杨王喆，田乔乔，王羽珊，等. 脊柱转移瘤的手术治疗新进展. 实用骨科杂志，2023，29（4）：334-337.

[4] Boriani S, Weinstein J N, Biagini R. Primary bone tumors of the spine. Terminology and surgical staging. Spine（Phila Pa 1976），1997，22（9）：1036-1044.

[5] Crosby E T. Airway management in adults after cervical spine trauma. Anesthesiology，2006，104（6）：1293-1318.

[6] Holmes M G, Dagal A, Feistein B A, et al. Airway management practice in adults with an unstable cervical spine: the Harborview Medical Center experience.Anesth Analg, 2018, 127: 450-454.

[7] Fehlings M G, Tetreault L A, Aarabi B, et al. A clinical practice guideline for the management of patients with acute spinal cord injury: recommendations on the type and timing of rehabilitation. Global Spine J, 2017, 7（3 Suppl）: 231S-238S.

[8] Rajan S, Rishi G, Ibrahim M. Opioid alternatives in spine surgeries. Curr Opin Anaesthesiol, 2024, 37（5）：470-477.

容晓莹　编写　刘慧丽　校审

病例 18　骨性斜颈患儿行颈椎侧凸畸形矫正术

一、一般情况

患儿，8 岁男性，身高 115 cm，体重 22 kg，BMI 16.6 kg/m²。

【主诉】

发现头部向左侧偏斜 8 年余。

【现病史】

患儿家属叙述自患儿出生时便发现其头部向左侧偏斜，下颌部偏向右侧，当地医院就诊，行基因测序等处理，非基因性改变，初步考虑"宫内缺氧或物理性刺激导致"，因患儿年龄较小，当地医院表示无法治疗；1 岁时曾出现吞咽功能障碍，经反复训练后可正常进食，现伴随口齿不清。随患儿生长发育，家属表示头部偏斜程度基本同前，但左侧面颊发育偏小，左耳耳廓、耳轮高于对侧，后就诊于我院，诊断为"骨性斜颈"收入院。患儿自发病以来，无胸闷气促，无咳嗽咳痰，无腹胀腹痛，饮食、大小便正常，体重无明显变化。

【既往史】

否认肝炎、结核、疟疾病史，否认高血压、糖尿病、心脏病史，否认脑血管疾病、精神疾病史，否认手术、外伤、输血史，否认食物、药物过敏史，预防接种史不详。

【术前检验】

检验大致正常。血常规：Hb 129 g/L，Hct 0.40。

【术前检查】

胸部 X 线片：双肺纹理增多。心电图：窦性心动过速，107 次/分。超声心动图：心内结构未见异常，LVEF 65%。颈椎正侧过伸过屈位 X 线片：颈椎侧弯，上颈椎多发椎体形态不规则。全脊柱正侧位片：斜颈，上颈椎多发椎体发育畸形，部分骶椎隐裂。头颈 CTA：右侧椎动脉发育性纤细（图 18-1）。颈动脉、椎动脉 B 超：双侧颈动脉、椎动脉未见明显异常。颈椎 CT：颈椎侧弯，C1～4 部分椎体及附件融合，齿突高位，寰枕部分融合（图 18-2）。颈椎 MRI：颈椎侧弯，多发椎体发育畸形。腰椎 MRI：隐性脊柱裂。耳内镜：未见明显异常。消化系统、胃肠道系统、泌尿系统超声：未见明显异常。

【术前 MDT】

儿科：患儿交流反应好，构音不清，查体配合。双肺呼吸音清，心音有力，诊断骨性斜颈。耳鼻喉科：患儿 1 岁前存在吞咽困难、鼻咽部反流，目前存在构音障碍，开放性鼻音。查体软腭抬举力量弱，诊断斜颈、颌面部发育异常、软腭功能发育差，暂无特殊处理。眼科：主要评估有无眼科畸形，有无斜视或小儿视力问题。骨科：患儿颈椎侧凸畸形，骨性斜颈，目前双侧面部发育不对称，头部偏斜明显，保守治疗无效，且患者生长

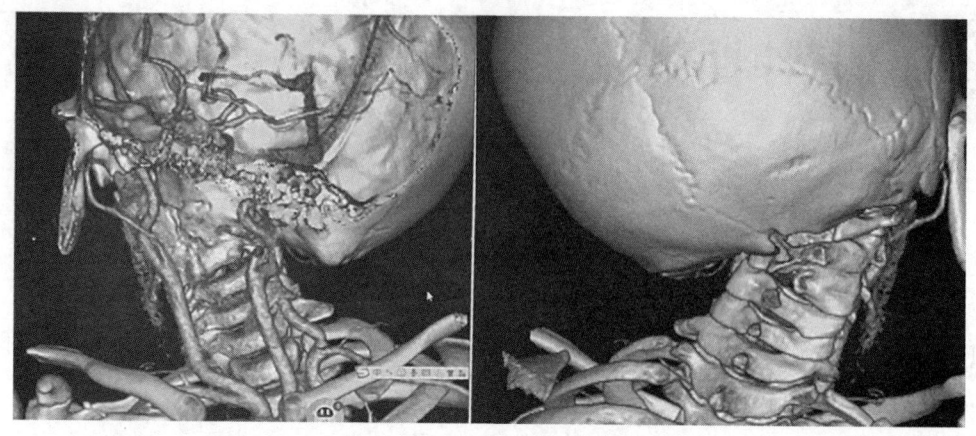

图 18-1　头颈 CTA（见彩图）

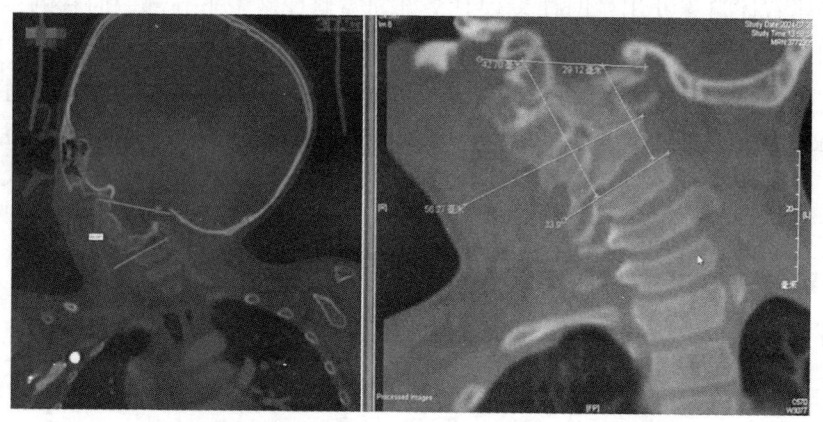

图 18-2　颈椎侧凸 Cobb 角 40.14°（颈椎 CT）（见彩图）

发育期，头部偏斜及面部不对称会渐进性加重，存在手术指征；患儿 C1～4 分隔不全，C1～4 右侧半椎畸形，C1、C2 左侧侧块缺失，寰枕融合，高位齿突。本次手术前行颅骨牵引，松解颈部软组织及观察局部牵引状态下斜颈纠正程度，择期手术，方案初步定位凹侧撑开，定制假体植入及内固定手术，术中需全程行电生理监测。矫形风险高，术前积极备血，术后转入儿科 ICU 病房。

【初步诊断】

颈椎侧凸畸形（颈 1～4 分隔不全，颈 3、4 右侧半椎体，寰枕融合，高位齿突）。

【拟行手术】

颈椎畸形矫正术（前路 C2～3、C4～5 截骨撑开，后路截骨撑开、假体植入及椎弓根螺钉固定，前路 C2～3、C4～5 假体植入及固定术）（图 18-3）。

预计手术时间：10～12 h；预计出血量：200～400 ml；备悬浮红细胞 4 U、血浆 2 U、自体血回输装置；备儿科 ICU。

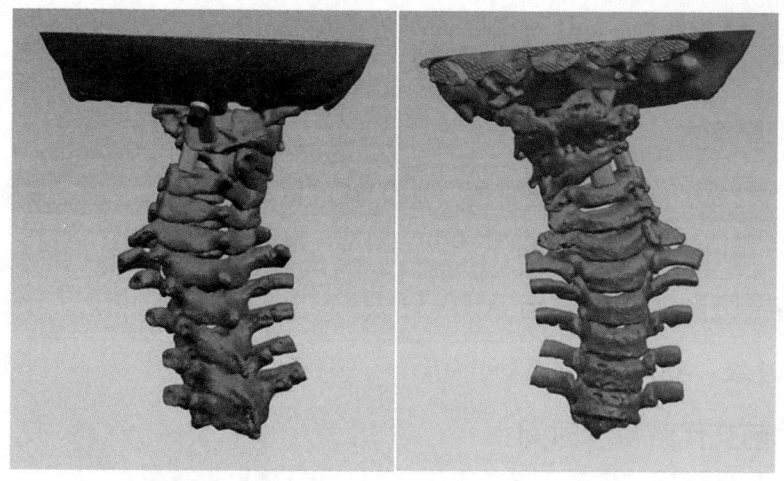

图 18-3　假体植入 3D 打印效果图（见彩图）

二、手术介绍

斜颈（torticollis）是一种头颈部倾斜的病症，其中一侧颈部肌肉挛缩导致的先天性肌性斜颈最为常见，其次是眼部问题导致的眼性斜颈。斜颈还可能与头颈部本体位置觉异常、神经发育障碍、颅后窝肿瘤及椎骨发育异常等有关。先天性颈椎侧凸畸形是颈椎在胚胎时期发育异常导致的颈椎冠状面上序列失衡，表现为头颈部向一侧歪斜，故又称为骨性斜颈。

斜颈的诊断主要依据头颈部歪斜的外观。当保守治疗无效时，需通过颈椎 X 线片等检查来确诊。颈椎侧凸角是在颈椎正位 X 线片中，分别于 C1 上缘和 C7 下缘画两条直线，两条直线的垂线交角即为颈椎侧凸角。当角度大于 10°，即可诊断为颈椎侧凸。

先天性颈椎侧凸畸形的手术指征包括：严重的侧凸畸形，保守治疗无效、侧凸进展明显，脊髓神经功能损害等。手术的目的是防止畸形发展，矫正外观，促进脊柱正常生长。手术的最佳时机通常是 5～15 岁，以利于生长发育期头面部的恢复[1]。

手术治疗方式主要分为凸侧半椎骨切除和凹侧撑开术。手术方法因颈椎的不同区域而异，包括颅颈交界区（C0～2）、下颈椎（C3～6）及颈胸交界区（C7～T1）。我院孙主任团队常采用一期前-后（-前）联合入路凹侧撑开术。涉及 C4 及以上节段的颈椎手术，为了更好地显露手术野，通常选用经鼻气管插管。

手术过程中前路主要松解椎弓根附近软组织，出血相对较少，手术时间相对较短，通常不需要神经电生理监测；后路截骨撑开，假体植入及椎弓根螺钉固定，术中损伤椎动脉等风险较高，出血相对较多，手术时间较长，且需多模式术中神经监测（intraoperative neuromonitoring，IONM），注意麻醉药物对神经电生理监测的影响。再前路手术时的主要步骤是植入及固定假体，因此出血风险小，时间较短。

三、术前评估

（一）评估患儿的总体状况

参照发育正常儿童的身高体重，了解患儿的整体发育情况：

体重：2～12岁体重（kg）=年龄×2+7（或8）
身高：2～12岁身长（cm）=年龄×5+75（cm）

（二）气道评估

无松动牙齿、Mallampati 分级Ⅲ级，张口度 3 cm，甲颏距离 5 cm，胸颏距离 7 cm，颈围 32 cm，颈椎活动受限，床旁头环牵引，困难气道可能性大。

（三）重要脏器功能评估与 ASA 分级

心功能：Ⅰ级；ASA 分级：Ⅱ级。

（四）术前交代禁食水时间

清饮料：2 h；母乳：4 h；固体食物：6 h；脂肪、肉类 8 h；术前 2 h 口服碳水化合物 2～5 ml/kg。

四、麻醉计划

（一）麻醉前准备

1. 术前沟通 术前与患儿及家属沟通交流，取得患儿的充分信任，向患者家属交代气道相关并发症风险，包括可能进行的紧急气管切开措施。

2. 物品准备

（1）麻醉机准备：呼吸囊、呼吸回路；呼吸机初始设置：潮气量 10 ml/kg，呼吸频率为 20 次/分。

（2）耗材：小儿袖带、指脉氧、成人螺纹管、滤器、面罩、口咽通气道、听诊器、胶布、注射器、奥布卡因凝胶、插管钳、纤维支气管镜、可视喉镜、保温毯、输液加温仪、动脉针及 flotrac 压力套装等。

（3）药物

1）术前用药：阿托品（5 ml，0.1 mg/ml，0.01～0.02 mg/kg），地塞米松（5 ml，1 mg/ml，0.1 mg/kg）。

2）麻醉诱导药：舒芬太尼（5 μg/ml），罗库溴铵（爱可松）（5 mg/ml），丙泊酚，瑞芬太尼（20 μg/ml）。

3）血管活性药物：麻黄碱（6 mg/ml），去氧肾上腺素（40 μg/ml），去甲肾上腺素（2 mg/250 ml）。

（二）麻醉计划

1. 经鼻气管插管全身麻醉 首选 5# 加强气管导管，备 5.5# 和 6.0#。患儿充分面罩吸氧。予患儿丙泊酚（或艾司氯胺酮）镇静镇痛下进行鼻腔准备（1% 丁卡因 + 1% 麻黄碱滴鼻），并口腔、咽部丁卡因表麻，使用可视喉镜暴露声门；如可见声门，可采用加深麻醉并且使用肌肉松弛药物进行麻醉诱导插管。如声门无法暴露，则镇静保留自主呼吸下纤维支气管镜引导可视喉镜辅助下经鼻气管插管。听诊及纤维支气管镜定位气管导管位置。

经验公式：经鼻插入长度＝年龄（岁）/2＋14 cm。

2. 麻醉诱导　术前药阿托品 0.2 mg，地塞米松 2 mg，舒芬太尼 10 μg，丙泊酚 50～70 mg，爱可松 15 mg。

3. 麻醉维持　全凭静脉麻醉。丙泊酚［100～150 μg/（kg·min）］＋瑞芬太尼［开始时为 0.05 μg/（kg·min），并以 0.05 μg/（kg·min）的增量进行调整，0.2～0.5 μg/（kg·min）］，维持血流动力学在正常范围内波动，维持 BIS 值 40～60。连接麻醉机控制呼吸，设置呼吸参数：吸入氧浓度 60%；氧流量 2～3 L/min；潮气量 8～10 ml/kg；气道压 16～20 cmH$_2$O；呼吸频率：6～9 岁为 20～25 次/分，10～12 岁为 18～20 次/分；吸呼比为 1∶1.5～1∶2.0，根据胸廓起伏和 P$_{ET}$CO$_2$ 调整合适的通气量及频率，维持呼气末二氧化碳分压 35～45 mmHg。超声引导下桡动脉或肱动脉穿刺置管。

（三）补液策略：4-2-1 原则

术前液体损失量：（40＋20＋2）×8＝496 ml。手术第一个小时补充半量 248 ml，余量在随后 2 h 内输完。

大手术术中液体损失量［6 ml/（kg·h）］：132 ml/h

第 1 h：248＋132＝380 ml

第 2 h：124＋132＝256 ml

第 3 h：124＋132＝256 ml

尿量：1～3 ml/（kg·h）

术中根据手术过程每小时精确计算入量、出血量、尿量，综合 PPV、SVV 等情况动态调整补液量和补液速度（前路松解和后路固定手术出血风险高，关注手术步骤）。

EBV：（65～70 ml）×22＝1430～1540 ml

可接受的 Hct（%）：25～30

MABL＝EBV×（Hct－0.3）/Hct＝1500×（0.4－0.33）/0.4 ≈ 375 ml

失血量＜1/3 MABL：补平衡液＋自体血。

失血量＞1/3 MABL 而＜MABL：用胶体补充，适当加用血制品。

（四）术后镇痛＋预防恶心呕吐：伤口局部浸润＋PCIA

（1）切口注射罗哌卡因的推荐常用浓度为 0.15%～0.25%，单次注射最大剂量为 2.5 mg/kg。

（2）患儿术后给予静脉镇痛泵，将舒芬太尼按 1.5～2 μg/kg 配置在 100 ml 液体中，使用 48 h，背景输注为 2 ml/h，单次冲击为 0.5 ml。

（3）患儿止吐药推荐剂量：昂丹司琼 0.05～0.1 mg/kg，最大剂量 4 mg；地塞米松 0.1～0.15 mg/kg，最大剂量 5 mg。

五、麻醉关注点

（一）小儿困难气道管理

困难气道是指经过培训的麻醉医师遇到预料或未预料的困难或失败的临床情况，这些临床情况包括但不限于以下一种或多种：面罩通气、喉镜暴露、声门上通气、气管插管、气管拔管或有创气道。小儿呼吸系统的生理特点包括：①小儿喉头位置较高，约位于第3～4颈椎平面（而成人位于第5～6颈椎平面），使得小儿舌的位置更高，要暴露咽喉前壁所需视角更锐利；②小儿患者舌体比例更大；③会厌更大更硬，呈"U"形，常下垂妨碍声门的显露；④气道最狭窄部位为环状软骨，而不像成人是位于声门；⑤巨大的枕部使得体位更为重要，屈曲头部更容易造成婴幼儿上气道梗阻，稍稍过伸颈部或者保持适中的体位对气道的维持更有效，使用合适的毛毯垫于肩背下对气道的保持也是有益的；⑥固有的鼻腔呼吸方式要求使用面罩通气时谨慎避免外部压迫鼻孔；⑦婴幼儿气管分叉较高，约在第2胸椎水平（成人在第5胸椎平面）。

麻醉中困难气道患儿承受的最大风险不是插管失败，而是插管成功前不能通气，因而对小儿困难气道，首先考虑建立有效的通气手段，而不仅仅是气管内插管。有一个简单的小儿困难气道的流程图可供参考（图18-4）[2]。清醒状态下纤维支气管镜引导下气管插管是可预料困难气道的首选方案，但小儿通常无法配合，因此如何选择合适的基础麻醉，麻醉技术是否熟练，是插管成功和防止缺氧意外的关键[3]。由于氯胺酮起效快，镇静作用强，呼吸循环抑制轻，既往多习惯用作基础麻醉，但其兴奋交感神经，插管中出现心率快、喉痉挛、屏气、患儿咽喉部活动亢进，增加插管难度。氯胺酮增加腺体分泌，需反复吸痰，SpO_2下降，面罩加压吸氧时又有误吸风险。七氟烷应用亦比较多，但因存在环境污染等问题，常用于无静脉通路患儿。静脉麻醉药丙泊酚则应用较为广泛[4]。

（二）多模式术中神经监测与小儿麻醉

体感诱发电位（somatosensory evoked potential，SEP）是重复刺激外周神经（上肢常用腕部的正中神经或尺神经，下肢常用胫神经），用标准脑电图头皮电极检测大脑皮质和

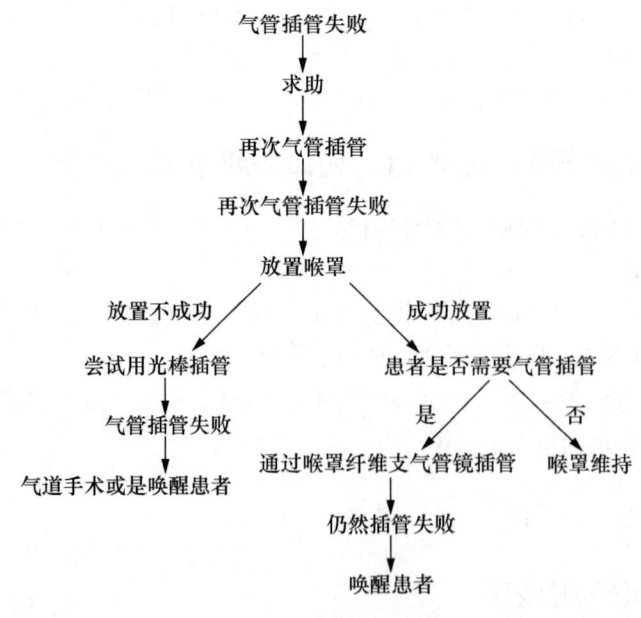

图18-4 小儿困难气道的简易流程图

皮质下区域的诱发电位反应，用来判断感觉信息从外周传递到大脑皮质的脊髓后角传导通路的完整性[5]。这里还需要注意外周血氧饱和度的监测可选择环指和小指，避开 SEP 引起正中神经运动对 SpO_2 的干扰。运动诱发电位（motor evoked potential，MEP）是用头皮电极经颅电刺激运动皮质或用硬膜外电极刺激脊髓前索，刺激信息通过运动通路的传导，产生外周神经冲动、肌电图信号或肢体的实际运动，用来判断脊髓前角运动通路的完整性。MEP 监测时需注意经颅刺激可激活咀嚼肌。

在经鼻气管插管后，注意检查牙齿和舌的位置，确保牙齿不会咬到舌和颊部。所有的麻醉药均不同程度地影响脊髓功能监测，其中强效的吸入性药物可显著减少 SEP 反应的幅度，并延长潜伏期，对 SEP 影响最大。氯胺酮可增强皮质 SEP 和 MEP 的振幅。肌松药可影响运动反应的强度并引起 MEP 的解释混乱。常用的非去极化肌松剂罗库溴铵、维库溴铵、阿曲库铵和顺阿曲库铵是中等时效的肌松剂，常规插管剂量，需 30～45 min 恢复至 25% 的基线颤搐；去极化肌松药琥珀胆碱，插管剂量（1 mg/kg）约在 60 s 内起效，多数在 6～8 min 会出现明显的神经肌肉功能恢复，可在插管后数分钟进行基线检查。术中监测 MEP 均不再追加肌松剂。

静脉麻醉药包括丙泊酚和阿片类镇痛药对 IONM 的影响较小，但极深度麻醉也可影响波形，因此，在监测过程中维持合适且稳定的麻醉深度（特别是在脊髓牵拉或使用内固定器矫正期间）非常关键，如条件允许，推荐使用麻醉深度监测。当在无显著神经损伤的患者中监测 SEP 和 MEP 时，通常可采用平衡麻醉方法，即低剂量的吸入麻醉剂（最高 0.5 MAC 的异氟烷、七氟烷或地氟烷）、低至中等剂量的丙泊酚 2.4～4.5 mg/（kg·h）联合相对高剂量的阿片类药物［如瑞芬太尼 0.1～0.4 μg/（kg·min）］。该方法的优势在于可减少运动刺激导致的体动，加用 0.3～0.5 MAC 的吸入麻醉剂可能降低麻醉下术中知晓的可能性。但小儿或术前存在神经功能缺损的患者使用强效吸入麻醉剂对监测会产生显著影响，因此推荐全凭静脉麻醉。在 SEP 或 MEP 监测期间，不推荐使用右美托咪定。相关文献有限且研究结果存在冲突。根据小型研究和病例报告，在使用较低剂量的右美托咪定时，可记录到 SEP 和 MEP；但在较高剂量时，MEP 记录可能减弱，甚至消失。此外，术中其他因素，包括低体温、低血压、缺氧、贫血等情况亦可导致电位的变化，干扰解读[6]。

（三）容量管理

脊柱侧凸矫形手术中建议采取目标导向的液体输注，指导围手术期的容量管理。但由于体位变动影响中心静脉压（central vein pressure，CVP）、每搏量变异度（stroke volume variation，SVV）和脉压变异度（pulse pressure variation，PPV）监测的准确性，术中需结合血流动力学指标、尿量、出血量及术中 Hb、乳酸共同指导输血输液。其中 SVV 需要通过 FloTrac/Vigileo 系统来测量获取，而 PPV 可以通过动脉波形获得，因此更加简便易行，故术中应常规行 PPV 监测。如果 PPV 大于 13%，通常需要增加液体的输注或给予血管活性药物维持容量。控制性低血压原则上不适用于复杂的脊柱矫形手术，维持平均动脉压（mean arterial pressure，MAP）在 60 mmHg 以上，保证脊髓有充分的灌注，可以预防脊髓缺血性损伤。MAP 长时间低于 55 mmHg，可能导致脊髓低灌注，造成严重的神经并发症。出血量大时，根据血栓弹力图（thromboelastogram，TEG）监测结果精确指导成分输血[7]。

参考文献

[1] 曹硕，孙宇，周非非，等．先天性颈椎侧凸畸形的外科治疗及研究进展．中华骨与关节外科杂志，2023，16（7）：653-661．
[2] 王英伟．小儿麻醉进展．中国继续医学教育，2010，（4）：61-72，149．
[3] 田鸣，邓晓明，朱也森，等．困难气道管理专家共识．临床麻醉学杂志，2009，3：200-203．
[4] 田航，胥琨琳．小儿困难气道处理．临床麻醉学杂志，2008，24（11）：987-988．
[5] Davidson A，Skowno J. Neuromonitoring in paediatric anaesthesia. Curr Opin Anaesthesiol，2019，32（3）：370-376.
[6] Jouve J L，Choufani E，Peltier E，et al. Neuromonitoring for spine surgery in children. Orthop Traumatol Surg Res，2024，110（1S）：103780.
[7] 郝静，顾小萍，马正良．脊柱侧弯矫形术的围术期管理．中华麻醉学杂志，2018，38（11）：1281-1284．

李娇　编写　刘慧丽　校审

病例 19　脊柱侧弯（T3～L1）、动脉导管未闭术后、哮喘、过敏性鼻炎患儿行脊柱侧弯畸形矫正术

一、一般情况

患者，15 岁女性，身高 163 cm，体重 45 kg，BMI 16.9 kg/m²。

【主诉】

发现脊柱侧弯畸形 2 年。

【现病史】

患者于 2 年前发现右侧背部隆起，久坐久站后出现腰痛及右侧大腿疼痛，行走活动无障碍，偶有喘憋。为进一步治疗，来骨科就诊，以"脊柱侧弯"收入科。患者自发病以来，精神、饮食可，睡眠可，大小便可，体重无明显下降。

【既往史】

10 年前行动脉导管封闭术，术后恢复良好。过敏性鼻炎 3 年。哮喘 1 年，目前应用布地奈德福莫特罗 2 吸每日 2 次，西替利嗪 10 mg 每日 1 次，糠酸莫米松鼻喷雾剂 4 喷每日 1 次治疗。

【术前检验】

血、尿常规、肝肾功能、电解质、凝血功能大致正常。

【术前检查】

超声心动图：心内结构大致正常，LVEF 77%。心电图：窦性心律，正常心电图。胸部 X 线片：脊柱侧弯，胸廓畸形。肺功能：阻塞性通气功能障碍（FEV_1 1.2 L，FEV_1/FVC 80%），支气管激发和舒张试验阳性。全脊柱 X 线检查：T3～L1 Cobb 角 70°，如图 19-1 所示。

【入院诊断】

脊柱侧弯（T3～L1），动脉导管未闭术后，哮喘，过敏性鼻炎。

【拟行手术】

脊柱侧弯畸形矫正术（T3～L1）。

预计手术时间：4 h；预计出血量：400 ml；备悬浮红细胞 4 U、血浆 4 U；术后返回病房。

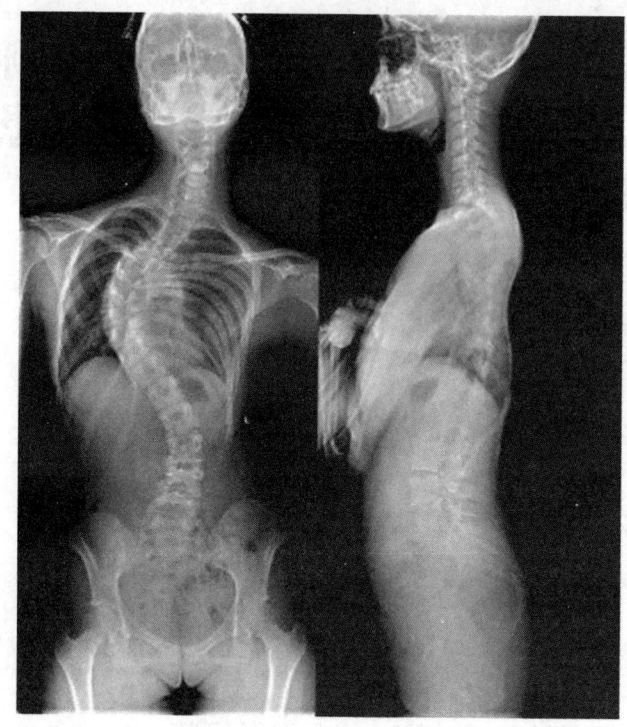

图 19-1　全脊柱 X 线正侧位片

二、术前评估

（一）气道评估

气道评估：头颈活动不受限，张口度＞3 横指，甲颏距离＞6 cm，Mallampati 分级 I 级，困难插管可能性小。

（二）重要脏器功能评估与 ASA 分级

心功能：I 级；ASA 分级：I 级。

三、手术介绍

脊柱侧弯畸形矫正术是一种复杂的手术，其要点包括以下几个方面：

（一）脊柱侧弯术前评估

包括确定脊柱侧弯的类型（如先天性、特发性等）、侧弯度数、是否存在脊柱后凸等。

（二）影像学检查

CT 和 MRI 在脊柱侧弯的诊断和治疗中具有重要意义。CT 尤其是三维 CT 重建能够还原脊柱侧弯的三维畸形，为手术提供术前评估资料。MRI 则能准确评估脊柱侧弯合并的脊髓异常。

（三）手术指征

对于重度脊柱侧弯（Cobb 角 40°以上），或者支具治疗无效的情况，可能需要进行手术治疗。手术的目的是矫正畸形、实现脊柱的稳定，同时尽可能保留脊柱的活动节段[1-3]。患儿全脊柱 X 线检查提示 T3～L1 Cobb 角 70°（图 19-1）。

（四）手术重要步骤和 Schwab 脊柱畸形矫形分级系统

麻醉成功后，呈俯卧位摆放在特殊手术床。主要步骤包括切口与肌肉松解、植入椎弓根螺钉、截骨、使用钉棒系统、脊柱融合内固定。

Schwab 分级系统于 2014 年由 Schwab 提出[4]，是基于解剖学手术入路的脊柱畸形矫形分级系统。该分型系统划分了 6 种类型的截骨方法，反映了脊柱不稳定的严重程度以及潜在的畸形矫正角度。1 级 SPO（Smith-Petersen osteotomy），关节突部分切除；2 级 Ponte 截骨，切除关节突、椎板和黄韧带；3 级 PSO（pedicle subtraction osteotomy），切除关节突、椎板、棘突等后柱结构，并切除椎弓根，再经两侧椎弓根残端楔形切除部分椎体骨质；4 级 BDBO（bone-disc-bone osteotomy），切部分椎体，连同上/下方椎间盘；5 级 VCR（vertebral column resection），切除一个椎体及上下间盘，在胸椎还包括同序列肋骨；6 级 VCRs，多个椎体的 5 级截骨[4]。

四、麻醉计划

麻醉方式：经口气管插管全身麻醉，选用加强型气管插管，型号 7.0#，备 6.0# 和 6.5#。

术前用药：阿托品 0.4 mg，地塞米松 4 mg。

麻醉诱导：开放两条 16 G 外周静脉通路，快速诱导（舒芬太尼 15 μg，顺阿曲库铵 10 mg，丙泊酚 120 mg 分次静脉注射）。

术中监测：神经电生理监测、体温、IABP、SpO_2、5 导联 ECG、BIS、尿量、出血量、间断血气分析、血栓弹力图（thromboelastogram，TEG）等。有条件可采用心输出量（cardiac output，CO）、每搏量变异度（stroke volume variation，SVV）等监测。

麻醉维持：术中采取全凭静脉麻醉，如瑞芬太尼 0.02～0.2 μg/（kg·min），丙泊酚 6～8 mg/（kg·h），并根据 BIS 值调整丙泊酚剂量，术中维持 BIS 值 40～60。启用自体血回输技术。术中补液以晶体液为主，如乳酸钠林格液，胶体选择羟乙基淀粉。维持平均动脉压 70 mmHg 以上，如监测 SVV，维持在 13% 以下。主要血制品包括红细胞、血浆、血小板、冷沉淀，术中维持 Hb 在 100 g/L 以上。间断监测动脉血气分析，维持酸碱和水电解质平衡，监测出血量和尿量。

术后：局部麻醉药（0.25% 罗哌卡因＋0.5% 利多卡因共 40 ml）伤口周围注射，非甾体类镇痛药如帕瑞昔布 40 mg，止吐药昂丹司琼 8 mg，PCIA 持续泵入（舒芬太尼 100 μg＋甲氧氯普胺 20 mg/100 ml）。

术毕去向：病房。

五、麻醉管理要点

（一）术前评估

（1）气道评估，如果脊柱侧弯累及颈段脊柱，会增加气管插管难度。

（2）心肺功能评估，Cobb角越大，脊柱侧弯越严重，对心肺功能的影响越大，Cobb角＞65°可出现明显的限制性通气功能障碍，＞90°～100°合并心肺功能下降、营养状况不良以及伴有脊髓病变。患者合并哮喘，需在术前行肺功能和血气分析检测。建议术前肺功能 FEV_1＞0.5 L，或 FEV_1/FVC＞60%，血气分析 PaO_2＞65 mmHg，$PaCO_2$＜45 mmHg，并在哮喘稳定期行择期手术。

（3）合并其他发育异常，儿童脊柱侧弯患者可能合并神经系统、心血管系统发育异常，需在术前排查。

（4）询问家族史，排除过敏史、恶性高热病史。

（5）全面了解患者的手术范围和预计出血量，以及备血情况。

（二）术中管理

术中需要全面的监护，包括体温、麻醉深度、容量监测等。脊柱侧弯矫正手术适合自体血回收技术。术中应避免使用肌松药物，以便于脊髓电生理监测或术中唤醒。

1. 患者合并症 哮喘患者在进行麻醉前需要进行详细的评估，主要包括患者的病史、体格检查、血液检查、肺功能检查等，还需要进行过敏原检测，以免在手术过程中出现过敏反应。术中可考虑支气管扩张剂雾化吸入、糖皮质激素吸入、抗组胺药使用、静脉给予β受体激动剂、补液治疗等综合措施。术中避免使用促进组胺释放的药物，术中监测气道压。

2. 保证术中脊髓血供

（1）使用脊髓电生理监测，包括体感诱发电位（somatosensory evoked potential，SEP）、D波、复合电位、肌电图等。SEP主要应用于机体浅表感觉的检测，准确度较高，但麻醉药物对其影响较大，术中应避免使用挥发性麻醉药（如七氟烷）和肌松药。术中同时行BIS监测麻醉深度，以防术中知晓和体动，同时建议使用软牙垫，防止SEP监测时损伤牙齿等。

（2）术中血压维持：手术显露时平均动脉压应在70 mmHg以上，开始置入螺钉时平均动脉压应在80 mmHg以上，开始矫形操作时要注意检查已失血量，预计下一步失血量，检查备血是否到位，还要检查脊髓神经监护是否平稳。避免长时间低血压，合理使用血管活性药物，如去甲肾上腺素或者去氧肾上腺素泵注。

（3）及时输注血制品，并采用自体血回输技术。预计出血量超过2000 ml时，可考虑进行血小板分离术，以促进凝血功能的恢复、减少术后出血。

3. 容量及血液管理 术中液体管理至关重要，需要优化液体治疗，维持血流动力学稳定，保证组织灌注和氧供良好。在脊柱矫形手术步骤中，截骨期的出血量显著增加，因此术前必须了解截骨范围，并时刻注意创面、自体血引流或吸引器里的血量。术中建议间断行血气分析，Hb维持在100 g/L以上。有学者建议脊柱手术动态失血（实时出血量－输血量）不超过 400 ml，有创动脉压维持在 70 mmHg 以上，因此在截骨前需备好足够红细胞并能及时输注。

补液方案选择乳酸钠林格液，根据 4-2-1 原则计算患者每小时需要 85 ml，大型手术液体丢失量 6～10 ml/（kg·h），最大允许失血量（maximal available blood loss，MABL）=（初始红细胞压积 - 目标红细胞压积）/ 初始红细胞压积 × 全血容量，一般将 30% 作为儿科患者红细胞压积可接受的下限，新生儿及危重患儿需 > 30%～40%。当失血量 < 1/3 MABL 时，可补充晶体液（补充量为 2～3 倍失去量）；失血量 > 1/3 MABL 时，可输注胶体液；失血量 > 1 MABL 时，应输注悬浮红细胞，同时应将晶体液作为维持液。

采用目标导向性液体治疗策略，监测 CO、SVV、中心静脉压（central venous pressure，CVP）等。当 PT 或 APTT 大于正常值的 1.5 倍时，创面发生弥漫性渗血，此时需要输注血浆。采取与患者个体相适应的控制性降压幅度，以及使用抗纤溶药物如氨甲环酸，可以减少围手术期出血。

4. 恶性高热 各年龄段均可发生恶性高热（malignant hyperthermia，MH），以青少年居多，男性多于女性。国外报道 MH 患者一般有先天性亚临床肌肉疾病，如特发性脊柱侧弯、斜视、上睑下垂、膈疝。临床常见首发症状多为 $P_{ET}CO_2$ 增高、心率加快、体温升高、咬肌僵直、代谢性酸中毒、心律失常。对于患者或家属过往可疑 MH 的，全麻诱导和维持麻醉的安全用药包括巴比妥类、丙泊酚、苯二氮䓬类、麻醉性镇痛药和非去极化肌松药，禁止使用氟烷、琥珀胆碱，警惕挥发性麻醉药。

5. 警惕空气栓塞 呼气末 CO_2 数值快速下降，血气分析 $PaCO_2$ 升高，应考虑空气栓塞的可能，差距大小提示严重程度。一旦发现应快速治疗：告知外科医师识别开放的血窦，生理盐水浸没手术野或关闭破口，应用骨蜡；提高手术部位静脉压；循环支持：扩容，使用正性肌力和缩血管药物。

6. 体温保护 脊柱开放性伤口、手术室温度低、手术时间长、可能存在液体大量输注等情况，容易导致术中低体温。使用加温输液机、保温毯等做好保温，维持目标体温 36℃ 以上，重视术中体温监测。

7. 体位问题 长时间俯卧位且大量失血发生缺血性视神经病变概率较高，术中摆放体位后注意间断检查眼睛受压情况；俯卧体位对患者胸廓造成挤压，影响通气功能，应当相应地调整呼吸机参数；俯卧体位压迫腹部，影响下腔静脉血液回流，手术床应铺设软垫将胸廓、腹部的压迫降到最低。此外，在调整体位过程中注意气道和动脉穿刺部位的保护，防止气管导管脱出或动脉穿刺针脱落、打折。

（三）术后镇痛

选择以阿片类药物为基础的 PCIA，辅以非甾体抗炎药、局部麻醉药（0.25% 罗哌卡因 + 0.5% 利多卡因共 40 ml）伤口周围注射的多模式镇痛。

参考文献

[1] 胥少汀，葛宝丰，徐印坎. 实用骨科学. 4 版. 北京：人民军医出版社，2012.

［2］中华医学会骨科学分会脊柱外科学组. 中国青少年脊柱侧凸筛查临床实践指南及路径指引. 中华骨科杂志，2020，40（23）：1574-1582.
［3］Negrini S，Donzelli S，Aulisa A G，et al. 2016 SOSORT guidelines：Orthopaedic and rehabilitation treatment of idiopathic scoliosis during growth. Scoliosis Spinal Disord，2018，13（1）：3-50.
［4］Schwab F，Blondel B，Chay E，et al. The comprehensive anatomical spinal osteotomy classification. Neurosurgery，2015，76：S33-S41.

田杨　编写　刘慧丽　校审

病例 20　脊柱后凸、强直性脊柱炎、卵圆孔未闭患者行脊柱后凸矫形术

一、一般情况

患者，37 岁男性，身高 175 cm，体重 62 kg，BMI 20 kg/m²。

【主诉】

腰背痛伴驼背 8 年，双下肢麻木 6 个月。

【现病史】

患者于 8 年前出现腰背部驼背，偶有腰背部疼痛，休息后缓解。6 个月前无明显诱因出现双下肢麻木，表现在双大腿前侧，久站及劳累后加重，休息后缓解。现为求进一步诊治来我院，门诊经询问病史、查体及辅助检查，以"脊柱后凸，强直性脊柱炎"为诊断收入我科。病程中患者一般状态良好，生命体征平稳，饮食睡眠正常，大小便正常，近期体重未见明显减轻。

【既往史】

否认高血压、心脏病、糖尿病等疾病。否认药物、食物过敏史。

【术前检验】

血常规、凝血功能、肝肾功能、电解质、免疫八项大致正常。

【术前检查】

心电图：正常心电图。超声心动图：卵圆孔未闭可能——建议行右心超声造影明确，LVEF 72%，右心室收缩功能正常，下腔静脉内径及呼吸变化率正常。右心超声声学造影：瓦氏动作后，左心房、左心室出现造影剂信号，每帧 10 个微泡。房水平探及右向左分流信号（Ⅱ级）——符合卵圆孔未闭超声心动图表现。肺功能：通气功能正常、小气道功能正常、残总比增加；通气功能：FEV_1/FVC 实测值 95.54%，FEV_1 实测/预计 131.3%。脊柱参数（后凸）：局部后凸角节段 T1～T12，Cobb 角 40.0°。

【会诊意见】

心外科会诊：患者超声心动提示卵圆孔未闭，患者无明确神经系统症状，我科目前手术指征不明确，卵圆孔未闭对贵科手术影响小，围手术期心功能不全、肺动脉高压风险低，可正常手术。

【入院诊断】

脊柱后凸，强直性脊柱炎，卵圆孔未闭。

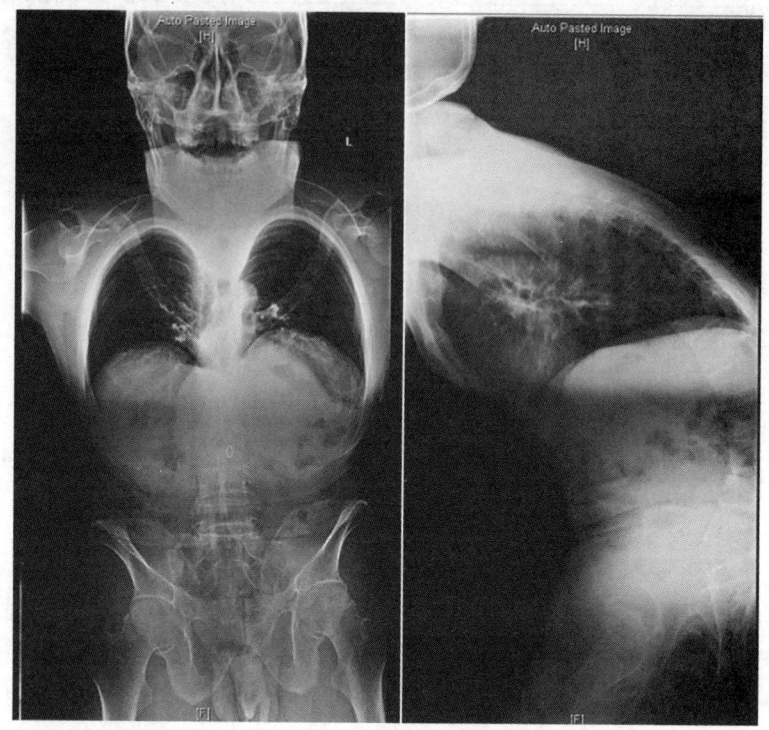

图 20-1　全脊柱 X 线正侧位

【拟行手术】

脊柱后凸矫形术。

预计手术时间：8 h；预计出血量：1000 ml；备悬浮红细胞 4 U、血浆 4 U；备 ICU。

二、术前评估

（一）气道评估

Mallampati 分级 Ⅰ 级，张口度＞3 横指，甲颏距离＞6 cm；头颈活动不受限，困难插管可能性小；近期无呼吸道感染病史。

（二）重要脏器功能评估与 ASA 分级

心功能：Ⅰ 级；运动耐量：日常可上 2 层楼，活动耐量＞4 MET；ASA 分级：Ⅱ 级。

三、手术介绍

（一）脊柱后凸畸形

1. 发病机制和临床表现　脊柱后凸畸形的发病机制涉及多种因素，包括遗传、结构性异常和环境因素。先天性脊柱畸形可能是由胚胎发育期间脊椎的形成异常引起，而后天性因素则可能与姿势不良、肌肉无力、脊柱损伤或疾病（如脊髓灰质炎、骨质疏松症）有关。这些因素可能导致脊柱生物力学的改变，使椎体的形态和排列发生异常，从而增加后凸的程度[1]。

临床表现上，脊柱后凸畸形可表现为明显的背部外观变化，如驼背，伴随的可能有疼痛、活动受限及疲劳感。随着畸形程度的加重，患者可能会出现呼吸功能受损、脊髓压迫等并发症，严重时对生活质量产生显著影响。此外，心理层面上，患者可能因为外观问题而感到自卑，导致社交障碍和情绪问题。

2. 脊柱后凸畸形的治疗方法 脊柱后凸畸形的治疗方法因畸形的严重程度、发病原因及患者的年龄等因素而有所不同。轻度后凸畸形通常可通过物理治疗、锻炼、矫正姿势及支具等保守治疗手段来改善症状和防止病情加重。对于中重度畸形，尤其是伴随明显功能障碍或疼痛的患者，可能需要考虑手术治疗，以纠正脊柱的排列，减轻脊髓或神经根的压迫，并改善患者的生活质量。手术方法包括脊柱融合术和椎体成形术等，具体应根据患者的个体情况和医生的评估进行选择。整体治疗方案还应结合康复训练和心理辅导，以全面提升患者的身体和心理健康。

（二）脊柱后凸畸形手术治疗

1. 手术适应证及禁忌证

（1）适应证：脊柱后凸畸形的手术适应证包括：①由各种不同原因所致的，位于胸10到腰5节段内的脊柱后侧凸，其弯曲度在Cobb角45°～90°者，均可选择顶椎部位做全脊柱截骨术，对90°以上的重度病例宜先用颅盆牵引3～6周，根据牵引后的改善情况决定能否手术治疗。②后侧凸顶点数节椎骨有骨性融合者并非手术的禁忌证。③先天性脊柱后侧凸、特发性脊柱后侧凸、结核性脊柱后侧凸（结核病灶已稳定者）、强直性脊柱炎所致后侧凸、外伤性脊柱后侧凸、脊柱侧弯矫正植骨术后并发脊柱后侧凸的病例均为脊柱截骨术的适应证。④根据脊柱弯度的大小不同，楔形截骨的范围分为椎体腰部截骨和包括1个椎间隙的截骨术或包括2个椎间隙的截骨术。

（2）禁忌证：脊柱后凸畸形的手术禁忌证包括：①年龄在30岁以上，且伴有骨质疏松或术前测定凝血机制不好的病例，术中出血可能较多，应严格考虑能否采取手术治疗，必要时也可在手术中更换其他手术方法。②结核性重度脊柱后侧凸，其弯曲度已经变成"U"形襻或"V"形襻，且伴有角形后凸的上下段严重脊柱前凸者（Cobb角在120°以上），无论使用颅盆牵引与否，其矫正效果和矫正率总是不满意的。③伴有先天性心脏病或马方综合征的病例，选择手术时应该慎重。④没有后凸的甚至伴有前凸的病例，不应采用本手术治疗，这类患者是前路手术的适应证。⑤伴有脊髓纵裂的病例，术前应做脊髓造影和CT检查确定诊断，必要时可考虑先做脊髓纵裂的骨嵴切除术，然后做脊柱截骨术。

2. 脊柱后凸畸形的手术治疗

（1）术前准备：颅盆环牵引3～6周后，可在颅盆牵引下手术，也可不在颅盆牵引下手术。

（2）体位：不戴颅盆环的患者应俯卧在脊柱外科专用的手术床架上，使腹部完全空出不受挤压，这样能减少截骨部位松质骨窦的出血量，使手术容易进行。在颅盆牵引下手术时，令患者俯卧在已垫好的手术床上，颅环上的4根立柱向上、下各松开5 cm，背侧的两根立柱应加以调整或去掉1根，以免影响手术操作。

（3）手术操作程序：手术切口沿棘突长 20～30 cm，在后侧凸顶椎部位，应广泛地向凸侧剥离暴露超过横突尖端。凸侧的椎板、关节突和横突向上下各暴露 3 节以上，以便从凸侧进行截骨手术。凹侧椎板后的暴露范围可略小些，因为只做凹侧椎弓、椎体的松解已足够，无须广泛暴露。应根据脊柱后侧凸的角度大小来决定椎板楔形截骨切除的宽度，楔形截骨的基底应向着后外侧。切除拟截骨部位的棘突后，先在椎板上刻出预定截骨线，然后用直骨刀配合铲刀切除椎板盖，暴露硬膜管，再在横突根部截断横突，分离暴露椎弓根的外侧缘。在相当于截骨平面的凹侧，切断 3 个横突，沿椎弓根和椎体的外侧做骨膜下松解，并用纱布条填塞止血，然后返回来暴露凸侧。将整个椎体暴露在直视下后，牵开脊神经根。在椎体上做出预定截骨线，从凸侧做楔形基底向着后外侧截骨。脊柱后侧凸截骨术不需要从双侧截骨，只在凸侧进行椎体截骨和楔形切除已足够。用推倒刀切除两侧的椎弓根内侧缘，暂保留椎体后缘。在脊柱凸侧闭合截骨间隙后，用钉棒系统做近端压缩内固定。后检查止血闭合切口，手术结束。

（三）手术并发症及处理

1. 神经损伤 神经损伤包括术后神经根损伤、运动障碍、精神状态改变和感觉障碍等。有研究表明，成人脊柱畸形患者中，17.6% 的患者发生各部位神经系统并发症[2]。术中需要注意避免低血压导致脊髓功能损伤。

2. 术中出血 脊柱矫形术中出血量可能较大，术中出血主要是发生在椎管内静脉丛的出血，可能影响手术操作视野，不易辨认组织结构，导致脊髓神经损伤，应及时止血并补充血制品，维持血流动力学稳定。

3. 术中脑脊液漏 术中可能损伤硬脊膜，造成脑脊液漏，需与外科医师及时沟通，脑脊液漏可能影响伤口愈合、增加感染的风险。

4. 术后并发症 术后出血，伤口感染，内固定失败，肺炎、深静脉血栓及神经功能恶化等。

四、麻醉计划

（一）术前评估

麻醉前应对患者进行全面评估，包括心肺功能、凝血功能、肝肾功能等，以及患者的一般健康状况和手术风险。对于老年患者或有特殊病史的患者，需要更加细致的评估和准备。术前向患者和家属解释麻醉过程、可能的风险和术后恢复情况，以提高患者的理解和合作。

（二）麻醉计划

拟行气管插管全身麻醉。术中监测拟采用：NIBP，ABP，SpO$_2$，P$_{ET}$CO$_2$，ECG，BIS，肌松监测使用的四个成串刺激（train-of-four，TOF），体温，尿量，出血量。

充分吸氧去氮后，麻醉诱导予舒芬太尼 20 μg，丙泊酚 2.5 mg/kg，罗库溴铵 0.6 mg/kg，气管插管使用 8.0# 加强管；备用的血管活性药物包括去氧肾上腺素、去甲肾上腺素，麻醉维持采用静吸复合麻醉方式，七氟烷 1.5%～2.0%，根据麻醉深度监测调整，瑞芬太尼 400～600 μg/h，根据术中血压和心率调整，根据手术时间追加肌松（术中神经功能监测）。术毕拔除气管导管后送回病房。

（三）术中麻醉管理策略

1. 卵圆孔未闭 卵圆孔位于房间隔的中下部，是胎儿期左心房和右心房之间的生理通道，右心房血液通过卵圆孔进入左心房，维持胎儿机体正常发育。出生后随着左心房压力增高，原发隔与继发隔相互粘连、融合，卵圆孔大部分在出生后不久自行闭合，若大于1岁时仍未闭合，称卵圆孔未闭[3]。

围手术期应密切监护患者生命体征，关注心电图、血氧饱和度变化及神经病理学反射情况。需要警惕术中可能出现的并发症，如空气栓塞、反常性栓塞、心律失常、血栓形成或心脏压塞，并与外科团队紧密合作，采取预防和应对措施。

反常性栓塞是指来自右心或静脉系统的栓子脱落，在右心压力升高的情况下，通过先天性房（室）间隔缺损到达左心，再进入体循环系统，特别是中枢神经系统，从而引起栓塞。

术中机械正压通气、空气栓塞、缺氧或二氧化碳蓄积等因素可引起右心系统压力增加，通过心房间分流及反常性栓塞等机制导致患者的围手术期不良事件。

适度过度通气，避免缺氧和二氧化碳蓄积，从而防止因肺血管收缩所致的右心压力增高，出现或者加重右向左分流，避免引起动脉血氧饱和度降低。

术中合理使用肌松药，避免人机对抗导致的肺动脉压力过高，从而加重房间分流。深静脉穿刺等有创操作中应防止空气进入静脉导管。

麻醉结束拔管过程中应避免患者剧烈呛咳。

2. 术中神经监测 接受复杂脊柱融合术的患者往往术后神经功能障碍的风险较高，尤其是当手术计划涉及脊柱侧后凸矫正、硬膜内部分或椎体肿瘤切除时。因此，优化术中神经监测是复杂脊柱手术麻醉的主要目的之一。

在术中使用连续神经监测，可"实时"监测脊髓缺血或神经根损伤，外科医生根据信号逆转先前的手术动作或改变矢状位手术矫正量可避免神经损伤。常用的神经监测包括体感诱发电位（somatosensory evoked potential，SEP）、运动诱发电位（motor evoked potential，MEP）和肌电图。

使用神经监测对于麻醉用药会有一些要求。首先为了满足神经监测的条件，肌松药的使用会受到限制，在这种情况下，需要相应加大阿片类药物输注的剂量以达到充分镇痛，防止出现对伤害性刺激的运动反应[4]。

挥发性麻醉药对 SEP 和 MEP 的影响都是剂量依赖性的波幅降低和潜伏期的增加，因此，许多麻醉医生会选择全凭静脉麻醉。但实际上如果将吸入麻醉药（这里不包括氧化亚氮）的 MAC 限制在 0.5 或更小的范围，大多数情况下也可以保留术中神经监测的完整性。

术中静脉快速推注阿片类药物（包括瑞芬太尼）、镇静剂、催眠药和多模式镇痛的辅助药物（如氯胺酮或右美托咪定）都会一过性地影响神经监测信号，因此，药物尽量是输注，如果需要静脉推注药物，建议与外科团队沟通说明。

由于MEP的监测存在一些不良反应，包括认知障碍、惊厥、咬伤、术中知晓、头皮损伤和心律失常等，建议在MEP监测期间使用软牙垫预防舌咬伤和牙齿损伤。如果患者存在活动性癫痫、脑内血管夹和人工耳蜗植入，应避免使用MEP[5]。

3. 血液保护　复杂脊柱融合术的失血量往往较大，以脊柱后凸矫正手术为例，简单的1～2个节段融合失血量＜500 ml，复杂的多节段截骨内固定手术失血可＞2000 ml。如果不能预测和积极处理急性出血，则有严重贫血和稀释性凝血障碍的风险。

因此，患者的血液管理需要采取积极的策略，以尽量减少围手术期出血和对异体红细胞输注的需求。

术前已经诊断贫血的患者应预先补充铁剂和促红细胞生成素，术中应注意保温并使用自体血回收。在输同种异体血细胞之前，优先回输自体血红细胞。

由于术中往往有活动性失血，应留置动脉导管，每1～2 h就要采血进行血红蛋白的评估，并进行容量复苏和输血。规范化术中输血流程，当Hb＜8 g/dl或开始大量出血的手术操作（如三柱截骨）时，开始输注红细胞；输入大量库存全血或浓缩红细胞时可开始输注新鲜冰冻血浆；血小板计数在（50～100）×10^9/L但有自发性出血或伤口渗血时开始输注血小板[6]。

纤溶抑制剂（如氨甲环酸）可有效减少总失血量，减少围手术期红细胞输注需求。预防性输注氨甲环酸（静脉推注25 mg/kg，术中每小时5 mg/kg）以减少出血和红细胞输血的风险。

常规的凝血检验（包括凝血酶原时间、活化部分凝血活酶时间、血小板计数、纤维蛋白原浓度等）已经足够指导血制品的应用，但对于包含截骨术和严重角度矫正的复杂脊柱畸形矫正手术，可能需要血栓弹力图检测[7]。

（四）术后疼痛管理

采用多模式镇痛策略，使用阿片类药物为基础的PCIA，辅以非甾体抗炎药和切口周围局部麻醉药浸润。

在区域镇痛方面，不太推荐硬膜外镇痛，因为硬膜外麻醉与手术部位过近，操作不便，且鞘内注射药物有较大的延迟性呼吸抑制的风险。而局部麻醉药浸润伤口简单有效，推荐使用。目前已经有较多关于脂质体布比卡因的临床研究在进行中，未来超长效局麻药伤口浸润会体现明显的优势。

参考文献

[1] Qiu Y, Wang S, Wang B, et al. Incidence and risk factors of neurological deficits of surgical correction for scoliosis: analysis of 1373 cases at one Chinese institution. Spine (Phila Pa 1976), 2008, 33 (5): 519-526.

[2] Lenke L G, Zuckerman S L, Cerpa M, et al. The Scoli-RISK 1 results of lower extremity motor function 5 years after complex adult spinal deformity surgery. Eur Spine J, 2021, 30 (11): 3243-3254.

[3] Tang Y, Ji S, Li H, et al. Association of patent foramen ovale with epilepsy: A hospital-based case-control study. Epilepsia Open, 2023, 8 (3): 1075-1083.

［4］Kim H J，Iyer S，Zebala L P，et al. Perioperative neurologic complications in adult spinal deformity surgery：incidence and risk factors in 564 patients. Spine（Phila Pa 1976），2017，2（6）：420-427.

［5］Carabini L M，Koski T R，Bebawy J F. Perioperative management for complex spine fusion surgery. Anesthesiology，2024，140（2）：293-303.

［6］中华医学会麻醉学分会. 围术期输血的专家共识. 临床麻醉学杂志，2009，25（3）：189-191.

［7］Veeravagu A，Li A，Swinney C，et al. Predicting complication risk in spine surgery：a prospective analysis of a novel risk assessment tool. J Neurosurg Spine，2017，27（1）：81-91.

容晓莹　编写　刘慧丽　校审

病例 21　脊柱恶性肿瘤、尤因肉瘤患者行多节段全椎切除术

一、一般情况

患者，14 岁女性，身高 165 cm，体重 50 kg，BMI 18 kg/m²

【主诉】

左下肢疼痛半年，麻木 2 个月。

【现病史】

患者 6 个月前出现左下肢疼痛，行走正常，近 2 个月左足麻木，无下肢疼痛感，外院腰椎 MRI 提示腰 5 椎体占位。4 个月前于我院穿刺活检，提示尤因肉瘤。3 个月前第一次化疗后左足麻木感好转，第二次化疗后出现发热及感染表现，停药，头孢哌酮舒巴坦及厄他培南抗感染治疗无效，口腔溃疡，为平滑念珠菌感染，更换为伏立康唑，体温控制良好，后补齐化疗方案，无不适。2 个月前第三次化疗，期间食欲不振，间断呕吐，治疗结束后症状缓解。6 周前第四次化疗，过程顺利无反应。5 周前第五次化疗，无不良反应。复查肿瘤较前缩小，为进一步治疗收入院。患者起病以来，精神、饮食、睡眠一般，大小便正常。

【既往史】

否认高血压、糖尿病、心脏病、脑血管疾病及精神神经疾病，否认药物、食物过敏史。

【术前检验】

血常规：WBC 3.03×10^9/L ↓，RBC 4.01×10^{12}/L，Hb 105 g/L ↓，HCT 0.35，PLT 246×10^{12}/L。肝功能：AST 33 U/L ↓，ALT 21 U/L ↓。凝血、肾功能、尿常规均正常。

【术前检查】

心电图：正常心电图。超声心动图：心内结构大致正常，LVEF 68%，右心室收缩功能正常。胸部 X 线片：PICC 置管术后改变，双肺心膈未见明显异常。腰椎 CT 与 MRI 提示椎体占位，且与腹主动脉关系密切（图 21-1）。

【入院诊断】

脊柱恶性肿瘤，尤因肉瘤。

【拟行手术】

多节段全椎切除术。

预计手术时间：6 h；预计出血量：1000 ml；备悬浮红细胞 6 U、血浆 4 U；备 ICU。

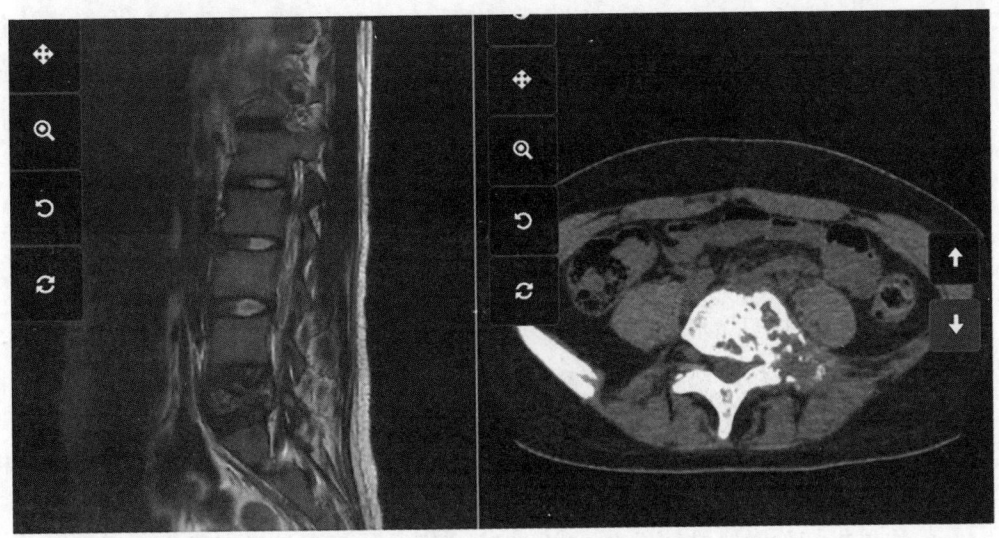

图 21-1 腰椎 CT（左）与 MRI（右）

二、术前评估

（一）气道评估

张口度＞3 横指；甲颏距离＞3 横指，Mallampti 分级Ⅱ级；颈椎活动度可，困难插管可能性小；双肺呼吸音清；近期无呼吸道感染病史。

（二）重要脏器功能评估与 ASA 分级

心功能：Ⅰ级；运动耐量：日常可上 3 层楼，活动耐量＞4 MET；ASA 分级：Ⅰ级。

三、手术介绍

（一）脊柱恶性肿瘤

1. 脊柱恶性肿瘤的发病机制和临床表现 脊柱恶性肿瘤可以是原发性的，即直接起源于脊柱本身的组织，如椎体、椎间盘。其发病机制可能与遗传因素、基因突变、慢性炎症刺激等有关。另一部分脊柱恶性肿瘤是继发性的，由身体其他部位的恶性肿瘤转移而来，常见的有肺癌、乳腺癌、前列腺癌等。癌细胞通过血液循环或淋巴系统扩散到脊柱，在那里定植并生长。

临床表现主要包括疼痛、局部肿块、脊柱畸形、神经功能障碍等。首先，疼痛是最常见的症状，约 80%～95% 的原发性脊柱肿瘤患者在确诊时会出现疼痛，尤其是夜间疼痛更为明显，通常在活动后有所缓解。其次，局部肿块可能在某些情况下被发现，尤其是颈椎或脊柱后部的肿瘤，因为这些部位更接近体表，肿块的快速增长可能会对周围组织造成压迫，导致局部不适。再次，脊柱畸形为常见表现，肿瘤对椎体和附件的破坏可能导致脊柱的结构改变。最后，可能出现神经功能障碍，表现为运动功能损害、感觉异常或大小便功能障碍，这些症状通常与肿瘤对脊髓或神经根的压迫有关[1]。

2. 脊柱恶性肿瘤的治疗方法　脊柱恶性肿瘤的治疗方法通常包括手术切除、放射治疗、化疗、靶向治疗、椎体成形术、消融治疗和内分泌治疗等，具体治疗方案需根据肿瘤的类型、位置、大小以及患者的整体健康状况和肿瘤的侵袭程度来综合制订，以实现最佳的治疗效果和生活质量[2]。

（二）脊柱恶性肿瘤手术治疗

1. 适应证与禁忌证

（1）适应证：全椎切除术适应证遵循以下标准：未扩散或侵入到邻近的内脏器官，外观较小并且未与腔静脉或动脉粘连，未多发性转移。

（2）禁忌证：相邻受累椎体超过三个。

2. 脊柱恶性肿瘤手术治疗　根据肿瘤的范围和受累解剖部位制订手术方案。全脊椎整块切除术的施行分为两步，一是椎体后部结构的整块切除，二是椎体前柱的整块切除。

（1）整块椎板切除术（椎体后部结构的整块切除）：患者俯卧于手术支架上以避免腔静脉受压。在棘突上方的位置做一个单纯的垂直正中切口，然后扩展到上下节段的三个椎体。从椎板和棘突将椎旁肌肉组织剥离并水平牵开。仔细地切开关节面周围的软组织后，引入一个为该手术特别设计并具有同轴连接分支的较大的牵开器。在横突表面下必须要容许切开部位的两边有足够开阔的手术视野，因此可以展开牵开器并分离关节面周围的肌肉组织，以更广泛地暴露。在肋椎关节外侧横断胸椎受累节段的肋骨，并将肋膜从椎骨上钝性剥离。为暴露上椎体的上关节突，需对相邻椎体的棘突和下关节突予以截骨和切除，并剥离附着的黄韧带等软组织。通过神经根管造一个无齿钢丝线锯导向器的引出端，切开和切除附着于关节间下方的部分软组织。自上而下（从头到尾的方向）穿过椎间孔引入"C"形弯曲并具有延展性的无齿钢丝线锯导向器。随着线锯的往复运动，将椎弓根及脊柱的整个后部结构一起切除。椎弓根的截面（切割面）用骨蜡予以封闭，以减少失血和防止肿瘤细胞的侵蚀。为保持前柱节段切除后的脊柱稳定性，需在脊柱后方给予临时的器械固定。

（2）整块椎体切除术（椎体前柱的切除）：首先，必须识别椎体双侧的节段动脉。脊柱节段动脉的分支已经与神经根分离并被结扎和切断。这种操作暴露的节段动脉刚好位于椎弓根切缘的外侧。胸椎的神经根止于受累椎体被切除的一侧。先在穿过肋膜（或髂腰肌）和椎体之间平面的两边做钝性分离，然后再将节段动脉自椎体上分离。先进行椎体两侧的连续分离，后从椎体的前侧用刮匙和外科医师的手指谨慎仔细地分离大动脉，为前柱的手术操作创建足够宽阔的手术视野。线锯被置于椎体切割平面的近端和远端，确定椎间盘平面后，用"V"形锯齿状骨凿在椎体上开一条凹槽，用脊髓刮匙自静脉丛和韧带组织周围调动脊髓。椎体的前柱和前、后纵韧带均以线锯为切割工具。在椎体前柱切割开始后，应再次检查椎体的活动度以保证整个椎体切除术的顺利进行。采用这种方法，可使椎体前柱环绕脊髓做自由的旋转活动，但在移除椎体时仍然需小心谨慎，以避免损伤到脊髓，椎体的移除达到了脊髓前后的彻底减压和完全整块切除椎体肿瘤的目的。

（三）手术并发症及处理

1. 术中出血　术中出血主要是发生在椎管内静脉丛的出血，应彻底止血。

2. 神经损伤 神经损伤是最严重的并发症之一。由于脊柱肿瘤可能侵犯脊柱骨骼，导致脊柱稳定性下降，进而影响神经功能，造成神经压迫，可能出现神经损伤，甚至截瘫等情况，术中需要注意控制血压、维持足够的红细胞压积等，以保证脊髓灌注，保护脊髓功能。

3. 术中脑脊液漏 术中可能损伤硬脊膜，造成脑脊液漏。

4. 术后并发症 术后出血，伤口感染，内固定松弛或断裂，肿瘤复发和脊髓压迫症状加重或缓解不理想等。

四、麻醉计划

（一）术前评估

麻醉前应对患者进行全面评估，包括心肺功能、凝血功能、肝肾功能等，以及患者的一般健康状况和手术风险。对于老年患者或有特殊病史的患者，需要更加细致的评估和准备。

术前向患者和家属解释麻醉过程、可能的风险和术后恢复情况，以提高患者的理解和合作。

（二）麻醉计划

拟行全身麻醉气管插管。术中监测拟采用：NIBP，ABP，SpO_2，$P_{ET}CO_2$，5 导联 ECG，SVV，CCO，体温，BIS，肌松监测，间断行血糖/血气及电解质分析，尿量，出血量等。

充分吸氧去氮后，行快速序贯诱导。舒芬太尼 20 μg，依托咪酯 0.2 mg/kg，丙泊酚 2 mg/kg，顺阿曲库铵 1.5 mg/kg，气管插管使用 7.0#，加强管；备用的血管活性药物包括去氧肾上腺素、去甲肾上腺素。麻醉维持采用静吸复合麻醉方式，七氟烷 1.5%～2.0%，根据麻醉深度监测调整，瑞芬太尼 400～600 μg/h，根据术中血压和心率调整，根据手术时间追加肌松。术毕送返重症监护病房进一步治疗。

（三）术中麻醉管理策略

此类手术的特点为时间长、术中出入量大，以及需要脊髓保护。因此，麻醉要关注血压波动和出入量管理。麻醉前用药包括阿托品或东莨菪碱、地塞米松等。对于存在困难气道的患者，麻醉前应充分备好用于处理困难气道的器具，例如，可视喉镜、纤维支气管镜、喉罩。

一般选用快速麻醉诱导，麻醉药物为丙泊酚或依托咪酯、罗库溴铵/顺阿曲库铵、芬太尼/舒芬太尼。麻醉诱导应力求平稳，尽量避免循环功能波动。给药前可先让患者情绪稳定，同时适量补液。麻醉诱导和气管插管过程中还需特别注意缺氧和二氧化碳蓄积。

血流动力学管理方面，术中常规监测有创动脉压，以便及时发现和处理循环系统不稳定。目前对于手术期间的最佳血压控制目标没有统一标准，而控制性降压可能增加脊髓损伤风险。欧洲血管外科学会指南推荐：对于高危脊髓损伤患者，术中和最初的 24～72 h 内，平均动脉压应至少维持在 90 mmHg 以上。如果出现任何神经症状，平均动脉压目标逐渐提高到 100 mmHg[3]。

围手术期术中液体管理至关重要，需要根据患者的失血量和液体需求进行个体化管理，包括血压、心率、SVV的动态变化、尿量、引流瓶及纱布量；间断行血气分析，维持内环境稳态；根据Hb、HCT值来评估，以维持血流动力学稳定。了解可能出血的手术步骤，如术中显露动脉、下腔静脉等步骤时，应警惕急性大出血风险。手术时间长，加强与术者沟通、关注手术步骤、术中加强动脉血气监测，液体丢失的全方位估计（纱布、蒸发、引流瓶）、及时有效的扩容同样重要。必要时补充血液制品[4]。

目标导向液体治疗联合缩血管药物的使用有助于将血压维持于理想水平。机械通气下指导目标导向液体管理的指标包括SVV、脉压变异度（pulse pressure variation，PPV）和脉搏灌注变异指数（pleth variability index，PVI）。SVV或PPV>13%提示心脏前负荷不足，需要加快输液。非机械通气患者可使用液体冲击试验指导容量治疗，即在5 min内快速输注3 ml/kg（标准体重）晶体液或胶体液，每搏输出量（stroke volume，SV）增加（ΔSV）超过10%为液体冲击试验阳性，可进行第二次液体冲击试验，直至ΔSV<10%。过度依赖液体输注维持血压可能会造成液体过负荷，可单次或连续输注小剂量缩血管药物维持血流动力学平稳。

多节段全椎切除术的手术时间长，手术切口大，手术室温度较低，术中应积极进行体温监测和维护，避免低体温对患者造成不良影响。体温<34℃将影响血小板功能和延长凝血酶激活。建议进行鼻温等体温监测，使用保温毯、加温输血输液装置等进行体温保护[5]。

（四）镇痛方案选择

术后疼痛管理是提高患者舒适度和促进早期康复的关键。多模式镇痛策略，包括阿片类药物和非甾体抗炎药的使用，可以提供有效的镇痛效果。围手术期多模式镇痛包括合理使用阿片类药物或"减少阿片类药物"技术，使用非甾体抗炎药便是减少阿片类药物的途径之一[6]。使用静脉镇痛泵以提供持续稳定的镇痛效果，同时结合局部麻醉药物进行切口浸润或神经阻滞，以实现对术后疼痛的全面控制，减少阿片类药物的用量，减少相关副作用，提高患者的舒适度和满意度。

参考文献

[1] 田慧中，张宏其，梁益建．脊柱畸形手术学．广州：广东科技出版社，2012：1-483.

[2] 田慧中，李明，王正雷．胸腰椎手术要点与图解．北京：人民卫生出版社，2012：1-470.

[3] Fehlings M G, Tetreault L A, Aarabi B, et al. A clinical practice guideline for the management of patients with acute spinal cord injury: recommendations on the type and timing of rehabilitation. Global Spine J, 2017, 7（3 Suppl）: 231S-238S.

[4] Blacker S N, Woody N, Abate Shiferaw A, et al. Differences in perioperative management of patients undergoing complex spine surgery: a global perspective. J Neurosurg Anesthesiol, 2024, 36（3）: 218-227.

[5] Wiedemayer H, Sandalcioglu I E, Aalders M, et al.Reconstruction of the laminar roof with miniplates for a posterior approach in intraspinal surgery: technical considerations and critical evaluation of follow-up results.Spine, 2004, 29（16）: E333.

[6] Ntalouka M P, Brotis A G, Bareka M V, et al. Multimodal analgesia in spine surgery: an umbrella review. World Neurosurg, 2021, 149: 129-139.

容晓莹　编写　刘慧丽　校审

病例 22　右踝三踝骨折、剖宫产术后患者行右踝关节骨折切开复位内固定术

一、一般情况

患者，54 岁女性，身高 156 cm，体重 48.5 kg，BMI 19.9 kg/m^2。

【主诉】

右踝外伤后肿胀疼痛 6 h。

【现病史】

患者 6 h 前扭伤右踝关节。右踝关节疼痛、肿胀、活动受限。受伤部位无软组织开放性损伤，无血管损伤，无神经损伤。外院就诊完善 X 线检查，提示提示右踝关节骨折。就诊我院急诊，行手法复位、石膏固定、止疼、冰敷。患者自受伤来神智清，精神状态一般，食欲一般，睡眠良好，大小便正常。

【既往史】

剖宫产术后 19 年。否认高血压、心脏病、糖尿病等疾病。否认药物、食物过敏史。

【术前检验】

凝血功能：PT 10.4 s，APTT 30.2 s，INR 0.97。血常规：WBC 9.80×10^9/L，Hb 131 g/L，HCT 0.39，PLT 211×10^9/L。肝肾功能及电解质：AST 33 U/L，ALT 29 U/L，Cr 57 μmol/L，K$^+$ 4.42 mmol/L，Na$^+$ 137 mmol/L，葡萄糖 6.96 mmol/L。尿常规：尿糖（-），尿酮体（-），尿蛋白（-）。

【术前检查】

心电图：正常心电图。胸部 X 线片：双肺心膈未见异常。超声心动图：三尖瓣反流（轻度），LVEF 65%。踝关节 CT：右踝三踝骨折，右足踝关节退行性变（图 22-1）。双下肢静脉血栓评估：双下肢静脉未见明显血栓形成。

【入院诊断】

右踝三踝骨折，剖宫产术后。

【拟行手术】

右踝关节骨折切开复位内固定术。

预计手术时间：2 h；预计出血量：400 ml；备悬浮红细胞 2 U；术毕返回病房。

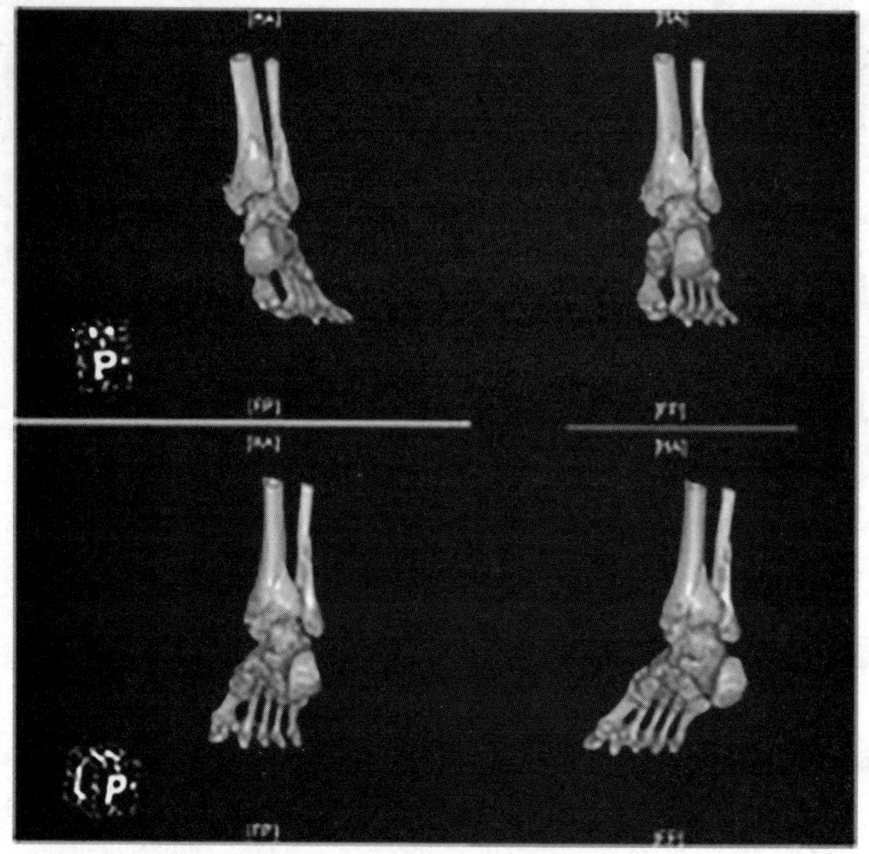

图 22-1　右踝关节 CT（见彩图）

二、术前评估

（一）气道评估及腰椎评估

Mallampati 分级Ⅱ级，张口度＞3 横指，甲颏距离＞6 cm，头颈活动可，困难气道可能性小，近期无呼吸道感染病史。

否认腰椎病史及腰椎外伤史，入院后低分子肝素 6000 U/d 皮下注射至术前一天，否认其他抗凝药物使用史，无椎管内麻醉禁忌。

（二）重要脏器功能评估与 ASA 分级

心功能：Ⅰ级；运动耐量：日常可上 2 层楼，活动耐量＞4 MET；ASA 分级：Ⅱ级。

三、手术介绍

（一）踝关节骨折

踝关节骨折包括单踝骨折、双踝骨折、三踝骨折、踝上骨折和胫骨下关节面前缘骨折等。这些骨折都可合并内侧副韧带、外侧副韧带、胫腓联合韧带断裂，还可合并胫腓下关节分离，或距骨脱位。踝关节骨折除踝上骨折外，均有关节内骨折，此外，踝关节的关节面比髋关节和膝关节小，但负重则大于髋、膝关节。

治疗原则：以恢复踝关节的结构及稳定性为原则，灵活选择方案。争取解剖复位，稳妥固定，适当进行关节活动。尽量恢复其功能，防止继发创伤性关节炎。对手法或外固定不能成功者，应尽早切开手术复位。

（二）踝关节骨折切开复位内固定术

1. 体位 平卧位或者侧卧位，根据骨折情况决定。

2. 手术操作程序

（1）内踝前下或后下弧形切口，长约6～8 cm。外后侧显露可在腓骨后缘作直切口。

（2）切开皮肤及深筋膜，爪拉钩牵开皮瓣作暴露，纵行切开骨膜，锐性分离，显露内踝骨折及内侧关节间隙，用有齿血管钳及刮匙清除碎骨片及软组织。

（3）腓骨下端后外侧切口，长约10 cm。切开皮肤、深筋膜，显露腓骨长、短肌及长屈肌外侧的肌纤维和胫骨后侧骨膜，用骨膜剥离器剥离显露后踝骨折片。

（4）复位后，以1～2枚克氏针将内踝固定，外踝都选用六孔以上钢板作内固定。

（5）冲洗伤口，逐层缝合骨膜、肌肉、皮下组织、皮肤。酒精擦拭皮肤后，两侧伤口用纱布覆盖，放松止血带。石膏托外固定。

四、麻醉计划

（一）术前评估

了解病史，重点了解有无椎管内麻醉禁忌，如抗凝药物使用史以及术前抗凝药物使用情况。体格检查：评估椎管内麻醉可行性。另外，全面评估心、肺、肝、肾等重要脏器功能。

（二）麻醉计划

拟行腰硬联合麻醉。术中监测：无创血压监测、脉搏血氧饱和度、5导联心电图。选择L3～4或L2～3间隙进行穿刺，定位后行皮肤、皮下组织、棘间韧带逐层浸润麻醉。选择正中入路穿刺，穿刺到达硬膜外腔后置入腰麻穿刺针，待脑脊液流出后，蛛网膜下腔内注入0.5%布比卡因12.5～15 mg，给药完成后退出腰麻穿刺针，在硬膜外腔留置导管，以满足长时间手术需要，控制麻醉平面在T10。

（三）术中麻醉管理策略

1. 椎管内麻醉失败 麻醉注药速度过慢或体位调整不当，注射器接头松动漏药导致未注入合适剂量，药液混入血液使药效降低等各种因素，导致麻醉效果不佳，甚至失败，可能需要重新麻醉或更改麻醉方式，如全身麻醉。

2. 低血压 低血压的发生和血压下降的幅度与麻醉平面、患者的全身状况及机体的代偿能力密切相关。可快速补液或给予小剂量血管活性药物（如麻黄碱、去甲肾上腺素）进行纠正。

3. 呼吸抑制 椎管内麻醉对呼吸功能的影响主要取决于支配肋间肌和膈肌运动功能的脊神经被阻滞的范围和程度。当麻醉平面过高，肋间肌大部分或全部麻痹，肺通气功能有不同程度的影响，一旦膈神经也被阻滞，则可能导致严重通气不足或呼吸停止。所以椎管内麻醉应尽量避免平面过高，一旦麻醉平面满足手术要求，应及时调整患者体位，必要时给予对症处理。

4. 恶心呕吐 多因循环抑制后低血压引起脑缺氧，兴奋恶心呕吐中枢。麻醉后交感阻滞，迷走神经功能兴奋导致胃肠蠕动增强，外加手术牵引等刺激也易引起呕吐。循环稳定后多可缓解，必要时可给予止吐药物。

5. 止血带反应 肢端手术使用充气止血带可使术野无血，极大地方便手术操作。但使用止血带也可引起一些潜在的问题，包括血流动力学改变、疼痛、代谢改变、动脉血栓栓塞和肺栓塞。在使用止血带时，由于被阻断的肢体细胞内没有氧气，引起细胞无氧代谢、代谢性酸中毒，导致肌红蛋白、细胞酶和钾离子的释放，使被绑扎的缺血肢体出现疼痛，患者有烦躁不安、冷汗、疼痛难忍等不适，可伴有血压升高、心率增快等症状。原则上及时松解止血带有助于减轻患者不适症状。严格掌握止血带应用的压力和时间、正确选择缚扎部位都可减轻止血带反应。松止血带之前适当加快输液，适当升高血压（一般略高于上止血带之前的血压）；放止血带的同时应抬高肢体，缓慢放气，待放气完毕测血压无异常后放下肢体。放止血带后如出现血压下降或休克症状，则快速补液或同时应用血管活性药物升压。

6. 肺栓塞 肺栓塞是一种由身体其他部位的栓子引起的肺动脉阻塞性疾病，最常见的栓子来源是腿部或盆腔的大静脉。肺血栓栓塞症是肺栓塞中最常见的一种，通常是由深静脉血栓脱落所致，除此之外，遗传、肥胖、骨折等创伤也可能与本病的发生有关。骨折患者肺栓塞的临床表现多样，常见症状包括呼吸急促、胸痛，而在一些重症患者中，可能出现轻微头痛、晕厥前兆、晕厥，甚至心搏或呼吸骤停。早期识别至关重要，椎管内麻醉患者早期可能有胸痛、呼吸不畅等不适主诉，可伴有血氧饱和度下降。而对于全身麻醉患者，则只能根据患者呼吸、循环的改变来判断，出现血压下降、氧饱和度下降，同时伴有呼气末二氧化碳升高的表现，应怀疑肺栓塞可能。肺栓塞的治疗目标在于恢复受阻的肺动脉血流，并预防新血栓的生成。基本的治疗手段主要包括药物治疗，其具体形式包括抗凝治疗、溶栓治疗以及针对病因的治疗，必要时考虑手术取栓。

（四）术后疼痛管理

术后疼痛管理是提高患者舒适度和促进早期康复的关键。围手术期医学已进入术后加速康复时代，术后多模式镇痛的效果对于患者术后早期锻炼和预后至关重要。术后镇痛不足严重制约术后功能锻炼和康复，与手术效果息息相关。目前临床除静脉或口服补充阿片类药物、非甾体抗炎药外，神经阻滞技术今年来应用愈发广泛。

坐骨神经支配足部绝大多数运动和感觉，但踝关节内侧穿行着胫骨后肌、胫骨前肌、蹰长屈肌、趾长屈肌、胫神经，其皮肤区域则是由隐神经支配[1]，因此内外踝骨折的患者除应阻滞坐骨神经外，还应联合阻滞隐神经。

坐骨神经阻滞可通过后路、侧路或前路入路实现[2]。侧路或后路坐骨神经阻滞需要患者侧卧甚至俯卧位进行。因此，需要患者配合进行体位摆放，造成患者疼痛、配合不佳，尤其是在创伤患者中。此外，如果有骨骼牵引装置、骨折固定装置或夹板存在，患者常常不能侧卧或俯卧。传统前路坐骨神经阻滞由于患者仰卧位时坐骨神经位置深在、超声成像效果差、穿刺难度大，难以达到满意效果[3-4]。大收肌入路坐骨神经阻滞基于坐骨神经与大收肌的解剖关系，在保证镇痛效果的同时可简化操作过程、增加一次成功率，且对下肢肌力影响小，患者术后早期即可进行自主踝泵锻炼[5]，穿刺位点位于大腿中段1/3，与隐神经穿刺位置接近，同一穿刺点可同时实施两种神经阻滞，避免患者频繁更换体位，同时也避免二次消毒（图22-2）[5]。

本例患者中，采用超声引导下大收肌入路坐骨神经阻滞（0.35% 罗哌卡因 15 ml）联合隐神经阻滞（0.35 罗哌卡因 15 ml），两种阻滞经同一穿刺点进行阻滞，减少患者穿刺不适感的同时保证了镇痛效果，术毕另接静脉患者自控镇痛泵（舒太尼 100 μg + 昂丹司琼 8 mg + 0.9% 生理盐水至 100 ml），大大增加了患者术后镇痛满意度。

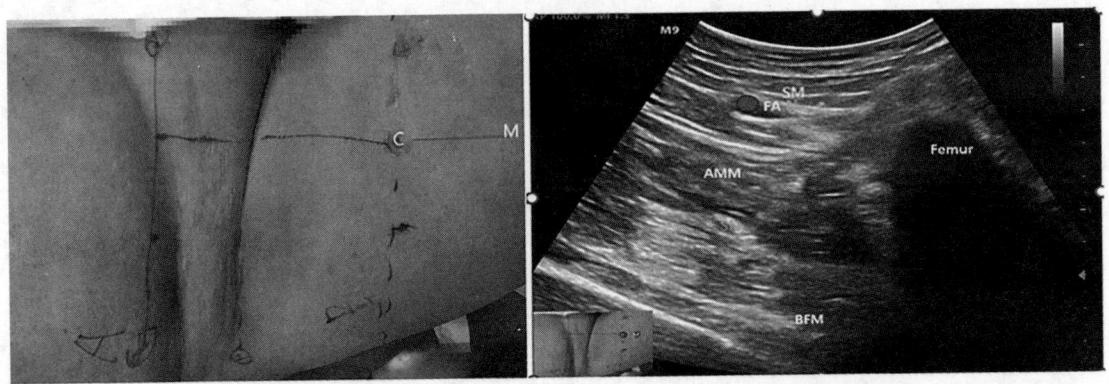

图 22-2　大收肌入路坐骨神经、隐神经穿刺及超声图像。C，经典前入路坐骨神经穿刺点；M，大收肌入路坐骨神经穿刺点。SM，缝匠肌；FA，股动脉；N，隐神经；AMM，大收肌；Femur，股骨；SN，坐骨神经；BFM，股二头肌（见彩图）

参考文献

[1] Han JR, Tran J, Agur AMR. Overview of the Innervation of Ankle Joint. Phys Med Rehabil Clin N Am. 2021v；32（4）：791-801.

[2] Abdallah FW, Chan VW, Gandhi R, et al. The analgesic effects of proximal, distal, or no sciatic nerve block on posterior knee pain after total knee arthroplasty: a double-blind placebo-controlled randomized trial. Anesthesiology. 2014；121（6）：1302-10.

[3] Van Elstraete AC, Poey C, Lebrun T, et al. New landmarks for the anterior approach to the sciatic nerve block: imaging and clinical study. Anesth Analg. 2002；95（1）：214-8.

[4] Kim HJ, Chin KJ, Kim H, et al. Ultrasound-Guided Anterior Approach to a Sciatic. Nerve Block: Influence of Lower Limb Positioning on the Visibility and Depth of the Sciatic Nerve. J Ultrasound Med. 2020；39（8）：1641-1647.

[5] Wang L, Qu Y, Deng Y, et al. Evaluation of a New Method of Sciatic Nerve Block: A Prospective Pilot Study. J Pain Res. 2023；16：2091-2099.

王丽薇　编写　张小青　校审

第四篇

泌尿外科手术的麻醉管理

病例 23 左侧肾上腺肿物、原发性醛固酮增多症、高血压、焦虑状态患者行肾上腺肿瘤切除术

一、一般情况

患者，66 岁女性，身高 158 cm，体重 56 kg，BMI 22.4 kg/m²。

【主诉】

发现血压升高 20 余年，左肾上腺占位 3 个月余。

【现病史】

患者 20 余年前体检时发现血压升高，最高约 180/100 mmHg，多见于春秋季，与体位改变无关，无明显头晕、头痛、乏力、视物模糊、恶心、呕吐等不适，未予重视，依据血压情况自行不规律口服降压药（不详），自诉血压可控制在 150/90 mmHg。3 个月余前患者无明显诱因出现头痛，呈隐痛，可耐受，伴头晕，无耳鸣、天旋地转感，伴胸闷、胸前区一过性针刺样痛，无阵发性心悸、出汗、面色苍白、肌无力，无皮肤紫纹、毛发增多、夜尿增多，自服阿利沙坦酯、施慧达（苯磺酸左旋氨氯地平片）效果不佳，血压波动在 160～180/100 mmHg，血压降低时前述症状均好转。于我院心内科住院治疗，完善检验检查示：肾素-血管紧张素-醛固酮系统立位 ARR（醛固酮/肾素）149.361；肾增强 CT 示左侧肾上腺见多个结节样软组织密度影，较大者约 11 mm×13 mm。患者血钾不低，皮质醇节律大致正常，儿茶酚胺及代谢产物及 24 h 尿香草扁桃酸（VMA）正常，肾动脉未见狭窄，考虑原发性醛固酮增多症可能性大，予盐酸特拉唑嗪（α_1 受体阻断剂）、厄贝沙坦氢氯噻嗪（血管紧张素 II 受体抑制剂和氢氯噻嗪复方制剂）、硝苯地平控释片对症降压，血压仍控制不佳，建议内分泌科就诊。3 个月前患者于内分泌门诊就诊，予调整降压方案为硝苯地平控释片 60 mg 和厄贝沙坦氢氯噻嗪 2 mg，血压维持在 130～140/80～90 mmHg。患者呈焦虑抑郁、失眠状态，长期口服帕罗西汀、佐匹克隆治疗。患者自发病来体重无明显变化，体力情况良好，大小便正常，睡眠较差，食欲一般，精神状态一般。

【既往史】

焦虑状态。否认肝炎、结核、疟疾病史，否认心脏病史，否认糖尿病、脑血管疾病、精神疾病史，否认外伤、输血史，否认食物、药物过敏史，预防接种史不详。

【术前检验】

血常规、肝肾功能、术前免疫、凝血、心肌梗死四项、血气、尿常规均大致正常。血常规：WBC 6.1×10^9/L，RBC 4.5×10^{12}/L，Hb 129 g/L，PLT 279×10^9/L。生化：葡萄糖 5.5 mmol/L，尿素 4.6 mmol/L，Cr 65 μmol/L，肾小球滤过率（eGFR）86 ml/(min·1.73 m²)，ALT 24 U/L，AST 20 U/L，K⁺ 4.05 mmol/L，Na⁺ 138 mmol/L。术前免疫（−）。尿常

规：大致正常。血气：pH 7.40、$PaCO_2$ 45.57 mmHg、PaO_2 83.73 mmHg、乳酸 2.09 mmol/L。RAAS 立位：肾素 3.73 ng/（ml·h）↓，醛固酮 346.89 pmol/L↑，ARR 93.0＞38。RAAS 卧位：肾素 1.33 ng/（ml·h）↓，醛固酮 317.13 pmol/L↑，ARR 238.44＞38；儿茶酚胺及代谢物（－）。

【术前检查】

心电图：窦性心律，左心房肥大，室性期前收缩。Holter：窦性心动过缓（平均心率 51 次/分，36～68 次/分），偶发房性早搏，偶发室性期前收缩，QT 间期延长。胸部 X 线片：双肺纹理增多。超声心动图：室间隔基底段增厚，左心室中部梗阻（峰值跨瓣压差 40 mmHg），左心房增大，二尖瓣后叶增厚，二尖瓣反流（轻度），LVEF 75%。头颅 MRA：脑动脉硬化，左侧大脑后动脉 P2 段局部管腔重度狭窄或闭塞可能，请结合临床。颈动脉、椎动脉超声：右颈动脉粥样硬化斑块形成。腹部 CT 增强：左侧肾上腺多个结节样软组织密度影，较大者约 11 mm×13 mm，增强扫描动脉期明显强化，延时期强化明显减弱。双肾动脉彩色多普勒：双肾动脉主干未见狭窄。双下肢血管超声：未见异常。

【入院诊断】

左侧肾上腺肿物，原发性醛固酮增多症，高血压，焦虑状态，剖宫产术后。

【拟行手术】

经腹膜后腹腔镜左侧肾上腺腺瘤切除术。

预计手术时间：2 h；预计出血量：20 ml。

二、术前评估

（一）气道评估

Mallampati 分级Ⅱ级，张口度＞3 横指，甲颏距离＞6 cm，颈椎活动度可，困难插管可能性小；近期无呼吸道感染病史。

（二）重要脏器功能评估与 ASA 分级

心功能：Ⅰ级；运动耐量：日常可散步 3 km，可上 3 层楼，活动耐量＞4 MET；ASA 分级：Ⅲ级。

三、手术介绍

肾上腺腺瘤（adrenal adenoma）是发生于肾上腺皮质的良性肿瘤，可为功能性或非功能性，前者包括皮质醇瘤、醛固酮瘤，偶为分泌性激素的腺瘤。非功能性腺瘤发生率较高，无症状。

1. 原发性醛固酮增多症 肾上腺皮质病变导致醛固酮分泌增多及肾素-血管紧张素系统受抑制，表现出以高血浆醛固酮水平和低血浆肾素活性为主要特征，以高血压伴或不伴低血钾为主要临床表现的综合征，可表现为高血压、肌无力、麻痹、夜尿增多、血及尿醛固酮水平增高、血钾减低和肾素水平下降，部分患者可有头晕、头痛、手足抽搐，甚至周期性瘫痪等。原发性醛固酮增多症是继发性高血压常见病因之一,主要包括肾上腺皮质醛固酮瘤和特发性醛固酮增多症。肾上腺皮质醛固酮瘤可占原发性醛固酮增多症的65%～90%,特发性醛固酮增多症占30%～40%。随着影像学的发展,肾上腺皮质醛固酮瘤患者的发病率呈上升趋势。由于病变体积较小(多在2～3 cm以内)、位置深、开放手术暴露困难,同时后腹腔镜手术具有损伤小、出血少、恢复快等优点,其已成为治疗肾上腺腺瘤的金标准[1]。

2. 肾上腺腺瘤并发症

(1)高尿钙和肾结石:皮质醇增多可促进尿钙排出,使尿钙明显增多,久病者可出现肾结石伴尿路结石症候群和异位钙盐沉积等表现。

(2)心血管疾病:部分患者可因长期高血压而导致左心衰竭、脑动脉硬化、脑卒中等。

3. 肾上腺腺瘤的诊断 实验室检查,如激素水平测定,有助于判断肿瘤是否具有功能性以及分泌的激素类型。影像学检查,如CT、MRI,能够清晰地显示肿瘤的位置、大小、形态等特征,为诊断和治疗提供重要依据。

4. 肾上腺腺瘤的治疗 手术治疗和药物治疗[2]。对于肿瘤体积较大、具有明显功能且引起严重症状的患者,手术切除通常是首选的治疗方式。

目前腹腔镜手术已广泛用于原发性醛固酮增多症治疗[3],确诊为醛固酮瘤或原发性肾上腺增生的患者,选择单侧肾上腺全切术或是保留部分肾上腺组织的肾上腺切除术尚存在争议。肾上腺切除术包括肾上腺肿瘤切除术、肾上腺肿瘤切除+肾上腺部分切除术。原发性醛固酮增多症患者患侧肾上腺往往存在多发性病灶,而单纯肿瘤切除可能遗留肿瘤部分包膜,导致术后复发,若在手术过程中高度怀疑多发性醛固酮瘤或伴有结节样增生可能,应尽量行患侧肾上腺全切术。

四、麻醉计划

(一)术前评估

了解病史:腺瘤大小、腺瘤有无功能、手术方式、实验室检查(重点了解内分泌功能情况)。体格检查:评估气道通畅程度和气管插管难度,是否有水、电解质及酸碱平衡失调。全面评估心、肺、肝、肾等重要脏器功能。

了解术前管理情况:纠正电解质紊乱,补钾使血钾恢复正常,血钠高者给予低钠饮食。适当控制高血压。使用螺内酯,其具有保钾降压的作用。

(二)麻醉计划

拟行气管插管全身麻醉。术中监测:NIBP、ABP、SpO_2、5导联ECG、$P_{ET}CO_2$、BIS,间断行血糖监测、血气及电解质分析(重点关注血钾水平),监测尿量、出血量等。

术前咪达唑仑2 mg。充分吸氧去氮后,行麻醉气管插管诱导:舒芬太尼15 μg,2%利多卡因2 ml,依托咪酯10 mg,顺阿曲库铵8 mg,丙泊酚小剂量滴定给予50～100 mg(7.0#加强管);麻醉维持采用静吸复合麻醉:七氟烷1.5%～2%,瑞芬太尼300～400 μg/h,根据术中情况间断给予肌松剂的追加;术后镇痛采用PCIA:舒芬太尼100 μg+生理盐水配至100 ml。术毕拔除气管导管后送返普通病房进一步治疗。

（三）术中麻醉管理策略

原发性醛固酮增多症是指肾上腺皮质自主分泌醛固酮，导致体内潴钠排钾，血容量增多，肾素-血管紧张素系统活性受抑制，临床主要表现为高血压和低血钾。

1. 术中循环与内环境管理 关注手术进程，手术探查时可能引起血压波动，避免对一过性的血压变化盲目使用降压药，以免在手术切除肾上腺后发生严重低血压。切除肾上腺后可能发生不可解释的低血压，若常规升压药物效果不明显，应考虑及时给予氢化可的松 $100 \sim 200$ mg，并注意观察血压的变化，判断是否存在肾上腺皮质功能不足的情况。一般单侧肾上腺切除患者出现的可能性比较小，但也并不能完全排除。

心电图的变化多半为电解质紊乱造成，需要密切关注心电图的变化，QT间期延长、ST段与T波改变，以及出现明显的U波等均为低血钾的表现，需要及时发现与处理，否则会发生严重的心律失常。

术前应进行动脉穿刺置管，术中严密监测血压的波动，必要时进行血气分析监测血钾。术前准备血管活性药物（去甲肾上腺素、去氧肾上腺素以及盐酸乌拉地尔、艾司洛尔等），备用氢化可的松。

2. 后腹腔镜手术特点 后腹腔镜手术中CO_2较易通过创面吸收入血且后腹腔充气后由于对肺部的压迫和手术体位的改变，肺顺应性下降，同时气腹所产生的压力升高使膈肌上移，膈肌上移后胸腔容量减少，压迫肺部致肺泡萎陷，从而使通气血流比值失调。

手术中应加强呼吸及循环功能的监测，常规监测呼气末二氧化碳、血氧饱和度及气道压力，间断行血气分析。确保充分氧合，加快CO_2排出，维持循环功能稳定，使患者安全度过手术期。

3. 肥厚型心肌病的管理 肥厚型心肌病是一种以左心室肥厚为突出特征的原发性心肌病。心肌肥厚部位以左心室为常见，右心室少见。室间隔高度肥厚，向左心室腔内突出，收缩时引起左心室流出道梗阻者，称为"肥厚型梗阻性心肌病"。术前评估的主要方面是确定有无左心室流出道梗阻及严重程度。

麻醉管理原则：减轻左心室流出道压力，减小其压力差；尽量避免低血容量、心动过速、外周血管扩张及心肌收缩力增强等加重左心室流出道压力的相关因素；麻醉期间应维持窦性心律、适当的循环容量、体循环阻力。

加重流出道压力的因素：心肌收缩力增加（交感神经兴奋、洋地黄、心动过速），前负荷降低（心输出量减少、血管扩张剂），后负荷降低（全身血管阻力降低、血管扩张剂）。

减轻流出道压力的因素：心肌收缩力降低（β受体阻滞剂、挥发性麻醉剂），前负荷增加（增加液体容量），后负荷增加（α受体激动剂、增加液体容量）。

具体麻醉管理要点：维持合适的心率和血压，低血压首选α受体激动剂（如去氧肾上腺素，升高血压并降低左心室流出道压力，避免使用β受体激动剂（如异丙肾上腺素、多巴胺、麻黄碱等）；高血压可增加吸入麻醉药的浓度加深麻醉，避免使用血管扩张药，如硝酸甘油和硝普钠，增加流出道梗阻，导致严重的低血压；避免心动过速，备好β受体阻滞剂（如艾司洛尔），避免使用增强心肌收缩力的药物；保证适当麻醉深度，抑制心肌收缩力，避免应激反应；保持心脏前后负荷，尽量避免低血容量，避免血管扩张药的使用；术中注意维持窦性心律，避免心律失常。

4. 抑郁患者管理特点　抑郁症确切的病因尚不清楚,主要的假说有大脑多巴胺、去甲肾上腺素、5-羟色胺缺乏或受体活性改变等。抑郁症的药物治疗主要是基于其病因假说。主要作用为增加大脑多巴胺、去甲肾上腺素、5-羟色胺等神经递质在脑内的浓度。药物主要有三环类抗抑郁药(tricyclic antidepressants,TCA)、选择性5-羟色胺再摄取抑制剂(selective serotonin reuptake inhibitors,SSRI)、单胺氧化酶抑制剂(monoamine oxidase inhibitor,MAOI)、非典型抗抑郁药等。这些药物有可能与麻醉药物产生严重的相互作用。患者在围手术期通常继续服用抗抑郁药,这会导致麻醉药物用量增加,其可能的机制为患者脑儿茶酚胺活性增加。中枢抗胆碱能药物(阿托品、东莨菪碱)的效能增加,可能增加术后谵妄的发生率。

TCA可用于治疗抑郁症及慢性疼痛。它作用于神经突触,阻断神经元对儿茶酚胺、5-羟色胺的再摄取。地昔帕明、去甲替林目前应用较广,其镇静作用较弱,副作用较少。其他药物包括阿米替林、丙米嗪、普罗替林、阿莫沙平、多塞平、曲米帕明等,这些药物的镇静作用较强。氯米帕明被用于治疗强迫性精神障碍。大部分TCA:明显的抗胆碱能(抗毒蕈碱)作用,症状包括口干、视物模糊、胃排空延迟以及尿潴留;奎尼丁样心脏作用,包括心动过速、T波低平或倒置,以及PR、QRS、QT间期延长。

MAOI副作用包括体位性低血压、焦虑、震颤、癫痫发作、肌肉痉挛、尿潴留、感觉异常和黄疸。最严重的后遗症为消化含酪胺的食物后出现高血压危象,因为酪胺会生成去甲肾上腺素。对使用MAOI的患者使用阿片类药物要小心,虽然其相互作用罕见,但有报道其相互作用十分严重。大多数严重的相互作用见于哌替啶,会导致体温过高、癫痫发作和昏迷。对于使用MAOI的患者应避免使用哌替啶。

非典型抗抑郁药和SSRI包括氟西汀、舍曲林和帕罗西汀,部分医生认为SSRI是抗抑郁的一线用药。大部分进行择期手术的患者会使用这些药物。这些药物抗胆碱能作用很小或没有,一般不会影响心电传导。主要副作用为头痛、焦虑和失眠。

术前访视应充分了解既往病史及目前情况,耐心解释沟通,减轻其思想负担。了解既往用药情况和目前所服用的药物,由于服药时间一般较长,应注意这些药物的不良反应以及和麻醉药合用的相互作用;了解既往饮食等情况,少食、拒食可能导致水、电解质紊乱,需及时纠正;注意有无肝肾功能损害。一般不建议术前停药。可请精神科医生会诊,评估抑郁症病情严重程度。

麻醉诱导维持用药需考虑到麻醉药物与抗抑郁症药物的相互作用,调整剂量。术后建议给予适当的镇静镇痛,减少抑郁症发作的概率。长期服用抗抑郁药可能抑制保护性反射,因此拔管时注意预防反流误吸。

参考文献

[1] Smith C D, Weber C J, Amerson J R. Laparoscopic adrenalectomy: new gold standard. World J Surg, 1999, 23(3): 389-396.
[2] 中华医学会内分泌学分会. 原发性醛固酮增多症诊断治疗的专家共识(2020版). 中华内分泌代谢杂志, 2020, 36(9): 727-736.
[3] 周水根, 张征宇, 高建平, 等. 后腹腔镜手术与开放手术治疗肾上腺疾病比较. 中国内镜杂志, 2004, 10(9): 31-33.

姜祎　编写　张小青　校审

病例 24　嗜铬细胞瘤患者行经腹膜后腹腔镜右侧嗜铬细胞瘤切除术

一、一般情况

患者，66岁女性，身高157 cm，体重53 kg，BMI 21.5 kg/m^2。

【主诉】

发现右肾上腺占位4年。

【现病史】

患者8个月前因骨质疏松就诊于当地医院，肾上腺MRI平扫与增强结果提示：右肾上腺可见一大小2.0 cm×1.6 cm类圆形软组织密度影，显像剂摄取增高。左肾上腺增粗并见直径约0.9 cm的结节状软组织密度影，显像剂摄取稍增高。考虑右侧嗜铬细胞瘤。1个月前我院门诊确诊。给予酚苄明早2片、晚2片术前准备。现为手术收住院。患者自发病以来体重无明显变化，体力正常，小便正常，便秘，睡眠较差，食欲一般，精神状态一般。

【既往史】

烧伤植皮术后30余年，青霉素过敏，骨质疏松，肝囊肿，胆囊息肉。否认肝炎、结核、疟疾病史，否认高血压、心脏病史，否认糖尿病、脑血管疾病、精神疾病史，否认其他食物、药物过敏史，预防接种史不详。

【术前检验】

去甲肾上腺素：13.4 mg/L↑。血管紧张素Ⅱ（立位）：43.06 ng/L↓。促肾上腺皮质激素、肾上腺素、皮质醇、血多巴胺、醛固酮（立位）、肾素活性（立位）正常范围。其他检验结果未见明显异常。

【术前检查】

心电图：窦性心律，正常心电图。胸部X线片：大致正常。超声心动图：主动脉瓣轻度反流，LVEF 70%。颈动脉超声：双侧颈动脉粥样硬化斑块形成。肺功能：通气功能正常，小气道功能正常，残总比增加。肾MRI：右侧肾上腺见大小约16 mm×15 mm×24 mm稍高密度影，左肾上腺可疑小结节约10 mm；诊断结果：右侧肾上腺占位，嗜铬细胞瘤待除外。

【入院诊断】

右侧嗜铬细胞瘤，右肾上腺肿物，烧伤植皮术后，青霉素过敏史，胸椎退行性变，肝囊肿，胆囊息肉，骨质疏松。

【拟行手术】

经腹膜后腹腔镜右侧肾上腺嗜铬细胞瘤切除术。

预计手术时间：2 h；预计出血量：50 ml。

二、术前评估

（一）气道评估

Mallampati 分级 Ⅱ 级，张口度 > 3 横指，甲颏距离 > 6 cm，颈椎活动度可，困难插管可能性小；近期无呼吸道感染病史。

（二）重要脏器功能评估与 ASA 分级

心功能：Ⅰ级；运动耐量 > 4 MET；ASA 分级：Ⅲ级。

三、手术介绍

嗜铬细胞瘤

嗜铬细胞瘤是起源于肾上腺髓质嗜铬细胞的肿瘤，合成、存储和分解代谢儿茶酚胺，并因后者的释放而引起症状。占高血压患者的 0.1%～0.6%，人群中约 50%～75% 的患者未被诊断。副神经节瘤占全部嗜铬细胞瘤的 15%～24%，肾上腺外多见于腹部肠系膜下动脉和主动脉分叉处的嗜铬组织，也可见于膀胱、肾、输尿管、前列腺、胰腺、肝等。病因不明，可能与遗传有关。

1. 发病机制和临床表现 嗜铬细胞瘤自主性间断或持续分泌释放大量儿茶酚胺（肾上腺素、去甲肾上腺素、多巴胺）。来自肾上腺髓质及腹主动脉旁嗜铬体的嗜铬细胞瘤可分泌肾上腺素和去甲肾上腺素，其他部位的肿瘤只分泌去甲肾上腺素，极少数分泌多巴胺。嗜铬细胞瘤还可分泌其他激素和多肽等。肾上腺素引起血压增高、心率加快，去甲肾上腺素使血压增高、反射性迷走神经亢进、心率减慢。

由于肾上腺嗜铬细胞瘤、副神经节瘤与肾上腺髓质增生的共同特点是肿瘤或者肾上腺髓质的嗜铬细胞分泌过量的儿茶酚胺（肾上腺素、去甲肾上腺素、多巴胺），引起相似的临床症状，统称为儿茶酚胺增多症。

典型症状为头痛、心悸、多汗三联征[1]；持续性或阵发性高血压；体位性低血压；心血管系统并发症：窦性心动过速、期前收缩、室性心律失常、心肌病、心肌肥厚、心脏扩大、心力衰竭等；基础代谢率高，消瘦；血糖升高、糖耐量减低；神经系统：焦虑紧张、头晕、面色苍白或潮红、恶心呕吐等。

2. 嗜铬细胞瘤的诊断

（1）筛查：伴有头痛、心悸、多汗三联征的高血压；顽固性高血压；麻醉、手术、血管造影检查、妊娠中血压升高或剧烈波动；嗜铬细胞瘤/副神经节瘤家族遗传背景者；肾上腺偶发瘤；有嗜铬细胞瘤既往史。

（2）定性诊断：24 h 尿儿茶酚胺等。

（3）定位诊断：CT、MRI 等。

（4）遗传综合征诊断和基因筛查。

3. 嗜铬细胞瘤的治疗 控制高血压，控制心律失常。

手术治疗：腹腔镜手术或开放手术。手术切除是嗜铬细胞瘤最有效的治疗方法。目前临床对适宜的嗜铬细胞瘤患者广泛采用腹腔镜手术，其较传统开放手术创伤小、术中出血少、术后恢复快且住院天数少。

四、麻醉计划

（一）术前评估和准备

了解病史：了解患者症状、关注肿瘤主要分泌类型、手术的难易程度。靶器官受累情况评估：心、脑、肾。术前准备是否充分：α 受体阻滞剂、β 受体阻滞剂、扩充血容量。体格检查：评估气道通畅程度和气管插管难度，是否有水、电解质及酸碱平衡失调，全面评估心、肺、肝、肾等重要脏器功能。

术前准备非常重要[2]，没有进行术前全身状态的调整和并发疾病治疗的患者围手术期死亡率可高达 45%，对于术前已经明确诊断的患者，应积极进行相关疾病的治疗和扩容准备；有些患者术前肿瘤处于"静止状态"，不分泌或少量分泌激素，麻醉和手术等应激状态下可诱发高血压危象或休克状态，应更加重视。

术前药物控制：① α 受体阻滞剂：控制血压，酚苄明首选；② β 受体阻滞剂：控制心率，处理心律失常，α 受体阻滞剂的辅助作用；③钙通道阻滞剂：控制心血管并发症，α 受体阻滞剂的辅助作用；④儿茶酚胺合成抑制剂：α - 甲基对位酪氨酸；⑤血管扩张剂：硝普钠、硝酸甘油；⑥其他：镁剂等。

术前扩充血容量：应用 α 受体阻滞剂以及切除肿瘤后可引起明显的血容量不足，造成低血压。因此，扩容治疗应该在术前开始。术前控制血压的同时，以适量的血浆代用品补充血容量并适当扩容是该类患者术前准备不可忽视的重要内容。以红细胞压积下降 5% 并伴有体重的增加作为判断指标。

嗜铬细胞瘤患者血液中儿茶酚胺浓度高，瘤体分泌儿茶酚胺能力异常亢进，若应用刺激儿茶酚胺分泌的药物，可能导致儿茶酚胺大量释放入血，出现高血压危象、急性心力衰竭、脑出血等不良后果。因此，对于嗜铬细胞瘤患者，肿瘤切除前需避免应用此类药物[3]，见表 24-1。

表 24-1 嗜铬细胞瘤患者肿瘤切除前需避免使用的药物

分类	举例
激素类	糖皮质激素，胰高血糖素
三环类抗抑郁药	阿米替林，去甲替林，丙米嗪，氯米帕明
单胺氧化酶抑制剂	司来吉兰，苯乙肼
去甲肾上腺素再摄取抑制剂	利血平
选择性 5- 羟色胺再摄取抑制剂	氟西汀，度洛西汀，帕罗西汀
抗精神病药	氟哌利多，舒必利
某些抗生素	利奈唑胺
止吐药	甲氧氯普胺，普鲁氯嗪
组胺	
促儿茶酚胺分泌的血管活性药	血管紧张素Ⅱ，血管加压素，苯丙胺，伪麻黄碱
某些肌肉松弛剂	琥珀胆碱，筒箭毒碱，阿曲库铵，泮库溴铵

资料来源：成人嗜铬细胞瘤手术麻醉管理专家共识（2017）

酪胺具有促去甲肾上腺素释放的作用，应避免食用消化过程中产生大量酪胺的食物，如巧克力、酒、熏肉、久置的奶酪和酸奶、花生、特定的豆类及豆制品（豆腐、酱油、绿豆、蚕豆、豌豆）、特定的果蔬（李子、菠萝、香蕉、茄子）。

术前准备充分的标准如下：

（1）血压和心率达标，有体位性低血压，一般认为，坐位血压应低于 120/80 mmHg，立位收缩压高于 90 mmHg，坐位心率为 60～70 次/分，立位心率为 70～80 次/分，可根据患者的年龄及合并的基础疾病做出适当调整。

（2）术前 1 周心电图无 ST-T 段改变，室性期前收缩 < 1 次/5 分钟。

（3）血管扩张，血容量恢复。红细胞压积降低，体重增加，肢端皮肤温暖，出汗减少，有鼻塞症状，微循环改善。

（4）高代谢症候群及糖代谢异常得到改善。

（二）麻醉计划

拟行气管插管全身麻醉。术中监测：NIBP、ABP、CVP、SpO_2、5 导联 ECG、呼气末二氧化碳、BIS，间断行血糖监测、血气及电解质分析，监测尿量、出血量等，见表 24-2。

CVP 监测：肿瘤切除前血液中大量儿茶酚胺会导致患者血管持续收缩和低有效循环血量。而左、右心室充盈压可能并不相同，尤其在术中刺激瘤体、结扎瘤体静脉以及快速补液、应用血管活性药物时，这一差异可能更加明显，此时 CVP 可能无法准确地反映左心室前负荷。

血糖监测：体内过量的儿茶酚胺会通过激活 α_2 肾上腺素受体抑制胰岛素的分泌，从而导致约 60% 的患者伴有术前及术中血糖升高。而在切除嗜铬细胞瘤后，患者血液中儿茶酚胺迅速减少，解除了对胰岛细胞的抑制作用，10%～15% 的患者会出现低血糖，部分患者会表现为全麻后苏醒延迟、嗜睡、出汗、癫痫发作等。因此，围手术期需定期监测患者血糖，并及时调整。

表 24-2 嗜铬细胞瘤切除术术中监测

建议对于所有嗜铬细胞瘤手术患者进行监测	无创监测	血压 心电图 脉搏血氧饱和度 呼气末二氧化碳 体温 尿量
	有创监测	动脉置管监测有创动脉压，基于有创动脉压的循环血容量监测（如 SVV、PPV），血气，血糖；中心静脉置管监测 CVP
建议对于以下患者进行监测：①存在心脏疾病且心功能储备差②怀疑儿茶酚胺心肌病③充血性心力衰竭	无创监测	经食管超声心动图
	有创监测	肺动脉导管监测肺动脉压及 PAWP

资料来源：成人嗜铬细胞瘤手术麻醉管理专家共识（2017）。
SVV，每搏量变异度；PPV，脉压变异度；CVP，中心静脉压；PAWP，肺动脉楔压。

术前右美托咪定 20 μg 静脉滴注[4]，充分吸氧去氮后，行麻醉气管插管诱导：舒芬太尼 10 μg，顺阿曲库铵 10 mg，丙泊酚小剂量滴定给予 130 mg（7.0#，加强管）；备用去甲肾上腺素、肾上腺素、尼卡地平、乌拉地尔、酚苄明、硝普钠、艾司洛尔（围手术期血管活性药物的应用见表 24-3、表 24-4）；麻醉维持采用静吸复合麻醉：七氟烷 1.5%～2%，瑞芬太尼 300～400 μg/h，根据术中情况间断给予肌松剂的追加；术毕拔除气管导管后送返普通病房进一步治疗。

表 24-3 术中常用降压药物的应用

药物	常用剂量	药效学	药代动力学	其他事项
酚妥拉明	静脉单次给药 2.5～5 mg，1 mg/min，每 3～5 min 可重复一次；重复静脉输注（100 mg 稀释到 500 ml 5% 葡萄糖中）直到血压控制良好	短效 $α_1$ 阻滞剂	2 min 血药浓度达峰，持续 15～30 min，半衰期约为 19 min	
尼卡地平	输注起始剂量 5 mg/h，每 5 min 可提高 2.5 mg/h，最大剂量 15 mg/h	钙通道阻滞剂	半衰期约为 20 min	二线用药
硝普钠	输注起始剂量 0.5～10 mg/(kg·min)，若输注 10 min 后无明显降压效果，停止使用	通过血管内皮细胞产生 NO，对动脉和静脉平滑肌均有直接扩张作用	静滴后血药浓度立即达峰，停止后维持 1～10 min	代谢产物氰化物有毒性
硫酸镁	负荷量 40～60 mg/kg，输注速度 1～2 g/h	强效的钙通道阻滞剂以及潜在的抑制儿茶酚胺释放引起血管扩张的作用	静注立即起效，作用 30 min	注意镁离子浓度，防止中毒
乌拉地尔	静脉单次给药 25 mg 或 50 mg，持续静脉输注 10～15 g/h	竞争性选择性短效 $α_1$ 阻滞剂	消除半衰期短，2～4 h	较酚苄明更安全有效
艾司洛尔	静脉 0.5 mg/(kg·min) 约 1 min，持续静脉输注 0.05 mg/(kg·min) 开始，以 0.05 mg/(kg·min) 速度逐渐滴定至最佳输注量，不可超过 0.3 mg/(kg·min)	短效 $β_1$ 阻滞剂	输注 5 min 内达到血药浓度稳态，分布半衰期 2 min，消除半衰期 9 min	先应用 α 肾上腺素能受体拮抗剂，在其应用后出现心动过速后考虑加用 β 肾上腺素能受体拮抗剂
拉贝洛尔		α 及 β 肾上腺素能受体拮抗剂		因其可能引起高血压危象，不常规使用

资料来源：成人嗜铬细胞瘤手术麻醉管理专家共识（2017）。
NO，一氧化氮。

表 24-4　术中常用升压药物的应用

药物	常用剂量	药效学	药代动力学	其他事项
去甲肾上腺素	每分钟 8~12 μg 滴注,维持量为 2~4 μg/min	肾上腺素受体激动剂,强烈激动 α 受体,同时也激动 β 受体	滴注后立即起效,维持 1~2 min	需经深静脉注射
肾上腺素	静脉初始单次剂量为 2~8 μg,可根据血压持续输注	1~2 μg/min 激动 $β_2$ 受体,2~10 μg/min 激动 $β_1+β_2$ 受体,≥10 μg/min 激动 $α_1$ 受体	静注立即起效,迅速被血液和组织中的儿茶酚-O-甲基转移酶和单胺氧化酶代谢而失活	当嗜铬细胞瘤主要分泌肾上腺素时首选
多巴胺	单次静注每次 1~2 mg,泵注维持 2~10 μg/(kg·min)	0.5~2 μg/(kg·min)激动 DA_1 受体,肾和肠系膜血管扩张;2~10 μg/(kg·min)激动 $β_1$ 受体,增加心肌收缩力及心输出量;>5 μg/(kg·min)促进内源性去甲肾上腺素的释放,作用于心脏;10~20 μg/(kg·min)同时激动 α 和 $β_1$ 受体,以 α 受体介导的血管收缩效用为主	静注 5 min 内起效,持续 5~10 min,作用时间长短与用量不相关	当嗜铬细胞瘤主要分泌多巴胺时首选
去氧肾上腺素	静脉注射 0.2 mg,按需每隔 10~15 min 给药一次	α 肾上腺素受体激动剂	静注立即起效,维持 15~20 min	可作为升压首选,如效果不佳,立即选用其他血管活性药
垂体后叶素	2 μg/(kg·min),6 h 后血流动力学改善	激动血管加压素 1 受体来收缩血管	半衰期 6 min,持续时间 30~60 min	与儿茶酚胺相比,收缩冠状动脉、肺动脉和脑血管的作用更少
亚甲蓝	1 mg/kg 静脉滴注,缓慢注射	抑制环鸟苷酸机制在血管麻痹综合征中起到重要作用	静脉给药立即起效,不经过代谢随尿排出	所有药物效果都不明显时,可以考虑使用亚甲蓝

资料来源:成人嗜铬细胞瘤手术麻醉管理专家共识(2017)。
DA,多巴胺。

(三)术中麻醉管理策略

嗜铬细胞瘤手术伴随着血流动力学剧烈波动的风险[5]。

1. 麻醉诱导因素

(1)为了防止直视喉镜下引起的血流动力学波动,必须保证足够的麻醉深度才能进行气道操作。

(2)气管插管操作前肌肉松弛药充分起效极为重要。

(3)使用阿片类药物抑制插管反射是麻醉诱导中很重要的一方面。

(4)在有足够麻醉深度的前提下,此类患者仍可能因为正压通气挤压肿瘤导致儿茶酚胺释放等原因在诱导期间发生血流动力学波动，可选择短效的血管活性药物控制血压和心率。可以从小剂量（0.5～1 mg/次）开始给药，根据患者反应逐渐增加剂量。

2. 手术相关因素

（1）手术体位：此类患者在体位改变时可挤压肿瘤，导致儿茶酚胺释放。

（2）手术切皮：切皮前需确保患者具备足够的麻醉深度。

（3）气腹：气腹导致的腹压增高可压迫肿瘤，引起儿茶酚胺释放。

（4）肿瘤探查：手术医师对肿瘤的操作等机械刺激可能会导致血浆中去甲肾上腺素和肾上腺素的急剧升高，引起血流动力学的极度不稳定。

（5）肿瘤切除后：肿瘤静脉结扎后，血浆中的儿茶酚胺释放突然中止，术前血容量欠缺、手术出血以及麻醉药引起的血管扩张均会引起持续的低血压状态。麻醉医师需密切关注手术进程，在此之前需尽可能保证患者有足够的循环血容量，并及时减少或停止使用扩血管药物。如果患者术中持续低血压，可以使用血管活性药，以维持血流动力学稳定。

3. 肿瘤切除前后的血流动力学管理　术中触碰肿瘤会引起儿茶酚胺释放，血压急剧升高。血压升高较缓和时，可以给予5～25 mg乌拉地尔或0.2～1 mg尼卡地平降压治疗；血压急剧升高时，可以给予1～5 mg酚妥拉明降压。酚妥拉明半衰期短，可以反复使用；可持续泵注硝普钠0.5～10.0 μg/（kg·min）。艾司洛尔可以有效控制快速室上性心律失常，室性心律失常可应用利多卡因或胺碘酮转复。

及时知晓阻断肿瘤血供时间，血压可能即刻出现下降，应立刻停止所有血管扩张剂，由开放的外周通路和中心静脉快速补液，液体复苏往往比血管活性药物的使用更加有效。呈现"高排低阻"表现，补液同时可加用血管活性药，根据患者术前儿茶酚胺水平选择。肾上腺皮质功能不全，出现顽固性低血压，应及时补充糖皮质激素（首选快速起效的氢化可的松），增加对升压药物的允许作用。血管加压素是治疗儿茶酚胺抵抗低血压的有效药物，持续泵注0.8～1.6 U/h。

4. 高血压危象的处理　阵发性或持续性血压增高超过250 mmHg，持续1 min即可称为高血压危象。常见于麻醉诱导、体位改变和术中探查分离与压迫肿瘤时。并发症：如脑出血、心力衰竭，心电图出现心动过速、心律失常，严重者可出现心室颤动或心搏骤停，甚至死亡。

麻醉医师应立即提示手术医师暂停手术，静注酚妥拉明，并纠正心律失常，同时严密监测血压的变化。待血压平稳后再通知手术医生开始手术。

5. 呼吸管理　围麻醉期还应加强呼吸方面的管理，保证充分供氧，避免二氧化碳蓄积等因素可能造成的儿茶酚胺分泌增加。手术时可能造成胸膜破裂，发生气胸，导致缺氧，应在术后注意观察，及时处理。

6. 术后管理　患者去向：手术时间短、出血少、生命体征平稳（不需要升压药物支持），可在术后拔除气管导管，返回病房。若患者术后需血管活性药物来维持血压、术中发生大出血或严重血流动力学波动等事件，应转送至ICU进一步监测并治疗。

（1）严密监护：对持续血流动力学不稳定的患者，应实时监测动脉血压及血糖。对术后苏醒较差的患者，则需监测电解质及相关激素水平。对高龄、术前准备不充分、术中循环波动大的患者，特别是术前未发现的嗜铬细胞瘤患者，若患者术后苏醒质量不佳，尤应注意是否存在脑血管意外，可先通过体格检查排除，必要时行头颅CT或MRI等影像学检查。警惕术后并发症，主要有血流动力学不稳定、反射性低血糖及肾上腺功能减退等。

（2）术后高血压：大约有50%的患者术后仍有高血压，可持续72 h以上。原因可能包括多发肿瘤没有完全切除、疼痛、低氧及二氧化碳蓄积等。处理：对症处理，或静脉注射扩血管药物。

（3）术后低血压：患者术后早期死亡的主要原因。主要原因为肿瘤切除后减少了儿茶酚胺的来源，继发动静脉显著扩张和受体对内源性儿茶酚胺的敏感性降低。处理：在中心静脉压或肺动脉压监测指导下进行扩充血容量治疗，必要时辅以升压药以维持血流动力学相对稳定。

（4）术后低血糖：许多患者在术后早期出现低血糖。原因：血浆中儿茶酚胺浓度急剧降低，解除了对胰岛细胞的抑制作用，血浆胰岛素水平升高，出现低血糖。处理：有时低血糖仅表现为持续性低血压，且对加压药和补液无效。应监测血糖浓度，当确认低血糖时应输注葡萄糖液体。

（5）肾上腺功能减退：双侧肾上腺嗜铬细胞瘤切除术或单独一个有功能的肾上腺嗜铬细胞瘤切除术后，肾上腺皮质可能出现不同程度的缺血或损伤，导致肾上腺激素分泌不足而发生肾上腺危象。患者常表现为不同程度的心悸、胸闷、呼吸急促、血压下降、四肢酸痛，甚至嗜睡等症状，肾上腺危象是嗜铬细胞瘤较为危险的并发症，一般发生于术后24 h。糖皮质激素的使用可有效预防肾上腺危象的发生。

目前，对预防肾上腺功能减退的糖皮质激素替代治疗，建议遵照下述方案：在麻醉诱导的同时，静脉给予氢化可的松100 mg；术后静脉给予氢化可的松100 mg，每8 h一次，持续24 h；氢化可的松可维持3天，逐渐减量至维持剂量（例如，氢化可的松25 mg，静脉给药或口服，一日2次；或泼尼松10 mg，口服，一日1次）。此外，双侧肾上腺切除的患者需终身接受糖皮质激素替代治疗。

参考文献

[1] 中华医学会内分泌学分会. 嗜铬细胞瘤和副神经节瘤诊断治疗专家共识（2020版）. 中华内分泌代谢杂志，2020，36（9）：737-750.
[2] 孔昊，王东信. 嗜铬细胞瘤患者的围术期管理. 临床麻醉学志，2017，33（11）：1132-1136.
[3] Eisenhofer G, Rivers G, Rosas A L, et al. Adverse drug reactions in patients with phaeochromocytoma: incidence, prevention and management. Drug Sa, 2007, 30（11）: 1031-1062.
[4] 张靓，韩志强，邱颐，等. 右美托咪定在腹腔镜下嗜铬细胞瘤切除术麻醉中的观察. 实用肿瘤杂志，2021，36（11）：57-62.
[5] 张羽冠，汪一，徐宵寒，等. 嗜铬细胞瘤切除术全身麻醉围术期血流动力学管理. 临床麻醉学杂志，2019，35（8）：818-820.

姜祎　编写　张小青　校审

病例 25　右肾癌伴癌栓、肺部感染、冠状动脉搭桥术后、2型糖尿病患者行右肾肝下下腔静脉癌栓取出术

一、一般情况

患者，64岁男性，身高180 cm，体重90 kg，BMI 27.77 kg/m²。

【主诉】

血尿6个月，发现右肾癌合并癌栓4月余。

【现病史】

患者于6个月前出现尿中血块，持续2天后转变为清亮尿液，后血尿间断发作，伴右侧腰部轻度疼痛、双下肢水肿。2023年10月8日在我院行计算机断层扫描尿路造影（CTU）（增强）检查，提示右肾占位，伴右肾静脉及下腔静脉瘤栓，淋巴结转移不除外。穿刺后病理提示，透明细胞型肾细胞癌，于2023年11月24日在我院开始行新辅助靶向免疫治疗。治疗期间出现间歇性血压升高，最高160/100 mmHg，休息后缓解，共治疗6个周期。现为行手术治疗来院。患者自发病以来，精神、饮食可，睡眠可，大小便可，体重无明显下降。

【既往史】

糖尿病20余年，现三餐前注射门冬胰岛素16 IU，睡前注射甘精胰岛素16 IU。高脂血症。冠心病、冠状动脉搭桥术后7年，现口服阿托伐他汀20 mg每日1次。否认其他既往史，否认食物、药物过敏史。

【术前检验】

血常规：大致正常。生化：血糖11.8 mmol/L↑，甘油三酯1.84 mmol/L↑，高密度脂蛋白胆固醇0.97 mmol/L。糖化血红蛋白5.9%。脑钠肽286 pg/ml。血气分析（吸空气）：pH 7.41，二氧化碳分压36.8 mmHg，氧分压84.8 mmHg；电解质及乳酸：K⁺ 3.7 mmol/L，乳酸0.7 mmol/L。

【术前检查】

心电图：窦性心律，异常Q波，室性期前收缩。超声心动图：室壁节段性运动异常（左心室下壁、后壁、侧壁基底段-中段），左心房、左心室增大，室间隔基底段增厚，二尖瓣反流（轻度），左心室舒张功能减退，LVEF 45%。冠状动脉造影：四支桥血管均通畅，但后降支自身血管条件不佳，且左心室舒张末内径57 mm，左心室射血分数45%，目前不是行非心脏手术的心血管绝对禁忌证，但较无心血管疾病者行非心脏手术发生心血管事件的风险稍大，目前患者心血管的状态已经处于相对优化状态。胸部CT：双肺磨玻璃影，较前好转，双肺多发小、微结节，大致同前，双肺少许索条，主动脉及冠状动脉硬化，胸

部术后改变。CTU：右肾肾癌，似略增大，伴右肾静脉及下腔静脉瘤栓，部分为血栓。下腔静脉彩色多普勒超声检查：Mayo Ⅲ级（图 25-1）。

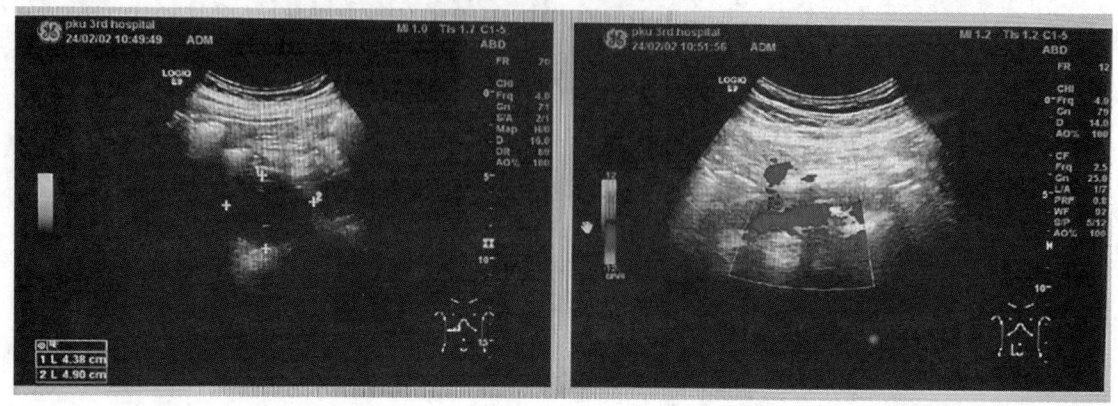

图 25-1 患者超声心动图示患者下腔静脉血流情况（见彩图）

【术前会诊】

呼吸科会诊意见：建议完善肿瘤标志物筛查，定期复查胸部 CT，必要时穿刺活检、请胸外科会诊。

心内科会诊意见：心脏血管方面：可携带外院手术记录，复查冠状动脉造影，进一步评估血管情况（但需交代造影剂过敏、造影剂肾损伤可能导致外科手术延期、肿瘤扩散等风险）。若患者及家属不同意行冠状动脉造影，则需充分交代手术风险。术前完善心肌损伤标志物检查，围手术期注意关注患者症状，复查心电图、心肌损伤标志物，术中避免低灌注、心动过速等因素。心功能方面：交代心力衰竭风险，围手术期注意加强容量管理，维持出入量平衡，避免补液过多、过快引起心力衰竭。心律失常方面：建议术前完善动态心电图评估心律失常负荷，监测心率、心律，维持血钾 4～5 mmol/L。交代风险：向患者及家属交代手术过程中有可能出现急性心肌梗死、心力衰竭、恶性心律失常、猝死等风险，密切监测生命体征变化。

麻醉科会诊意见：建议遵心内科会诊意见行冠状动脉造影检查并进一步评估，建议完善血气分析等，请呼吸科会诊，协助围手术期诊治；向患者及家属充分交代围手术期心脑血管风险极高，必要时建议医务处备案，术前备 ICU，根据手术预计情况备血制品；术中桡动脉穿刺，备血管活性药物，维持循环平稳，维持出入量平衡，加强容量监测，避免液体过负荷，间断血气分析，血钾维持在 4～5 mmol/L；警惕围手术期心力衰竭、心肌缺血，关注 ST 段变化；术毕根据患者情况决定去向。

【入院诊断】

右肾恶性肿瘤；腔静脉癌栓；肺部感染；冠心病，冠状动脉搭桥术后；Ⅱ型糖尿病；高脂血症。

【拟行手术】

经腹膜后腹腔镜右肾肝下下腔静脉癌栓取出术。

预计手术时间：6 h；预计出血量：1000～2000 ml；备血：悬浮红细胞 10 IU，血浆 4 IU；备 ICU。

二、术前评估

（一）气道评估

Mallampati 分级 I 级，无松动牙齿，张口度可，头后仰度可，困难气道可能性小。

（二）重要脏器功能评估与 ASA 分级

活动量＜ 4 MET；心功能：III 级；ASA 分级：III 级。

三、手术介绍

肾癌是一类起源于肾实质的恶性肿瘤，发病率约占泌尿系统肿瘤的 20.3%[1]，且每年以 1%～2% 的速度递增[2]。肾癌伴下腔静脉癌栓约占肾癌总数的 4%～10%，其中 10%～25% 为 III 级以上癌栓[3]。对于非转移性肾癌合并下腔静脉癌栓患者，手术是最有效的治疗方法，术后 5 年生存率可达 60%[4-5]。

Mayo III 级癌栓是指瘤栓生长接近或达肝静脉水平以上但位于膈肌以下，右侧 Mayo III 级瘤栓可通过下腔静脉近心端不阻断技术，实现无需"翻起"肝的情况下进行手术。该技术仅需术中离断右肝三角韧带、开放下腔静脉近心端、升高 CO_2 气腹压力，可在不阻断第一肝门血管的情况下切除瘤栓，以降低肝缺血再灌注损伤的风险。将患者置于左侧斜卧位并置入 Trocar 装置，分离肾门血管、离断右肾动脉，抬起肝以充分暴露右肾及下腔静脉，必要时可离断生殖静脉、腰静脉、肝短静脉。如肝遮挡术野，可切断右三角韧带以抬高肝。随后将下腔静脉骨骼化分离，并显露左侧肾静脉，依次阻断下腔静脉远心端、左肾静脉。升高 CO_2 气腹压力至 20 mmHg，剪开腔静脉壁，并将瘤栓整块拖出，使用血管缝线连续缝合腔静脉壁。如瘤栓呈单病灶侵犯下腔静脉壁，可切除受侵血管后重建，但需注意腔静脉狭窄的风险。如瘤栓呈多灶性或环形侵犯腔静脉壁，可行下腔静脉截断术，用 Endo-Gia 切割闭合器离断下腔静脉远心端，使用 Hem-o-lok 夹闭左肾静脉并离断，并用血管缝线连续缝合腔静脉近端[6]。

四、麻醉计划

拟行经口气管插管静吸复合麻醉。术中监测 ECG、SpO_2、NIBP、$P_{ET}CO_2$、ABP、CVP、TEE、CO、SVV、BIS、尿量、体温。

术前用药给予咪达唑仑 2 mg、地塞米松 5 mg；麻醉诱导使用依托咪酯 16 mg，丙泊酚 100 mg，2% 利多卡因 2 ml，舒芬太尼 20 μg，顺阿曲库铵 18 mg，8.0#，加强管；备用去甲肾上腺素、去氧肾上腺素；麻醉维持使用 2% 七氟烷，瑞芬太尼 0.2 μg/（kg·min），BIS 维持在 40～60。术毕依据术中情况决定返回 ICU 或病房。

五、麻醉管理要点

阻断下腔静脉血流动力学可发生波动，下腔静脉完全阻断，回心血量锐减，血压下降的处理措施：阻断大血管前，适度扩容＋血管活性药物维持 CVP 在正常值高限，避免阻断血管时回心血量骤减引起血压急剧下降；在血管阻断期间，适量补液，酌情适量加用 α 受体激动剂，维持 CVP 在正常值，MAP＞60 mmHg；间断行血气分析，阻断开放后常有酸性物质入血产生代谢性酸中毒，及时纠正，提升血管活性药敏感性，必要时小剂量碳酸氢钠预防；记录阻断时间，及时与外科医师配合沟通。

术中大出血，显露下腔静脉、游离肝动脉和门静脉可能存在困难，警惕大出血风险；术中加强动脉血气监测，必要时补充血液制品；加强与术者沟通、关注手术步骤、液体丢失的全方位估计（纱布、蒸发、引流瓶）、及时有效的扩容同样重要；围手术期凝血功能障碍，主要预防大量输血导致的稀释性凝血病，根据需要进行输血补液。

术中肾游离，下腔静脉游离暴露及阻断是肺栓塞高发时期[7]。癌栓脱落或癌栓上附着血栓脱落均可能导致肺栓塞发生。约 6% 的下腔静脉癌栓患者发生围手术期肺栓塞，其病死率可高达 60%～75%[8]，因此应高度重视。嘱咐外科医生在进行腹腔镜操作时，注意游离下腔静脉及肾静脉动作轻柔，阻断前尽量避免对下腔静脉的挤压；在缝合下腔静脉前，先开放远端下腔静脉，排除下腔静脉内的空气，以防发生空气栓塞。

术中持续 TEE 监测可快速诊断和明确癌栓位置。出现突发不明原因心率增快、进行性低血压，进行性 SpO_2 和 $P_{ET}CO_2$ 下降，颈静脉充盈或怒张，CVP 剧增等，应高度怀疑肺栓塞，一旦出现应立即暂停手术，降低肺动脉阻力，保证心脑等脏器灌注，改善氧合。心外科会诊，必要时体外循环开胸取栓或介入取栓。术前放置下腔静脉滤过器可预防肺栓塞的发生。

六、术后镇痛

1% 罗哌卡因 10 ml＋2% 利多卡因 10 ml＋0.9% 生理盐水 20 ml 行切口浸润麻醉，氟比洛芬酯 50 mg，甲氧氯普胺（胃复安）10 mg，PCIA（舒芬太尼 100 μg＋甲氧氯普胺 20 mg 至 100 ml 0.9% 生理盐水）。

参考文献

[1] Siegel R L, Miller K D. Cancer statistics, 2020. CA Cancer J Clin, 2020, 70（1）: 7-30.
[2] Goding S A, Fedewa S A, Butterly L F, et al. Prognostic factors and prognostic models for renal cell carcinoma: a literature review. World J Urol, 2018, 36（12）: 1943-1952.
[3] Hatcher P A, Anderson E E, Paulson D F, et al. Surgical management and prognosis of renal cell carcinoma invading the vena cava. J Urol, 1991, 145（1）: 20-24.
[4] Marshall F F, Dietrick D D, Baumgartner W A, et al. Surgical management of renal cell carcinoma with intracaval neoplastic extension above the hepatic veins. J Urol, 1988, 139（6）: 1166-1172.
[5] Neves R J, Zincke H. Surgical treatment of renal cancer with vena cava extension. BJU Int, 1987, 59（5）: 390-395.
[6] 张树栋，谢睿扬. 机器人手术时代的肾癌合并腔静脉瘤栓治疗策略. 北京大学学报（医学版），2024，56（4）: 562-564.

[7] Yi D, Guo X Y, Zheng Q, et al. Anesthetic management for retroperitoneoscopic nephrectomy combined with inferior vena cavatumor thrombectomy. Chinese Journal of Minimally Invasive Surgery, 2014 (12): 1140-1143.

[8] Shuch B, Larochelle J C, Onyia T, et al. Intraoperative thrombus embolization during nephrectomy and tumor thrombectomy: critical analysis of the University of California-Los Angeles Experience. J Urol, 2009, 181 (2): 492-498.

任林雨　编写　张小青　校审

病例 26 右肾癌伴癌栓、高血压患者行右肾膈上下腔静脉癌栓取出术

一、一般情况

患者，57 岁男性，身高 175 cm，体重 88 kg，BMI 28.73 kg/m^2。

【主诉】

间歇无痛尿血 3 个月。

【现病史】

患者 3 个月前无诱因出现间歇性无痛全程肉眼血尿，尿中伴血块。于当地医院就诊，行 MRI 检查考虑为右侧肾癌伴癌栓。患者自发病以来，精神、饮食可，睡眠可，大小便可，体重无明显下降。

【既往史】

高血压 5 年，最高达 180/100 mmHg，服用硝苯地平控释片 30 mg 每日 1 次，血压控制 132～161/89～105 mmHg。否认其他合并症，否认食物、药物过敏史，否认手术、外伤史。

【术前检验】

血常规：WBC 11.96×10^9/L，Hb 123 g/L，HCT 0.36%，PLT 101×10^9/L。凝血：PT 13.9 s，APTT 27.6 s。心肌酶：NT-ProBNP 52 pg/ml，TnT 0.48 ng/ml，CK-MB 16 ng/ml。肝肾功能：AST 225 U/L，ALT 173 U/L，Cr 90 μmol/L。血糖：7.01 mmol/L，余大致正常。

【术前检查】

心电图：大致正常心电图，心率 73 次/分。超声心动图：下腔静脉占位——癌栓？LVEF 74%。胸部 X 线片：双侧心膈肺未见异常。下肢静脉超声：双侧下肢静脉未见明显血栓形成。颈动脉超声：双侧颈动脉、椎动脉未见明显异常。肾 MRI：右肾见混杂信号团块影向外突出，大小约 56.7 mm×44.3 mm×63.9 mm，边界不清，右肾静脉、下腔静脉及左肾静脉起始处亦可见混杂信号影填充，DWI 信号增高，下腔静脉内病变范围约 44.2 mm×38.5 mm×155.4 mm，上缘达右心房，增强扫描不均匀强化。膈上下腔静脉旁小结节，明显强化。L1 椎体内可见骨质破坏，增强扫描局部明显强化。左肾可见类圆形长 T2 信号影（图 26-1）。

【入院诊断】

右肾癌伴瘤栓，高血压（3 级，低危）。

【拟行手术】

开放肾根治性切除，癌栓取出及右心房肿瘤切除术。

预计手术时间：8～10 h；预计出血量：2000 ml；备悬浮红细胞 20 U，血浆 10 U；备 ICU。

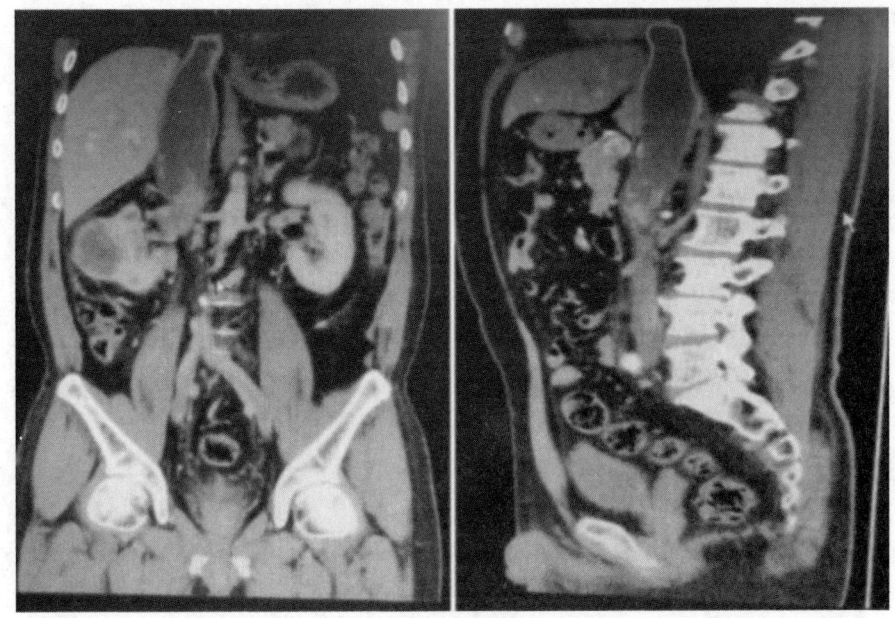

图 26-1 腹部 MRI 影像，可见下腔静脉内占位病变（见彩图）

二、术前评估

（一）气道评估

Mallampati 分级 II 级，张口度＞3 cm，甲颏距离＞3 横指，颈椎活动度正常。

（二）重要脏器及心功能评估

心功能：NYHA II 级（可上二层楼）；ASA 分级：II 级。

三、手术介绍

主要手术步骤（癌栓未侵犯下腔）：左右侧肋缘"人"字切口开腹；游离右肾静脉，以备阻断；显露膈肌以上下腔静脉，游离肝动脉和门静脉，以备阻断；血管依次阻断：肾静脉下方下腔静脉、肝动脉和门静脉、膈肌上下腔静脉，切开下腔静脉壁，取出癌栓；缝合下腔静脉切口，逆向解除血管阻断。

Mayo 肾癌癌栓分级：0 型：癌栓局限在肾静脉内；I 型：癌栓侵入下腔静脉，癌栓顶端距离肾静脉开口处≤2 cm；II 型：癌栓侵入肝静脉水平以下的下腔静脉内，瘤栓顶端距肾静脉开口处＞2 cm；III 型：瘤栓生长接近或达肝静脉水平以上但位于膈肌以下；IV 型：瘤栓侵入膈肌以上下腔静脉内。

Mayo IV 级癌栓难度极高，围手术期并发症发生率高达 45%～55%，死亡率高达 9.7%～22.2%[1-4]，III～IV 级癌栓取出术难度巨大主要体现在：胸腹联合切口，使用体外循环技术，心房切开取栓，肝游离技术，下腔静脉全长暴露技术，精细化的麻醉管理技术，使用经食管超声实时监测技术。

四、麻醉计划

（一）麻醉计划

拟采用气管插管全身麻醉；术中监测：ECG、SpO_2、$P_{ET}CO_2$、有创和无创血压、中心静脉压、麻醉深度、血气分析、体温、尿量、TEE；入室开放双上肢 16G 静脉通道及右颈内静脉；诱导前用 TTE 明确下腔静脉瘤栓上极的位置；麻醉诱导用药：舒芬太尼 0.3 μg/kg，依托咪酯 0.1～0.15 mg/kg，罗库溴铵 0.6～1 mg/kg，丙泊酚根据循环情况适量给予；诱导后再次使用 TTE 明确下腔静脉瘤栓上极的位置，如果不适于阻断下腔静脉取栓，则体外循环行手术。麻醉维持采用静吸复合，七氟烷 1%～2%，瑞芬太尼 0.1～0.2 μg/（kg·min），间断追加罗库溴铵。术毕依据术中情况决定返回病房或 ICU。

（二）术中麻醉管理策略

Ⅳ级下腔静脉癌栓目前普遍认为在体外循环（伴或不伴深低温停循环）下取栓是最安全有效的方法。

对于麻醉医师来说，首先可以通过术前访视了解患者基本状态（心、脑、肝、肾等重要脏器功能，有无肺栓塞）；其次通过与外科医生交流及阅读影像学资料了解患者下腔静脉癌栓延伸程度，明确具体手术方式及可能需要的血管旁路技术，以制订完善的麻醉计划。

麻醉医师应该熟知下腔静脉癌栓分型及其对手术方式选择的影响，了解腹腔镜操作技术的基本流程步骤及其对呼吸循环的影响，术前制订完善的麻醉计划，术中与外科医师等密切配合，严密监护，对于可能发生的严重并发症保持高度警觉，防患于未然，为患者围手术期安全保驾护航。

术中麻醉管理要点如下：在下腔静脉阻断前适度扩容，加用血管活性药物（去甲肾上腺素或去氧肾上腺素）以维持中心静脉压在正常值高限，可避免阻断时回心血量大幅下降，血压急剧下降；在阻断期间，主张通过限制补液，加用 α 受体激动剂（去甲肾上腺素或去氧肾上腺素）及静脉扩张剂（硝酸甘油等）维持中心静脉压在正常值低限而平均动脉压 > 60 mmHg，避免开放下腔静脉时大量血液回流导致的急性心力衰竭及肺水肿等发生；间断行血气分析，阻断开放后常因酸性物质入血出现代谢性酸中毒，必要时可以使用小剂量碳酸氢钠预防代谢性酸中毒发生；肝、肾通常能够耐受 30 min 热缺血处理而无明显损害发生，因此注意阻断时间应 < 30 min。肾癌根治联合癌栓取出术一般采用经后腹膜入路，而后腹膜间隙存在广泛的疏松结缔组织，因此，采用此途径时 CO_2 更容易透过腹膜吸收入血，易导致高碳酸血症及皮下气肿发生。同时高碳酸血症易激发交感神经系统，增加心脏节律障碍风险，且 CO_2 气腹也会引起外周阻力增高，心脏后负荷增加，使得冠状动脉供血减少。综上，对于术前肺功能异常，合并冠心病、高血压、心律失常等疾病的患者，术中更应加强监测，造气腹前适当加深麻醉，行适度过度通气，术中常规监测 $P_{ET}CO_2$，间断血气分析，及时调整呼吸参数，严格控制 CO_2 气腹压不超过 15 mmHg。

（三）预防和处理围手术期并发症

1. 肺栓塞 对于下腔静脉癌栓患者来说，游离肾静脉、游离下腔静脉及阻断下腔静脉时是肺栓塞高发时期，癌栓脱落或癌栓上附着血栓脱落均可能导致肺栓塞发生。约6%的下腔静脉癌栓患者发生围手术期肺栓塞，其病死率可高达60%～75%[5]，因此应高度重视。外科医生在进行腹腔镜操作时应注意游离下腔静脉及肾静脉动作轻柔，阻断前尽量避免对下腔静脉的挤压。术中介入超声能够明确瘤栓末端的确切位置，可防止由阻断范围不足及过度游离引发的癌栓脱落。在缝合下腔静脉前，先开放远端下腔静脉，排除下腔静脉内的空气，以防发生空气栓塞。现有研究认为，术前放置下腔静脉滤网能有效预防肺栓塞发生。

肺栓塞临床表现与处理：出现突发不明原因心率增快、进行性低血压，进行性SpO_2和$P_{ET}CO_2$下降，颈静脉充盈或怒张，中心静脉压剧增等，应高度怀疑肺栓塞。术中持续TEE监测可快速诊断和明确癌栓位置。一旦出现应立即暂停手术，降低肺动脉阻力，保证心脑等脏器灌注，改善氧合；心外科会诊，必要时体外循环开胸取栓。

术中下腔静脉阻断、开放对循环可能产生的影响有：①大量出血：低血压，贫血，低温，缺血缺氧性脑病等；②大量输注库存血：低钙，低体温，稀释性凝血功能障碍等；③代谢性酸中毒；④癌栓脱落：肺栓塞等。

2. 体外循环常见并发症 ①低心排综合征：因心功能不全、低血容量或心肌缺血/再灌注损伤等引起，表现为低血压，血管周围阻力升高，组织灌注不足；②肺部并发症：因长时间肺萎陷，肺表面活性物质破坏，肺栓塞中栓子阻塞和炎症反应等引起，表现为肺不张、肺水肿或灌注肺等；③脑部并发症：发病率为1%～5%，主要由体外循环导致的脑缺血缺氧、脑栓塞或急性颅内出血引起，临床可表现为术后谵妄、认知功能改变或脑卒中等；④出血：肝素化后凝血机制变化、转流中血小板消耗和功能降低、凝血因子稀释及破坏、大量库存血的使用等，导致凝血功能障碍；⑤急性肾功能不全：大多数患者表现为短暂的轻度肾功能不全，尿量、尿钠减少，尿钾增加。

3. 围手术期凝血功能障碍 临床上多种因素，包括创伤、炎症反应、凝血因子消耗、纤溶异常、血液稀释、应用抗凝药物、低体温等常影响围手术期患者的出凝血功能，导致临床难以控制的出血、血栓形成以及继发器官功能障碍的发生，严重影响围手术期患者的预后，被称为围手术期凝血功能障碍。主要包括严重创伤和（或）大量输血所致复苏相关凝血病（resuscitation-associated coagulopathy，RAC），也称为稀释性凝血病，以及严重感染所致消耗性凝血病。

一般情况下，24 h内输血和输液的累积量达到患者血容量的1.5倍以上即有可能出现稀释性凝血病。严重创伤伴有大量失血的患者，如凝血酶原时间＞18 s、活化部分凝血酶原时间＞60 s、凝血酶时间＞15 s，伴有纤维蛋白原明显下降时，即认为存在TIC。

稀释性凝血病的防治关键在于最短时间内控制出血，并输注血液制品及补充凝血因子。其中血红蛋白推荐维持水平为70～90 g/L，合并创伤性脑损伤维持在100 g/L左右；新鲜冰冻血浆初始10～15 ml/kg，是否追加取决于凝血监测及其他血制品输注情况；血小板推荐≥$50×10^9$/L，发生弥散性血管内凝血或纤溶亢进者为$75×10^9$/L；纤维蛋白原至少维持在1 g/L以上，活动性出血患者如低于1.5～2.0 g/L或血栓弹力图显示功能性纤维蛋白原缺乏，应输注浓缩纤维蛋白原3～4 g或冷沉淀50 mg/kg，并根据监测结果指导再次用量；凝血酶原复合物含有凝血因子Ⅱ、Ⅶ、Ⅸ、Ⅹ，当大失血患者凝血酶原活动度＜30%时需输注，但避免同时输注抗凝血酶；对于重组活化Ⅶ因子（recombinant activated factor Ⅶ，rFⅦa）来说，足够的血小板和纤维蛋白原是 rFⅦa 发挥作用所必需的，低体温和酸中毒能降低 rFⅦa 的疗效。

弥散性血管内凝血（disseminated intravascular coagulation，DIC）是在某些严重疾病基础上，致病因素引起机体凝血系统激活，血小板活化，纤维蛋白沉积，导致微血管内弥散性微血栓形成，多种凝血因子及血小板消耗性降低，并伴以继发性纤溶亢进的获得性全身性血栓-出血综合征。常见能够引发 DIC 的基础疾病包括产科急症、脓毒症、颅脑损伤、肺挫裂伤等，然而造成围手术期患者发生 DIC 的最常见原因是脓毒症，常被称为脓毒症性 DIC。DIC 临床表现缺乏特异性，常与基础疾病的表现重叠，因此，目前并没有特异性的指标可以确诊 DIC，对于此类患者，往往需首先想到消耗性凝血病的可能，再结合病史、临床表现、实验室检测结果等给予综合判断。其治疗关键在于去除和治疗原发病，抗凝治疗阻断微血栓形成，并根据凝血因子消耗情况补充凝血因子、抑制纤溶等。

4. 低体温 ①患者自身因素，如儿童体温调节中枢发育不完善，老年人体温调节功能差，危重患者失去控制热丢失和产生热量的能力，皮肤完整性损害使热量丢失增加，黏液性水肿、肾上腺功能不全可降低产热；②环境因素，包括室温低、手术台或接触物温度低、冷空气、热量辐射丢失；③麻醉因素，指全麻时下丘脑调节机制、血管运动、寒战及其他反射抑制，代谢率降低；④手术及输血、输液等因素，如冷消毒液、冲洗液、灌注液等，大量输血、输液而未经加温处理。低体温会导致患者的耗氧量、代谢率随体温下降而下降，心脏做功减少，麻醉药用量减少，酶的活性和细菌活力受到抑制，并有抗凝作用，但不延长出血时间。

低体温降低脑的代谢率、耗氧量，减轻脑水肿，有利于脑复苏，并可延长术中肝肾阻断血流的时间，对创伤大、出血多的手术，可增加手术耐受性，减少出血性休克的发生。但低体温也会带来诸多并发症，从而影响患者预后：①御寒反应：如果麻醉深度不够或未采取适当措施，低体温过程中可发生严重的御寒反应，患者的氧耗量大幅度增加，甚至产生其他意外；②心律失常：可能并发各种类型心律失常，严重的有室性心动过速，频发室性期前收缩，低于 28℃ 更易发生心室颤动；③胃肠出血：长时间低体温的患者，术后 1 周可发生胃应激性溃疡，或因低体温期间血液滞缓，形成小肠动脉栓塞致内脏出血；④酸中毒：低温时组织灌注不足、氧供减少，可出现代谢性酸中毒。因此，对于手术患者的麻醉来说，应避免御寒反应，确保肌肉完全松弛且末梢血管扩张良好。

五、术后镇痛

我院常用的镇痛方法为：手术结束前 30 min，静脉给予氟比洛芬酯 50 mg；关伤口时，行切口局部浸润麻醉，药物配置方法为：1% 罗哌卡因 10 ml + 2% 利多卡因 10 ml + 生理盐水 20 ml。此外，使用术后患者自控的连续静脉镇痛泵（配置方法：舒芬太尼 100 μg + 甲氧氯普胺 20 mg 至 100 ml 生理盐水）。

参考文献

［1］Patil M B，Montez J，Loh-doyle J，et al. Level Ⅲ~Ⅳ inferior vena caval thrombectomy without cardiopulmonary bypass：long-term experience with intrapericardial control. J Urol，2014，192（3）：682-688.

［2］Ciancio G，Manoharan M，Katkoori D，et al. Long-term survival in patients undergoing radical nephrectomy and inferior vena cava thrombectomy：single center experience. Europ Urol，2010，57（4）：667-672.

［3］Haddad A Q，Wood C G，Abel E J，et al. Oncologic outcomes following surgical resection of renal cell carcinoma with inferior vena caval thrombus extending above the hepatic veins：a contemporary multicenter cohort. J Urol，2014，192（4）：1050-1056.

［4］Shuch B，Crispen P L，Leibovich B C，et al. Cardiopulmonary bypass and renal cell carcinoma with level IV tumour thrombus：can deep hypothermic circulatory arrest limit perioperative mortality？ BJU Int，2011，107（5）：724-728.

［5］Shuch B，Larochelle J C，Onyia T，et al. Intraoperative thrombus embolization during nephrectomy and tumor thrombectomy：critical analysis of the University of California-Los Angeles experience. J Urol，2009，181（2）：492-498.

任林雨　编写　张小青　校审

病例 27　膀胱肿瘤、高血压、心房颤动、肥厚型心肌病患者行膀胱肿瘤电切术

一、一般情况

患者，90岁男性，身高173 cm，体重78 kg，BMI 26.1 kg/m²。

【主诉】

无痛性肉眼血尿3周余。

【现病史】

患者3周余前无明显诱因出现肉眼血尿，无尿频、尿急、尿痛，无腰痛，无腹痛，无发热，至当地医院就诊，查彩超提示右肾囊肿；右肾结石？膀胱右侧壁结节。为进一步诊治，门诊以"膀胱肿瘤"收入院。患者自发病以来，精神、饮食可，睡眠可，大便可，体重无明显下降。

【既往史】

高血压10余年，既往最高180/110 mmHg，口服苯磺酸氨氯地平5 mg每日1次，血压控制在101～128/60～73 mmHg。近1个月血压正常，未使用降压药物。糖尿病10余年，口服瑞格列奈、西格列汀、二甲双胍，控制欠佳，糖化血红蛋白：7.5%。心房颤动（房颤）病史2～3年，口服美托洛尔控制心率，达比加群酯抗凝（停药1个月）。

【术前检验】

凝血：PT 12.4 s，APTT 35.5 s，INR 1.16，TT 13.9 s，Fib 4.04 g/L。血常规：Hb 137 g/L，RBC 4.27×10^{12}/L，WBC 7.31×10^9/L，PLT 102×10^9/L。肝肾功能及电解质：ALT 14 U/L，AST 28 U/L，ALB 37.7 g/L（40～55 g/L），K^+ 3.85 mmol/L，Cr 84 umol/L，葡萄糖 6.8 mmol/L。

【术前检查】

心电图：异位心律，电轴左偏，心房颤动，左心室高电压，心室率96次/分。超声心动图：室间隔及左心室各壁心尖段肥厚型心肌病（左心室间隔厚度15.7 mm），左心房、右心房增大，升主动脉增宽，二尖瓣、三尖瓣反流（轻度），PASP 30 mmHg，LVEF 68%。胸部CT：双肺纤维硬结灶、双肺多发索条、双侧胸腔少量积液。双下肢静脉超声：双下肢未见明显血栓形成。颈动脉超声：双侧颈动脉斑块形成。

【入院诊断】

膀胱肿物T1N0M0，高血压病3级（极高危），2型糖尿病，胃溃疡，心房颤动。

【拟行术式】

经尿道膀胱肿瘤电切术。

预计手术时间：1 h；预计出血：50 ml。

二、手术介绍

膀胱肿瘤是常见的泌尿系统恶性肿瘤之一。中老年人易发，男性多于女性，最近发布的数据显示，2022 年中国预计新发膀胱癌 9.29 万例，其中男性 7.32 万例，其发病率居男性所有恶性肿瘤的第 8 位。膀胱肿瘤起源于膀胱或大部分尿道移行上皮，可分为表浅性或浸润性癌，在膀胱侧壁及后壁最多，其次是三角区和顶部，其发生可为多中心，手术切除后易复发。早期症状是无痛性肉眼血尿。肌层侵袭和远处转移是膀胱癌患者死亡或预后不良的主要因素。肌层浸润性膀胱癌（muscle-invasive bladder cancer，MIBC）患者的 5 年总生存率为 50% 左右，转移性膀胱癌患者的 5 年总生存率低至 5%，而非肌层浸润性膀胱癌（non-muscle-invasive bladder cancer，NMIBC）患者的 5 年生存率则高达 90%。研究显示，大部分 MIBC 患者是在诊断时发现的，而不是 NMIBC 患者进展后发现，提示早诊可以有效地降低肌层浸润和转移性膀胱癌的发生率。经尿道膀胱肿瘤切除术（transurethral resection of bladder tumours，TURBT）既是 NMIBC 的重要诊断方法，也是主要的治疗手段。而 MIBC 的标准治疗是根治性膀胱切除术同时行盆腔淋巴结清扫术[1]。

经尿道膀胱肿瘤切除术适用于表浅膀胱肿瘤、未侵及黏膜下层者，不论其大小、部位和病理分级，均可适用。近些年来除了电切技术外，激光手术逐渐成为主流手术。它具有良好的止血效果、较为精确的组织切除能力和几乎不发生闭孔反射等优势。因此，术前访视时应全面了解肿瘤的大小、部位、形态，是否多发，肿瘤与膀胱颈和输尿管口之间的关系（一般三角区、底部的肿瘤操作比较容易，侧壁的肿瘤要注意闭孔神经反射，前壁的肿瘤如切穿，可导致腹膜内穿孔），以及手术设备等重要信息。该手术一般选用连续硬膜外麻醉或蛛网膜下腔阻滞麻醉，因其对有心肺疾病的老年患者而言，围手术期不良事件发生率较全身麻醉低，相对更加安全。

三、术前评估

（一）气道评估

Mallampati 分级 Ⅱ 级，张口度 > 3 横指，甲颏距离 > 6 cm；颈椎活动度无明显受限，困难气道可能性小；近期无呼吸道感染病史。

（二）重要脏器功能评估与 ASA 分级

心血管系统：心功能 Ⅱ 级（NYHA 分级）；运动耐量：可缓慢爬 3 层楼，代谢当量 > 4 MET；腰椎无外伤史，可配合指令摆体位，椎间隙尚清晰；ASA 分级：Ⅱ 级。

四、麻醉计划

详细了解病史和全身的体格检查，仔细评估泌尿系统的影像学检查，了解肿瘤的大小、位置和浸润程度，重点评估患者的血常规、凝血功能、肾功能等实验室检查。综合患者年龄、体重、并存疾病评估其手术耐受性，选择合适的麻醉方案。

麻醉方式首选腰硬联合麻醉（combined spinal-epidural anesthesia，CSEA），联合右侧超声引导的闭孔神经阻滞（obturator nerve block，ONB）。

CSEA：L3～4间隙，重比重，0.5%布比卡因10～12.5 mg，维持麻醉平面在T10水平。ONB：超声联合刺激器引导下，0.5%罗哌卡因15～20 ml右侧闭孔神经阻滞。备选麻醉方式：喉罩置入的全身麻醉。

麻醉诱导：舒芬太尼10 μg，2%利多卡因2 ml，依托咪酯10 mg，顺阿曲库铵6～8 mg，丙泊酚小剂量滴定30～50 mg。BIS达到40～50，置入喉罩。

麻醉监测：5导联心电图、脉搏血氧饱和度、无创血压、直接动脉压、尿量、出血量、血气分析、血糖监测。

术中备药：去氧肾上腺素（40 μg/ml）、去甲肾上腺素（8 μg/ml）和艾司洛尔（10 mg/ml）等血管活性药物。

术毕去向：病房。

五、麻醉关注点

（一）房颤患者麻醉管理[2]

（1）房颤是最常见的快速型心律失常之一。房颤心电图具有以下特点：①窦性P波消失，可见快速而不规则的房波，称房颤波或f波，频率达到350～600次/分，急性房颤的f波较为粗大，甚至表现为"不纯性扑动或颤动"；②QRS波群节律不规则，R-R间期绝对不等。

（2）房颤引起的心室率异常是产生症状的主要原因，患者主要不适症状有心悸、乏力、胸闷、运动耐量下降。欧洲心律学会（EHRA）依照症状严重程度将房颤分为4级（表27-1）。

房颤有众多分类依据，可依照病因、心室率等进行分类，临床最常用、与治疗相关性较大的分类如表27-2所示。

表27-1 EHRA房颤分级

EHRA评分	症状严重程度	描述
1	无	房颤不引起任何症状
2a	轻度	日常活动不受房颤相关症状影响
2b	中度	日常活动不受房颤相关症状影响，但受到症状困扰
3	重度	日常活动受到房颤相关症状影响
4	致残	正常日常活动终止

表27-2 房颤分类

分类	定义
阵发性房颤	发作后7天内自行或干预终止的房颤
持续性房颤	持续时间超过7天的房颤
长时程持续性房颤	持续时间超过1年的房颤
永久性房颤	医生和患者共同决定放弃恢复或维持窦性心律的一种类型，反映了患者和医生对于房颤的治疗态度，而不是房颤本身的病理生理特征，如重新考虑节律控制，则按照长时程持续性房颤处理

（3）房颤的术前评估：房颤患者的术前评估要点如下：①鉴别房颤类型，区分是阵发性房颤还是持续性房颤；②查阅患者的用药列表，注意患者正在服用的控制心率药物、抗心律失常药物、抗凝药物或抗血小板药物；③依据运动耐量、心脏彩超、心功能分级评估心功能；④鉴别合并症，如高血压、冠心病、糖尿病；⑤依据 CHA_2DS_2-VASc 评估血栓风险。

依据2014年美国心脏病学会/美国心脏协会发布的《非心脏手术患者围手术期心血管评估和管理指南》的推荐内容，如果在安静状态下，室上性心律失常且心率＞100次/分，被认为是"心脏不稳定状态"，应在术前积极干预。

（4）房颤的术中管理

1）心室率控制：心室率控制是房颤管理的主要策略，也是房颤治疗的基本目标。较为宽松的心室率控制目标为静息心率＜110次/分；严格的心室率控制目标是静息心率＜80次/分。常用控制药物有β受体阻滞剂、非二氢砒啶类钙离子拮抗剂（维拉帕米和地尔硫䓬）、洋地黄类药物（地高辛和西地兰）、其他抗心律失常药物（如胺碘酮）。

2）脑卒中预防：术前进行血栓栓塞风险评估有利于脑卒中预防（表27-3），$CHADS_2$ 评分是早期临床医生应用较多的评估方法，因为 $CHADS_2$ 评分具有一些局限性，目前在临床广泛应用的是 CHA_2DS_2-VASc 评分。CHA_2DS_2-VASc 评分结果与年脑卒中发生率之间存在关联性（表27-4），依据 CHA_2DS_2-VASc 评分结果，专家给出了建议：男性≥2分、女性≥3分，抗凝治疗带来的获益明显，术前需要进行口服抗凝治疗；男性≥1分、女性≥2分，可根据个体特征和患者意愿，进行口服治疗；在没有其他血栓栓塞危险因素的情况下，单纯女性一个因素不增加脑卒中风险。

3）节律控制：节律控制是指尝试恢复并维持窦性心律，在适当抗凝和心室率控制的基础上进行心脏复律、抗心律失常治疗、射频消融治疗。节律控制的适应证为经充分心室率控制治疗后仍有症状的患者、心室率不易控制的患者、年轻患者、心动过速性心肌病患者、初发房颤患者及患者有意愿进行节律控制。

药物复律和电复律是两种常用的治疗方法，血流动力学稳定的新近发生的房颤（持续时间在1周内）患者，药物复律优于电复律；伴有血流动力学障碍的房颤患者，首选电复律。

胺碘酮是麻醉科医生非常熟悉的房颤复律的抗心律失常药物，房颤患者合并器质性心脏病、缺血性心脏病和心力衰竭时，首选胺碘酮复律。胺碘酮短期应用安全性好，起

表27-3 血栓栓塞风险评估

危险因素	充血性心力衰竭/左心室功能障碍（C）	高血压（H）	年龄≥75岁（A）	糖尿病（D）	脑卒中/TIA/血栓栓塞性病史（S）	血管疾病（V）	年龄65～75岁（A）	女性（Sc）	最高得分
$CHADS_2$	1	1	1	1	2	—	—	—	6
CHA_2DS_2-VASc	1	1	2	1	2	1	1	1	9

TIA，短暂性脑缺血发作。

表 27-4　CHA_2DS_2-VASc 评分与年脑卒中发生率

CHA_2DS_2-VASc	校正后年脑卒中发生率（%）
0	0
1	1.3
2	2.2
3	3.2
4	4.0
5	6.7
6	9.8
7	9.6
8	6.7
9	15.2

效时间延迟，8～24 h 的转复律为 30%～90%。用法负荷量 150 mg，配伍 5% 葡萄糖 100 ml，以 15 mg/min 滴注 10 min，无效可追加 150 mg，然后以 1 mg/min 静脉泵注维持，6 h 后减至 0.5 mg/min，一日总量不超过 1000 mg。电复律的适应证为：血流动力学不稳定的房颤、预激综合征旁路前传伴快速心室率的房颤、有症状的持续性或长时程持续性房颤。电复律前使用胺碘酮、氟卡尼、伊布利特或普罗帕酮，能够增加电复律成功率并预防房颤复发。

因此，根据术式及抗凝治疗情况决定麻醉方式，优先选用区域阻滞麻醉及椎管内麻醉；建立有创动脉监测，根据手术类型及心功能状态酌情进行中心静脉置管；术中防止心室率加快，避免低血容量；陈旧性房颤者若无血流动力学影响，可不予处理。

术中新发房颤的处理：如果房颤对血压影响显著，首先提升血压，根据患者的心功能及心室率情况，选择去甲肾上腺素或去氧肾上腺素，无效者予以心脏电复律治疗（100～200 J 单相同步）；如果生命体征平稳，不合并左心室收缩功能不全（射血分数<40%），首先应用 β 受体阻滞剂（艾司洛尔 0.5 mg/kg，静脉注射时间>1 min，之后泵注维持，或静脉注射美托洛尔 2.5～5.0 mg，静脉注射时间>2 min），也可以采用钙通道阻滞剂（地尔硫䓬 0.25 mg/kg，静脉注射时间>10 min，15～20 min 可重复给予）控制心率；若射血分数<40%，可选择小剂量 β 受体阻滞剂加胺碘酮（300 mg 溶于 5% 葡萄糖溶液中，30～60 min 内静脉滴注）控制心室率，必要时加用西地兰（首剂 0.25～0.5 mg，以后每 2 h 可重复 0.25 mg，总量不超过 1.5 mg）。图 27-1 为围手术期房颤的术中管理简图。

（二）肥厚型心肌病麻醉要点

肥厚型心肌病是一种以左心室肥厚为特征的原发性心肌病。根据左心室流出道有无梗阻，可分为梗阻性和非梗阻性肥厚型心肌病。主要症状为晕厥、心绞痛和充血性心力衰竭；常并发冠状动脉疾病。超声心动图是临床上主要诊断手段，可显示室间隔的非对称性

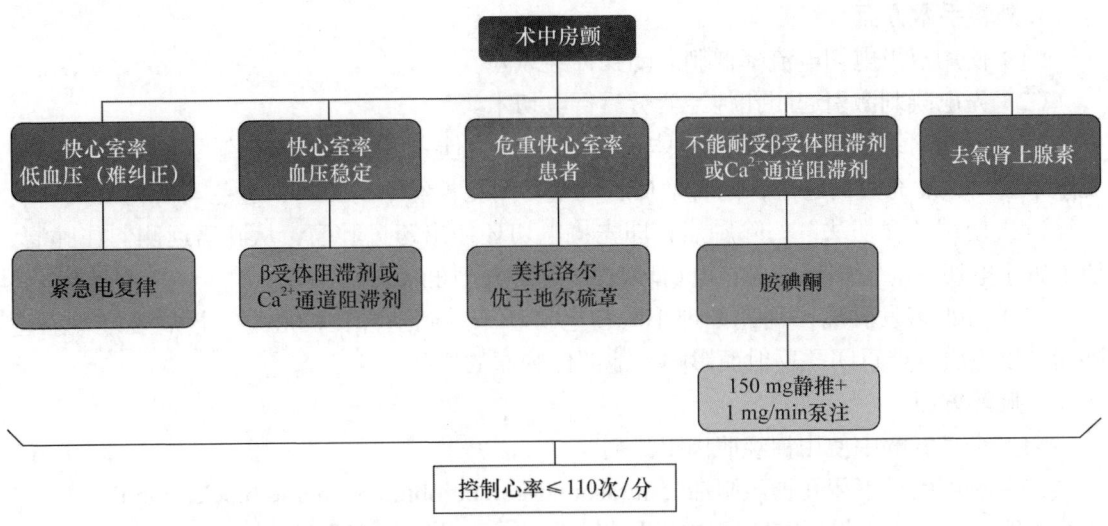

图 27-1 围手术期房颤的术中管理简图

肥厚,舒张期室间隔的厚度与后壁之比≥1.3。因椎管内麻醉可使外周血管床扩张,心脏前后负荷降低,加重左心室流出道梗阻,对于肥厚型梗阻性心肌病并不推荐。该例患者无明显左心室流出道梗阻,综合考虑在满足手术的前提下,患者条件许可,优先选择椎管内麻醉或神经阻滞。

围手术期管理核心是避免外周血管阻力下降,保持心脏的前后负荷,避免使用血管扩张药,维持满意的心率和血压,避免使用增强心肌收缩力药物。建议在有创动脉压监测下完成手术。如术中出现血压降低,排除血容量不足和麻醉过深后,适度应用 α 受体激动剂去氧肾上腺素。禁忌应用具有 β 受体效应的药物,如麻黄碱、多巴胺、多巴酚丁胺、肾上腺素,这类药物会增加心肌收缩能力和心率,加重左心室流出道梗阻。去甲肾上腺素具有 β 受体作用,慎重应用[3]。

(三)闭孔神经反射的预防

闭孔神经为混合神经,包含运动和感觉纤维。它是腰丛的一个重要分支,来源于 L2～L4 脊神经前支,并沿腰大肌内侧下降至盆腔,到达盆腔后沿盆腔侧壁走行,紧贴着膀胱外侧的浆膜层,经闭膜管至大腿,支配大腿内收肌群和闭孔外肌,并分布于大腿内侧面的皮肤。在大多数个体中,该神经在通过闭孔离开盆腔前,分为前支和后支。在大腿腹股沟皱褶水平处,前支位于长收肌和短收肌之间。前支支配长收肌、短收肌和大收肌运动,以及大腿内侧皮肤感觉。后支位于短收肌和大收肌的筋膜平面之间,主要支配大收肌和闭孔外肌,并为膝关节内侧提供感觉支配。

当肿瘤位于膀胱侧壁或下壁时,经尿道膀胱肿瘤切除术期间产生的感应电流刺激靠近膀胱侧壁的闭孔神经,可导致其支配的内收肌痉挛,称为"闭孔神经反射"。闭孔神经反射表现为下肢内收、内旋,同时还会引起膀胱肌层的收缩,造成膀胱穿孔、血管损伤,甚至肠道损伤等严重并发症。

预防闭孔神经反射方法如下:

1. 外科手术方面

（1）使用双极电切电流降低刺激闭孔神经风险。

（2）先电凝刺激引起闭孔神经疲劳后行电切术。

（3）电切时缓慢灌注液体，液体量以 150 ml 为佳，可使膀胱黏膜皱襞刚刚展开，膀胱壁不会因过度充盈而过薄，同时增加膀胱壁与闭孔神经干的距离，避免其被刺激。

（4）使用"含切法"切除肿瘤，即先将电切环伸出跨过肿瘤，从肿瘤远侧勾住肿瘤，使之置于电切环与镜鞘间，再将电切环收回镜鞘进行切除。

（5）若为多发肿瘤，则先处理小的和电切环不易到达部位的肿瘤，最后处理侧后壁肿瘤，以免出现严重闭孔反射而影响其他部位肿瘤的切除。

2. 麻醉方面

（1）全身麻醉中使用神经肌肉阻滞剂。

（2）超声引导下闭孔神经阻滞（ultrasound-guided obturator nerve block，ONB）。大量研究表明，该方法不仅可有效抑制闭孔神经反射，降低膀胱穿孔风险，还可延长肿瘤复发时间，改善肿瘤远期预后[4-5]。ONB 的有效性和安全性的优势使其成为最常用的方法。超声引导下闭孔神经阻滞的方法主要有两种：远端阻滞法和近端阻滞法。其中经典入路为远端阻滞法，患者取仰卧位，大腿轻微外展，选择高频线性探头与腹股沟韧带平行放置在大腿内侧耻骨结节远端 1～2 cm 处，即大腿内收肌群表面皮肤上。长收肌和短收肌之间是闭孔神经前支，短收肌和大收肌之间是闭孔神经后支。分别给予 5～10 ml 局麻药阻滞两分支（图 27-2）。

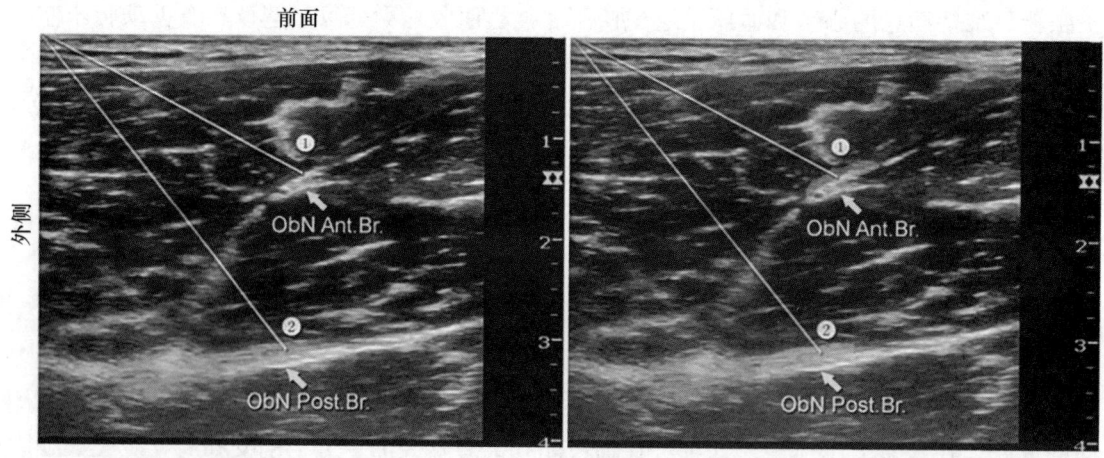

图 27-2　超声引导下闭孔神经阻滞平面内路径。ObN Ant Br：闭孔神经前支；ObN Post Br：闭孔神经后支（见彩图）

参考文献

［1］国家癌症中心，国家肿瘤质控中心膀胱癌质控专家委员会. 中国膀胱癌规范诊疗质量控制指标（2022 版）. 中华肿瘤杂志，2022，44（10）：1003-1010.

［2］中华医学会心血管病学分会，中国生物医学工程学会心律分会. 心房颤动诊断和治疗中国指南. 中华心血管病杂志，2023，51（6）：572-618.

［3］国家心血管病中心心肌病专科联盟、中国医疗保健国际交流促进会心血管病精准医学分会"中国成人肥厚型心肌病诊断与治疗指南2023"专家组. 中国成人肥厚型心肌病诊断与治疗指南2023. 中国分子心脏病学杂志，2023，23（1）：5115-5149.

［4］Rahane S，Verma N. Efficacy and safety of obturator nerve block in transurethral resection of bladder tumors：a comprehensive review. Cureus，2024，16（7）：e65859.

［5］Yoshida T，Nakamoto T，Kamibayashi T. Ultrasound-guided obturator nerve block：a focused review on anatomy and updated techniques. Biomed Res Int，2017：7023750.

李娇　编写　张小青　校审

病例 28　前列腺增生、心房颤动患者行经尿道前列腺激光切除术

一、一般情况

患者，68岁男性，身高170 cm，体重65 kg，BMI 22.5 kg/m²。

【主诉】

体检发现前列腺增生3年，排尿困难3个月。

【现病史】

患者3年前体检发现前列腺增生，无明显排尿困难，未规律诊治；3个月前因牙痛口服抗生素后出现排尿困难，口服相关药物略改善；2个月前因尿潴留留置导尿管1周，拔管后出现尿失禁。患者自发病以来，精神、饮食可，睡眠可，大便可，体重无明显下降。

【既往史】

高血压病史25年余，口服硝苯地平缓释片、厄贝沙坦控制，血压控制满意，入院后血压波动于120~130/65~80 mmHg；心房颤动（房颤）病史20余年，口服利伐沙班抗凝治疗，现停用3天，日常活动无心悸等症状；糖尿病病史5年，口服二甲双胍控制，空腹血糖波动于6.0~6.5 mmol/L。

【术前检验】

血常规：Hb 120 g/L，RBC $3.92×10^{12}$/L，WBC $9.28×10^9$/L，PLT $168×10^9$/L。凝血：PT 11.2 s，APTT 35 s，D-二聚体 1.01 μg/ml。生化电解质：ALT 9 U/L，AST 14 U/L，ALB 38.8 g/L，K^+ 2.94 mmol/L，Na^+ 139 mmol/L。NT-proBNP 946 pg/ml。

【术前检查】

心电图：心房颤动，心室率95次/分。超声心动图：左心房、右心房增大，二尖瓣反流（轻度），主动脉瓣轻度反流（轻度），三尖瓣反流（轻度）；PASP 38 mmHg，LVEF 70%，右心室收缩功能正常。胸部X线片：双肺心膈未见明显异常。外周血管：双下肢动静脉未见明显异常。颈动脉、椎动脉彩色多普勒超声检查：双侧颈动脉粥样硬化斑块形成（双侧分叉处前壁多发强回声斑块，狭窄率0~49%）。泌尿系统超声：双肾积水——考虑膀胱过度充盈所致，膀胱壁肌小梁增生，前列腺增生伴钙化。经腹扫查：前列腺横径5.5 cm，上下径4.4 cm，前后径3.6 cm。前列腺体积45.3 ml。膀胱残余尿量超声：排尿后膀胱内残余尿量约810 ml。

【入院诊断】

前列腺增生，心律失常，心房颤动，心功能Ⅲ级（NYHA分级），高血压，2型糖尿病。

【拟行手术】

经尿道前列腺激光切除术。

手术时间：1～2 h；预计出血量：50～100 ml。

二、手术介绍

良性前列腺增生（benign prostatic hyperplasia，BPH）是引起老年男性排尿障碍最为常见的一种良性疾病。其症状主要包括尿频、尿急、夜尿频繁、尿流中断、尿潴留，反复尿路感染、肾功能损害等。诊断方法除临床症状外，包括直肠指检、尿常规、超声、尿流率检查等。手术指征包括：药物治疗后病情无改善，尿流动力学检查有明显梗阻改变或残余尿量在50 ml以上；症状严重，影响正常工作生活；已引起上尿路积水和肾功能损害；反复发生急性尿潴留、尿路感染、肉眼血尿和并发膀胱结石；估计能耐受手术，尿路感染必须得到控制。前列腺的外科治疗主要包括前列腺切除手术、前列腺剜除手术、前列腺消融手术等。

经尿道前列腺切除术（transurethral resection of the prostate，TURP）主要适用于治疗前列腺体积在80 ml以下的BPH。随技术熟练可适当放宽限制。最早为经尿道前列腺单极切除术（monopolar transurethral resection of the prostate，M-TURP），只能采用甘露醇等非电解质液体作为冲洗液，不能使用生理盐水。冲洗液可经手术创面切开的静脉、膀胱周围及腹膜后间隙吸收进入血循环，从而导致稀释性低钠血症，即经尿道前列腺电切综合征，可有中心静脉压升高、血钠降低、溶血、肺水肿、脑水肿、肾水肿等一系列表现。危险因素包括术中出血多、手术时间长和前列腺体积大等。在此基础上改良出现了经尿道前列腺双极切除术（bipolar transurethral resection of the prostate，B-TURP），它的工作电极和回路电极均位于电切环内，具有更好的围手术期安全性。

经尿道钬激光前列腺剜除术（holmium laser enucleation of the prostate，HoLEP）是近些年研究的热点。其优势在于：①沿前列腺薄膜的解剖层次（而非破坏性切割）剜除内膜，术中出血少；②剜除完整，术后复发率低；③创面完整，术后不易出血。

三、术前评估

（一）气道评估

Mallampati分级Ⅱ级，张口度＞3横指，甲颏距离＞6 cm；颈椎活动度无明显受限，困难气道可能性小；近期无呼吸道感染病史。

（二）重要脏器功能评估与ASA分级

心血管系统：心功能Ⅲ级（NYHA分级）；运动耐量：＜4 MET；腰椎无外伤史，可配合指令摆体位，椎间隙尚清晰；ASA分级：Ⅲ级。

四、麻醉计划

（一）术前评估

详细了解病史和全身的体格检查，仔细评估泌尿系统的影像学检查，了解前列腺的大小和体积，了解手术方式，重点评估患者的血常规、凝血功能、肾功能等实验室检查。综合患者年龄、体重、并存疾病评估其手术耐受性，选择合适的麻醉方案。

（二）麻醉计划

术前准备：局麻下桡动脉穿刺置管。
麻醉监测：5 导联 ECG，SpO_2，无创及有创血压监测，血气及离子分析和血糖分析。
首选方案：腰硬联合麻醉，0.5% 布比卡因 12.5 mg，维持麻醉平面在 T10 水平，术后回普通病房。
备选方案：喉罩全麻。若腰硬联合麻醉失败，则行全身麻醉，术后备 ICU。
麻醉诱导：舒芬太尼 10 μg，2% 利多卡因 2 ml，依托咪酯 10 mg，顺阿曲库铵 10 mg，丙泊酚小剂量滴定给予 50～60 mg，BIS 达到 40～50，置入喉罩。
麻醉维持：七氟烷 1.5%～2%，瑞芬太尼 0.05～0.1 μg/（kg·min）。
术中备用：去氧肾上腺素（40 μg/ml）、去甲肾上腺素（8 μg/ml）和艾司洛尔（10 mg/ml）等血管活性药。

五、麻醉关注点

（一）房颤患者的麻醉

房颤患者的术前评估要点如下：鉴别房颤类型，区分是阵发性房颤还是持续性房颤；查阅患者的用药列表，注意患者正在服用的控制心率药物、抗心律失常药物、抗凝药物或抗血小板药物；依据运动耐量、心脏彩超、心功能分级评估心功能；鉴别合并症，如高血压、冠心病、糖尿病；依据 CHA_2DS_2-VASc 评估血栓风险。

（二）服用新型口服抗凝药的麻醉关注点

口服抗凝药物被广泛应用于房颤、深静脉血栓栓塞和肺动脉栓塞的治疗以及心血管疾病的二级预防等。传统口服抗凝药物华法林是维生素 K 拮抗剂，治疗范围窄，必须严格监控国际标准化比值（international normalized ration，INR），根据 INR 调整药物剂量以达到最佳抗凝效果。近年来应用于临床的新型口服抗凝药（new oral anti-coagulants，NOAC）抗凝效果与华法林类似，具有起效快、半衰期短、不需要常规频繁监测 INR、出血风险低、抗凝作用稳定且可预测的特点[1-2]。

椎管内血肿导致神经损伤是围手术期使用抗栓药物时需着重考虑的严重并发症之一。在欧美，其发生率约为 1/15 万～1/22 万，主要表现为脊神经的麻痹症状，包括感觉或运动功能障碍（68%）或肠道/膀胱功能障碍（8%）等神经系统损害症状[3]。

NOAC 代表药物有达比加群和利伐沙班。利伐沙班是一种高选择性直接抑制因子 Xa 的新型口服抗凝药，通过抑制因子 Xa 可以中断凝血瀑布的内源性和外源性途径，抑制凝血酶的产生和血栓形成。其抗凝效果维持1～4 h，消除半衰期5～9 h。指南建议停药72 h后进行区域阻滞操作；肾功能正常，无影响凝血状态的其他情况时，预防剂量（≤10 mg/d）需停药22～26 h后方可考虑穿刺置管操作；治疗剂量（>10 mg/d）需停药44～65 h后方可考虑穿刺置管操作。达比加群是一种直接凝血酶抑制剂，它通过与凝血因子Ⅱa（thrombin Ⅱa）活性位点结合，抑制凝血酶作用于纤维蛋白原，从而阻止纤维蛋白的形成和血栓的发展。达比加群80%的药物以原型从肾排出，半衰期受肾功能影响较大，指南建议血清肌酐清除率（CrCl）为80 ml/min或以上者椎管内麻醉前停用达比加群72 h；50～79 ml/min者停用达比加群96 h；30～49 ml/min者停用120 h；<30 ml/min者不推荐使用该药物[4]。

（三）TURP综合征的术中识别

TURP综合征主要表现在中枢神经系统、心肺系统和代谢系统方面。其症状、体征和实验室检查包括：①神经系统：躁动或昏睡，神志不清，可发展为抽搐、麻痹或昏迷。可能会有恶心、呕吐或视觉障碍。②心血管系统：早期可以观察到高血压、心动过缓或心律失常，随后可出现呼吸窘迫、低血压和症状明显的休克。③代谢/泌尿系统：实验室检查可发现低钠血症、低渗透压、高甘氨酸血症、高氨血症和急性肾衰竭。

严重TURP综合征定义为患者有症状且血清钠<120 mmol/L。凡是在手术中出现不可解释的生命体征异常、神志或尿量变化，应高度怀疑TURP综合征，术中应积极复查血气及离子和血糖水平。

（四）TURP综合征的预防和治疗

TURP综合征的预防：冲洗液加温至接近正常体温为宜，预防低体温。麻醉可选择椎管内麻醉，便于观测患者的中枢神经系统症状。间断监测血气、电解质和红细胞压积。注意影响冲洗液吸收的因素：限制手术时间（1 h内为宜，尽量不超过90 min）；切除前列腺时尽可能操作细致，减少暴露开放的静脉窦；冲洗液不超过手术野60 cm高为宜，或耻骨联合上膀胱造口以减压；维持正常的血压及外周静脉压以减少开放的静脉窦吸收冲洗液。

TURP综合征的治疗：积极治疗低钠血症。开始可以100 ml/h的速度静脉输入3%的高张盐水（如60 kg患者，纠正低钠速度约为每小时3 mmol/L），过快纠正低钠血症可能引起渗透性脱髓鞘综合征。期间监测患者血钠和渗透压，当患者症状减退时，可减慢纠正速度至<1.5 mmol/L。治疗高血容量。患者的低钠血症是由水分的过多吸收所致，补充血钠的同时需要减少血容量，可用呋塞米20 mg静注。注意低钾血症，及时补钾。

参考文献

[1] 王鑫焱，韩如泉. 新型口服抗凝药的围术期应用进展进展. 临床麻醉学杂志，2021，37（1）：98-102.
[2] Douketis J D, Spyropoulos A C. Perioperative management of patients taking direct oral anticoagulants: a review. JAMA, 2024, 332（10）: 825-834.
[3] Al-Mutair A, Bednar D A. Spinal epidural hematoma. J Am Acad Orthop Surg, 2010, 18（8）: 494-502.
[4] 中华医学会麻醉学分会. 应用抗凝或抗血小板药物患者接受区域麻醉与镇痛管理的专家共识（2020）.

李娇　编写　张小青　校审

病例 29　膀胱癌合并尿毒症透析患者行回肠代膀胱术

一、一般情况

患者，66 岁男性，身高 176 cm，体重 76 kg，BMI 24.5 kg/m²。

【主诉】

发现肉眼血尿 10 月余。

【现病史】

患者 10 个月前无明显诱因出现肉眼血尿，伴血块，伴尿频、尿急、尿痛，尿不尽感；无发热及腰痛。于我院就诊，行 CT 示双肾萎缩，动脉硬化，主动脉局部增粗，膀胱病变待排，肠管多发憩室。自行考虑为"膀胱炎"，未进一步处理。后血尿间断出现，伴下腹部及阴茎刺激感，大便不尽感。2 个月余前于我科门诊复查，进一步行膀胱 MRI 检查，示"膀胱多发结节，膀胱癌可能大，建议增强检查，前列腺炎可能大，两侧腹股沟区小淋巴结"。1 个月前于外院行膀胱镜检查，病理示"膀胱高级别尿路上皮癌"。患者自发病以来一般情况尚可，神志清，精神可，饮食及睡眠可，大便次数多，体重无明显减轻。

【既往史】

高血压病史 30 余年，血压最高达 180/100 mmHg，无症状，未行治疗。10 年前发现肾衰竭，当时血肌酐约为 400 μmol/L，自服药物（具体不详），5 年前血肌酐上升至 1100 μmol/L，遂停用药物。行间断透析治疗至今近半年因排尿刺激感，引起心前区不适，多次检查未明确具体原因，自服单硝酸异山梨酯缓释片 1 片每日 1 次、丹参滴丸 6 粒每日 1 次等药物。5 年前因透析曾行左前臂动静脉瘘手术。

【术前检验】

血常规：Hb 71 g/L ↓，RBC 2.56×10¹²/L ↓，PLT 135×10⁹/L，淋巴细胞百分数 12.1%，中性粒细胞百分数 77.7%。肝肾功能：ALT 13 U/L，AST 12 U/L，白蛋白 34.8 g/L ↓，K⁺ 3.85 mmol/L，Na⁺ 137.8 mmol/L，Cl⁻ 102.2 mmol/L，Cr 827 μmol/L ↑，尿素 16.48 mmol/L ↑。NT-proBNP > 35000（pg/ml）↑。肌红蛋白 145.8 ng/ml。凝血功能正常。

【术前检查】

心电图：窦性心律，左心室高电压，非特异性室内传导障碍，R 波递增不良，ST-T 改变。超声心动图：左心房、右心房、左心室增大；室间隔基底段增厚，升主动脉增宽；主动脉瓣反流（轻度），二尖瓣反流（轻-中度），PASP 32 mmHg，LVEF 63%。颈动脉椎动脉超声：双侧颈动脉粥样硬化斑块形成。CTPA：双肺多发小微结节，双下肺少许间质性改变，左肺舌叶少许炎症，双侧胸腔积液，心包少量积液。冠状动脉 CTA：3 支病变，LM 尾部狭窄 40%，LAD 开口及近中段弥漫性病变钙化，最重 70% 狭窄，LCX 开口及近段狭窄 60%，RCA 近段完全闭塞。肺功能：限制性通气功能障碍，残总比增加，通气功能 FEV_1/FVC 实测值 72%，FEV_1 实测/预计 53%，FVC 实测/预计 55%，最大呼气中期流量（MMEF）实测/预计 46%，用力呼出 75% 肺活量时的最大瞬间呼气流量（MEF75）实测/预计 38%，用力呼出 50% 肺活量时的最大瞬间呼气流量（MEF50）实测/预计 40%，弥散残气功能肺总量实测/预计 68%，残气量/肺总量（RV/TLC）实测值 52%。

【入院诊断】

膀胱恶性肿瘤，尿毒症，高血压病 3 级，高血压肾损害，贫血，低蛋白血症，血液透析治疗，双肾萎缩，双侧颈动脉粥样硬化，双肺渗出并结节灶。

【相关科室会诊】

1. 心内科

（1）冠心病方面：患者家属诉既往于外院住院期间曾诊断冠心病，未进一步诊治，此次入院后完善冠状动脉 CT 示 3 支血管病变，考虑存在围手术期心血管事件风险，建议可有以下选择：①进一步完善冠状动脉造影协助明确冠状动脉病变及血供情况，如同意可联系我科。②患者目前为行限期手术，若患者及家属拒绝行冠状动脉造影，建议贵科充分交代围手术期心血管风险，包括急性冠脉综合征、心力衰竭、恶性心律失常，甚至呼吸心搏骤停等，若充分知情后患者愿意承担潜在风险，可医务处知情、备案后行手术治疗。围手术期注意观察患者有无胸闷、胸痛等症状，不适及时完善心电图、心肌酶、肌钙蛋白等检查。

（2）心律失常方面：患者心电图示非特异性室内传导障碍，可完善动态心电图进一步评估。

（3）心功能方面：患者目前 LVEF 略减低，围手术期注意容量管理，监测出入量及 NT-proBNP，依据出入量调整透析方案，血钾维持在 4～5 mmol/L，术后 24～48 h 复查心电图、心肌损伤标志物。警惕心力衰竭。患者合并症多，围手术期可能出现 ACS、心律失常、心力衰竭、呼吸心搏骤停等风险，建议充分向患者家属告知风险。

2. 呼吸内科 患者为老年男性，拟行膀胱癌手术，既往高血压、肾衰竭、冠心病病史，患者肺功能提示限制性通气功能障碍，胸部 X 线片提示双下肺渗出，少量胸腔积液，NT-proBNP 显著升高，左心房压增高，考虑与心功能不全相关可能性大，建议完善动脉血气分析评估氧合情况。患者合并症多，围手术期发生呼吸衰竭、肺部感染、气管插管拔管困难、猝死等风险高，建议充分交代风险，备外科 ICU。呼吸科随诊。

3. 麻醉科 心脏方面，建议贵科追心内科会诊意见及冠状动脉 CTA 结果并遵嘱执行，协助围手术期诊治及风险评估。肾方面，患者目前透析状态，肌酐升高，低蛋白血症，建议贵科拟行手术前，择期透析，调整内环境及电解质，择一般状态较优时行手术治疗。呼吸方面，建议贵科追呼吸科会诊意见并遵嘱执行，协助围手术期诊治及风险评估，如患者情况允许，可行肺功能检查及血气分析。该患者如行膀胱全切术，我科拟行全身麻醉，围手术期存在多脏器衰竭、心脏性猝死、谵妄、肺部感染、不能拔管等严重不良事件的风险，建议贵科向患者及家属充分告知病情并交代风险，必要时谈话签字备案，术后返回 ICU 病房。

4. 全院联合会诊讨论记录

（1）泌尿外科：患者高龄，既往基础疾病较多。冠心病，3 支病变，冠状动脉重度狭窄。有心脏手术处理指征。但是患者血尿、贫血，存在一定禁忌。患者膀胱恶性肿瘤，拟行腹腔镜根治性膀胱切除术。围手术期心脑血管风险高。患者尿毒症，定期透析。目前患者病情复杂，治疗方案之间存在矛盾。围手术期麻醉手术风险极大。患者和家属手术意愿强烈。讨论下一步治疗方案。

（2）心内科：患者既往高血压病史 30 余年，现存在高血压心脏病，入院心脏彩超显示左心大，冠状动脉造影提示冠状动脉 3 支严重病变，行非心脏手术发生心血管事件的风险较大，但如先行心脏介入或搭桥手术，术后需抗凝治疗，存在膀胱出血加重的风险，为心脏手术的禁忌证。目前患者心脏射血分数尚可，前降支血管内超声提示开放面积尚好，建议与患者家属充分沟通，首先处理膀胱肿瘤，尽量选择风险较小的手术方式。若患者、家属接受相应的手术风险，可在医务处签署知情同意。

（3）心外科：同意心内科主任医师的意见，该患者冠状动脉狭窄，存在我科心脏搭桥的适应证，但目前患者治疗的主要矛盾为膀胱肿瘤引起的活动性血尿，如我科手术，术后需抗凝 1 个月左右，其膀胱活动性出血存在加重的风险，建议贵科先行手术治疗，术后再考虑行心内科介入支架或我科心脏搭桥手术较为稳妥。

（4）肿瘤放疗科：该患者膀胱肿瘤，存在手术指征，如患者及家属选择首先处理膀胱肿瘤，可考虑行创伤较小的膀胱全切术，术后定期复查，如发现肿瘤局部残留或转移，我科可考虑进一步行辅助或挽救性放疗。

（5）肾内科：该患者高血压肾病，慢性肾衰竭 5 年余，现规律透析治疗，从目前患者的各项血液学指标及体检来看，患者暂无水钠潴留等情况，透析效果比较满意，术前可继续目前透析方案。如贵科行膀胱全切，术后可暂转入 ICU，行床旁透析，抗凝药物也可相应给予调整，防止术后出血。术后注意复查，防止出现水、电解质及酸碱平衡紊乱的情况。

（6）麻醉科：该患者长期高血压心脏病、高血压肾病，一般情况差，冠状动脉存在明显狭窄甚至闭塞情况，但目前患者膀胱肿瘤引起活动性出血，无法继续观察，可考虑手术治疗，手术中心脑血管发生风险的可能性较大，将手术存在的风险及并发症详细告知患者及家属，征得同意后手术治疗。我科保证麻醉过程中生命体征稳定，术后可转 ICU 继续治疗。

（7）危重症医学科：该患者病情复杂危重，围手术期存在较大风险，术后可转我科进一步监护并床旁透析。建议术前复查血常规等血液学指标。

（8）泌尿外科：同意以上医师意见，可考虑行腹腔镜膀胱全切术，将围手术期可能出现的风险及并发症详细告知患者及家属，征得同意，继续完善术前准备，限期手术治疗。

【拟行手术】

腹腔镜膀胱根治性切除术。

预计手术时间：4 h；预计出血量：400 ml；备悬浮红细胞 2 U；备 ICU。

二、术前评估

（一）气道评估

Mallampati 分级 Ⅱ 级，张口度 > 3 横指，甲颏距离 > 6 cm，颈椎活动度可，困难插管可能性小；近期无呼吸道感染病史。

（二）重要脏器功能评估与 ASA 分级

心功能：Ⅲ级；代谢当量＞4 MET；ASA 分级：Ⅲ级。

三、手术介绍

膀胱癌回肠代膀胱术

根治性膀胱切除术中[1]，男性患者前骨盆的所有器官均被切除，包括膀胱、前列腺和精囊，女性患者切除膀胱、子宫、宫颈、卵巢和部分阴道前穹窿。还会行盆腔淋巴结清扫和尿流改道术。

膀胱切除术后目前使用三种替代方法：①腹部转移，例如，输尿管-皮肤造口术、回肠或结肠导管；②尿道改道，包括各种形式的胃肠袋连接在尿道上形成一个可控区域，如原位尿道改道；③直肠乙状结肠改道，例如输尿管（回肠）直肠造口术。

新膀胱适应证的选择：①当存在阳性淋巴结时，在 N1 累及（真骨盆中单个淋巴结的转移）的情况下仍可考虑原位新膀胱，但对于 N2 或 N3 肿瘤则不予考虑。②在膀胱切除术之前行尿道冰冻切片，如果发现尿道肿瘤，须行尿道切除术，因此不可行新膀胱重建术。如果有必要，则必须在膀胱前列腺切除术标本上（女性为在膀胱上）行尿道冰冻切片。③单独年龄不是可控尿流改道的唯一考虑因素，而合并症、心脏和肺功能、认知功能以及患者的社会支持和偏好，都是应考虑的重要因素。④年龄＞80 岁通常被认为是不建议进行新膀胱重建的门槛。但是没有确切年龄的严格禁忌证。在来自经验丰富中心的大多数大型研究中，男性进行膀胱切除术后原位膀胱替代的比例高达 80%，女性高达 50%。

回肠膀胱仍然是公认的选择，晚期并发症要比可控皮肤造口或原位新膀胱少。48% 的患者会出现早期并发症，包括泌尿道感染、肾盂肾炎、输尿管漏和狭窄。24% 的病例发生造口并发症，30% 的患者上尿路的功能和（或）形态变化。随着随访时间的延长，并发症增加。

整个手术过程通常需要 4～6 h，术中常需要输血治疗。气管插管全身麻醉以及使用肌松药可提供最佳的手术条件，控制性降压可以减少开腹膀胱切除术术中出血及输血需求。一些外科医师认为控制性降压可以改善术野。然而，平均动脉压低于 55～65 mmHg 可能与急性肾损伤和卒中风险升高有关。

四、麻醉计划

（一）术前评估

了解病史：肿瘤大小、与周围组织关系、手术方式、实验室检查。体格检查：评估气道通畅程度和气管插管难度。是否有水、电解质及酸碱平衡失调。全面评估心、肺、肝、肾等重要脏器功能。

（二）术前准备

透析患者一般上午透析，下午或第二天上午手术较好。轻度肾功能损害，无血液生化异常和临床症状，无需特殊准备。肾衰竭患者可利用透析改善病情，纠正水、电解质、酸碱紊乱，高血压透析后血压可降低，无效可用降压药物。术前纠正贫血和低蛋白血症。

（三）麻醉计划

拟行气管插管全身麻醉。术中监测：NIBP，ABP，CO，SVV，SpO_2，5 导联 ECG，呼气末二氧化碳，BIS，间断行血糖、血气及电解质分析，监测出血量等。

充分吸氧去氮后，行快速序贯诱导。舒芬太尼 20 μg，2% 利多卡因 2 ml，依托咪酯 10 mg，顺阿曲库铵 12 mg，丙泊酚小剂量滴定给予 50～100 mg（使用加强气管导管，7.5#）；备用麻黄碱、去甲肾上腺素、艾司洛尔等血管活性药物。麻醉维持采用静吸复合麻醉：七氟烷 1.5%～2%，瑞芬太尼 300～400 μg/h，根据术中情况间断给予肌松剂的追加；术毕保留气管插管控制呼吸，送入 ICU 进一步治疗。

（四）术中麻醉管理策略

膀胱肿瘤施行膀胱全切、回肠代膀胱术是泌尿科手术时间较长、创伤大、出血多的手术，应做好大量输血准备，同时要输注适量平衡液以补充细胞外液，纠正酸中毒，补充钙剂，防治大量输血并发症。尿量与手术进程有关，在大多数手术中，手术开始时尿路就会被中断。与所有长时手术一样，应使用空气温毯和静脉输液加温装置降低低体温风险。连续硬膜外麻醉可以协助降压、减少全身麻醉药用量、术后镇痛、优化术中液体输注，术后镇痛常采用连续硬膜外镇痛或者腹横肌阻滞。

由于手术创伤大、内脏显露时间久，体腔液体蒸发或隐性失水较多，尤其输尿管阻断，尿量无法监测，术中失血或血容量评估常较困难，因此术中有必要进行有创血流动力学动态监测来指导输血补液。

1. 肾功能不全麻醉管理

（1）原则：保护肾功能，综合考虑容量管理和麻醉药物的清除。

（2）措施：维持循环，避免低血压和肾缺血；避免使用缩血管药和加重肾代谢负担的麻醉药；监测输液量及尿量，必要时使用呋塞米利尿；间断行动脉血气分析，纠正水、电解质和酸碱失衡。

（3）麻醉用药特点：肾衰竭患者血浆蛋白低，与蛋白质结合的药物生物利用度增加，对麻醉药的耐受较差；酸血症使非解离型药物的浓度增加；药物的生物转化排泄受损；宜选用对循环、代谢影响最小，可控性最佳，时效短的麻醉药物。七氟烷对中枢的影响依赖肺排出，未见肾毒性报告，对肾功能的影响主要是肾外表现：低心输出量、低血压。丙泊酚可安全用于肾功能不全患者，术中注意低血压引起的肾血流灌注不足，避免加重肾衰竭。舒芬太尼在麻醉中使用，未见与肾功能正常患者出现差异。肾功能不全患者首选肌松药为阿曲库铵或顺阿曲库铵，代谢通过酯酶水解和霍夫曼降解。麻黄碱主要经肾排泄，慎用；新斯的明 50% 经肾排泄，肌松拮抗时阿托品用量考虑加大。

（4）肾功能不全循环管理：维持循环稳定，必要时可用小剂量多巴胺维持循环稳定，并增加肾血流，按 1～3 μg/(kg·min) 静滴，若剂量超过 10 μg/(kg·min)，肾血管收缩，反引起肾灌流减少。术中尿量应维持每小时 1 ml/kg 以上，少尿时，可使用甘露醇和呋塞米。肾衰竭的无尿患者禁用甘露醇，否则易致血容量骤增和心脏超负荷而并发心力衰竭。

（5）肾功能不全呼吸管理：较低潮气量、较高频率通气，避免影响回心血量而引起低血压致肾灌注降低；不打破慢性肾功能不全患者慢性酸中毒状态，防止过度通气、低碳酸血症造成氧解离曲线左移、加重肾缺氧。避免气道压过高，以免影响回心血量而引起低血压致尿量减少；不宜使用呼气末正压通气（positive end expiratory pressure，PEEP）和持续气道正压通气（continuous positive airway pressure，CPAP），以免减少回心血量，降低心输出量，从而造成低血压，使肾血流减少。

（6）输血输液：控制输液量，欠量补充——肾功能不全患者不能耐受超量补液，易诱发急性呼吸窘迫综合征（acute respiratory distress syndrome，ARDS）乃至多器官功能衰竭，但要防止欠量太多。尽量输新鲜血制品，大量输库血易引起高钾血症。纠正水、电解质和酸碱紊乱，纠正低钠血症，防治高钾、低钾血症，维持酸碱平衡，防治钙磷紊乱。

（7）避免使用肾毒性药物：氨基糖苷类抗生素的肾损害发生率高达8%～26%；非甾体抗炎药（如吲哚美辛）可阻断前列腺素对肾的舒血管作用，对于血容量不足、心力衰竭和肾缺血的患者，将会进一步损害肾功能；第一代头孢菌素（除头孢噻吩）、四环素、两性霉素B、多黏菌素也有肾毒性，应避免使用；洋地黄类药物也由肾排泄，宜慎重使用并减少剂量。

（8）肾功能障碍患者免疫功能下降，容易感染，麻醉用具必须严格消毒，严格无菌操作。忌将测血压的袖套缚在可能做透析的动静脉瘘的上肢，以免血管梗塞。肾衰竭患者常有肾性骨营养不良，安置体位时应小心骨折。

2. 冠心病患者非心脏手术的麻醉管理

（1）原则：保持并改善心肌的氧供需平衡，维持循环功能稳定。

（2）措施：适当降低心率，保持心率在50～80次/分；维持正常血压，血压维持在基础值±20%范围内可有效维持冠状动脉的灌注，即平均动脉压75～95 mmHg或舒张压65～85 mmHg；维持正常左心室舒张末期容积，避免液体超负荷；维持充足的动脉血氧含量，维持Hb≥80 g/L，合并心功能不全时，维持Hb≥100 g/L；维持正常体温，避免寒战增加心肌氧耗。控制循环容量，维持血钾3.5～4.5 mmol/L。

参考文献

[1] Witjes J A, Bruins H M, Cathomas R, et al. European Association of Urology Guidelines on muscle-invasive and metastatic bladder cancer: summary of the 2020 guidelines. Eur Urol, 2021, 79（1）: 82-104.

姜祎 编写　张小青 校审

第五篇

妇产科手术的麻醉管理

病例 30 完全性前置胎盘、胎盘植入患者拟行子宫下段剖宫产术

一、一般情况

患者，37岁女性，身高165 cm，体重91.1 kg，孕前体重73 kg，BMI 33.4 kg/m²。

【主诉】

停经 34^{+5} 周，阴道出血1天。

【现病史】

患者平素月经规律，5/28天。末次月经2023年9月25日，自然受孕，预产期2024年7月1日。停经 50^+ 天测尿妊娠试验呈阳性反应，停经 50^+ 天出现早孕反应，停经 18^+ 周自觉胎动，活跃至今，不规律产检。停经50天B超可见0.8 mm×0.8 mm胎芽，考虑瘢痕妊娠。孕21周胎儿结构筛查未见明显异常，5月23日外院检查尿常规阴性，尿蛋白阴性，患者今晨6点出现阴道出血，伴血块，自诉大于1片卫生巾，无腹痛，胎动好。我院急诊就诊，消毒窥器打开阴道：阴道畅，可见少量暗红色分泌物，宫颈视诊长1 cm，外口闭合，未见活动性出血。现考虑"完全性前置胎盘，胎盘植入"收住院，患者孕早期无毒物、药物、放射线接触史，无头晕、头痛、视物不清、无腹痛、阴道出血。自发病以来，饮食睡眠良好，大小便正常，孕期体重增加18.1 kg。

【既往史】

2016年因臀位外院剖宫产1次。2019年剖宫产1次，自诉顺利。否认肝炎、结核、疟疾病史。否认心脏病、糖尿病、脑血管疾病、精神疾病史。否认外伤、输血史。否认食物及药物过敏史。

【术前检查】

血常规：RBC 2.96×10^9/L↓，Hb 96 g/L↓，HCT 0.28↓，PLT 123×10^9/L。凝血：PT 10.7 s，TT 14.5 s，APTT 31.7 s，INR 1，D-二聚体3.66 mg/L↑。肝肾功能及电解质：ALT 14 U/L，AST 9 U/L，Cr 41 μmol/L。糖化血红蛋白4.9%。尿常规：尿糖（-），尿酮体（+），尿蛋白（+）。NT-proBNP 135 pg/ml。

【术前检查】

心电图：窦性心律，正常心电图。超声心动图：左心房增大，二尖瓣反流（轻度），LVEF 68%。下肢静脉超声：双侧下肢静脉未见明显血栓形成。妇产科超声检查胎盘植入评分：胎盘位于子宫下段前后壁，覆盖宫颈内口，厚4.6 cm，膀胱未充盈，胎盘植入评分12分。经阴道扫查：宫颈长1.9 cm，内外口闭合。

【目前诊断】

宫内孕 34^{+5} 周，G3P2，头/臀位；双胎妊娠；完全性前置胎盘；胎盘植入（12 分）；瘢痕子宫；轻度妊娠期贫血；肥胖（BMI 33.4 kg/m^2）。

【拟行手术】

子宫下段剖宫产术。

预计时间：2～3 h，预计出血量：1000～2000 ml；备悬浮红细胞 5 U，血浆 4 U；备 ICU。

二、术前评估

（一）椎管内麻醉评估

患者背部无脊柱畸形、皮肤外伤和感染等。询问患者无中枢神经病史和周围神经病变，无异常出血史、用药史，术前血常规和凝血功能正常。

（二）气道评估

Mallampati 分级 I 级，张口度＞3 横指，甲颏距离＞6 cm。颈椎活动不受限。困难气道可能性小。

（三）重要脏器功能评估与 ASA 分级

心功能：I 级；代谢当量＞4 MET；ASA 分级：II 级。

三、手术方法

取膀胱截石位，表面麻醉下行膀胱镜检查，放置双侧输尿管支架，并留置导尿管。行椎管内麻醉（腰麻），取下腹正中切口，分离腹壁及腹膜各层组织进腹，床旁超声定位下选择避开胎盘位置切开子宫，破羊水取出胎儿。儿科医师对胎儿进行清理及 Apgar 评分。胎儿娩出后对子宫切口钳夹止血，同时纱布填充宫腔压迫止血，止血带捆扎子宫下段并缝合子宫切口，综合术前评估及术中探查所见，决定是否切除子宫。探查子宫周围被侵入组织（如膀胱），必要时请泌尿外科医师上台处理。检查各处是否仍有出血点，止血，生理盐水冲洗伤口，放置引流管，关腹。

四、麻醉计划

（一）麻醉方式

椎管内麻醉复合气管插管全身麻醉。术中监测：NIBP，ABP，SpO$_2$，5 导联 ECG，P$_{ET}$CO$_2$，血气分析，尿量。开放双上肢 16 G 静脉通路，开放右侧静脉，使用液体加温仪及体表保温毯。

1. 椎管内麻醉（腰麻） 患者取右侧卧位，双手抱膝，大腿贴近腹壁，头尽量向胸部屈曲，使腰背部向后形成弧形，棘突间隙张开，便于操作。常规消毒铺巾。穿刺点选取 L3～L4。0.5% 布比卡因 12 mg（10% 葡萄糖 1 ml + 0.75% 罗哌卡因 2 ml）。测试麻醉平面：满意，达 T6 水平。胎儿娩出后，立即行全身麻醉，术者可能联合行子宫动脉栓塞、腹主动脉球囊置入、子宫切除、膀胱造瘘、膀胱切除。

2. 气管插管全身麻醉 舒芬太尼 20 μg，丙泊酚 50 mg，罗库溴铵（爱可松）40 mg，待药物充分起效后插入 7.0# 气管导管，七氟烷 1%～2%，瑞芬太尼 200～400 μg/h。术毕带气管导管返回 ICU 继续治疗。

（二）麻醉管理策略

1. 麻醉前准备重点

（1）确定异常胎盘的类型（完全性前置胎盘或中央性前置胎盘、部分性前置胎盘、边缘性前置胎盘、凶险型前置胎盘）。

（2）评估术前循环功能状态和贫血程度。重点关注凝血功能状态，如血小板计数、纤维蛋白原定量、凝血酶原时间和凝血酶原激活时间检查，并做 DIC 过筛试验。

（3）根据病情，留置桡动脉、颈内静脉穿刺导管行血流动力学监测。如具备条件，术前留置腹主动脉、髂总动脉或髂内动脉球囊。

（4）准备血液回输相关设施设备，做好大出血预案[1]。

2. 麻醉选择 如母体、胎儿情况尚好，预计出血量较少，选择椎管内麻醉，备全身麻醉。如母体、胎儿情况尚好，预计出血量较大，可先选择椎管内麻醉，胎儿娩出后视出血情况改气管插管全身麻醉。如胎儿情况较差需要尽快手术，或母体有活动性出血、低血容量性休克，有明确的凝血功能异常或 DIC，选择全身麻醉[1]。

3. 麻醉管理 全身麻醉诱导和维持基本与普通剖宫产麻醉相同。重点关注血容量、血流动力学状态。严密监测血压、心率、容量相关参数（如中心静脉压、心输出量、SVV、尿量）、凝血功能指标、电解质及酸碱平衡等。开放动静脉通路，及时补充容量，预防急性肾衰竭，并做出对应处理。防治 DIC：胎盘早剥易诱发 DIC。对怀疑有 DIC 倾向的产妇，在完善相关检查的同时，可谨慎地预防性给予小剂量肝素，并补充血液制品（如新鲜冰冻血浆、冷沉淀、血小板、凝血酶原复合物）[1]。

4. 并发症及处理

（1）大出血：孕产妇大量出血的液体复苏策略：减少晶体液和胶体液的使用量，减少稀释性凝血病的发生以及凝血因子活性异常的加剧；提高新鲜冰冻血浆：浓缩红细胞比值；适当使用冷沉淀物和抗纤溶药物；考虑使用重组因子Ⅶ。按照晶体、RBC、FFP、FDP、PLT 的顺序输注，不输代血浆，以晶体液和血制品为主。失血量 ≥ 2000 ml 时可考虑输注 FDP 3～4 g。每失血量达 1000 ml，查凝血、血常规、动脉血气、TEG，根据血常规、凝血结果调整液体复苏方案。监测 ABP、CVP、SVV、尿量、体温。复苏目标：循环稳定，SVV ≤ 13；血红蛋白 ≥ 80 g/L，PLT ≥ 50×10/L，FDP ≥ 2 g/L[2]；尿量 ≥ 1 ml/（kg·h）。关注纤维蛋白原浓度、抗纤溶治疗及凝血功能监测。

（2）羊水栓塞：羊水栓塞（amniotic fluid embolism，AFE）发病机制为分娩过程中母胎屏障被破坏，羊水通过母胎屏障的破口（子宫颈内膜静脉、子宫下段的静脉以及子宫损伤和胎盘附着部位）进入母体循环。敏感的母体由于胎儿的异体抗原激活炎症介质产生炎症、免疫等瀑布样级联反应，进而产生一系列临床表现。

临床表现形式多样、复杂，主要为"三低"，即低氧血症、低血压、低凝血功能，如突然出现的呼吸困难、发绀、与出血量严重不符的低血压、呼吸心搏骤停。

诊断：主要根据临床症状和体征进行诊断。分娩期间或分娩后即刻出现经典的三联征，即突发低氧血症、低血压、低凝血功能（"三低"症状）是诊断羊水栓塞的临床标准。不典型者出现三联征中的一个或两个症状，需排除其他原因（如产后大出血、肺栓塞、过敏性休克、局麻药中毒、脓毒症）才能做出诊断。需要指出的是，肺动脉中检测到羊水任何成分不再作为羊水栓塞诊断标准。

治疗措施：应强调多学科合作，包括产科、麻醉科、重症医学、血液科和新生儿科。一旦怀疑羊水栓塞，应立即启动抢救流程。羊水栓塞的治疗措施主要是支持性、对症性的。如发生呼吸心搏骤停，按照AHA心肺复苏标准流程进行基础生命复苏和高级生命支持。如条件具备，尽可能在5 min内娩出新生儿。出现呼吸困难或低氧血症时，应保证患者气道通畅及氧供充足，必要时建立人工气道、正压通气。严重者可采用体外膜肺、心肺转流术、血液透析等措施。

当出现循环系统受累、低血压时，快速建立畅通的液体输注通路，必要时留置中心静脉导管，进行有创血流动力学监测，积极进行液体复苏，并根据临床指征合理选择血管活性药物，推荐药物包括去甲肾上腺素、肾上腺素、多巴胺等。如右心功能不全，推荐选用米力农。液体复苏目标为收缩压≥90 mmHg、PaO_2≥60 mmHg、尿量≥0.5 ml/（kg·h）。纠正凝血功能障碍的措施主要为补充凝血物质，如输注FFP、冷沉淀、血小板等血制品和应用促凝血药物（如氨甲环酸、抑肽酶）。发生持续性、顽固性凝血功能障碍，特别是难以制止的子宫大出血时，应考虑子宫切除术。

建议应用肺动脉扩张药物，如一氧化氮、前列环素、氨茶碱、罂粟碱，治疗羊水栓塞的肺动脉高压；其他措施：肾上腺糖皮质激素（如氢化可的松）、5-HT_3受体阻滞剂（如昂丹司琼）也可应用。需要注意的是，不推荐羊水栓塞时常规应用肝素。对顽固性羊水栓塞患者，可联合应用阿托品、昂丹司琼、酮咯酸（即所谓的A-OK治疗法）。

参考文献

[1] 张瑾，陈亮，姚淑萍，等.《中国产科麻醉专家共识（2017）》解读.河北医科大学学报，2019，40（2）：5.
[2] 中华医学会妇产科学分会产科学组，中国医师协会妇产科分会母胎医学专委会.胎盘植入性疾病诊断和处理指南（2023）.中华围产医学杂志，2023，26（8）：617-627.

任林雨　编写　张小青　校审

病例 31 宫颈癌术后复发、伴轻度肺动脉高压患者行全盆腔廓清术

一、一般情况

患者，61岁女性，身高164 cm，体重65 kg，BMI 24.17 kg/m²。

【主诉】

宫颈非角化型鳞状细胞癌术后放疗后1年余，发现残端复发1个月。

【现病史】

患者1年多前因绝经后阴道出血于我院就诊，考虑宫颈癌，予力扑素（注射用紫杉醇脂质体）＋顺铂先期化疗2个周期后于我院行腹腔镜探查＋粘连松解＋广泛子宫切除＋双附件切除＋盆腔淋巴结清扫＋腹主动脉旁淋巴结切除术，术后病理提示宫颈浸润性非角化型鳞状细胞癌，肿瘤主体位于宫颈10点至1点，浸润深度＜1/3肌壁，未见明确脉管内瘤栓及神经侵犯，宫旁及阴道未见癌累及，淋巴结未见癌。术后予放疗28次，于术后5个月后放疗结束。放疗后自觉大便次数较前增多，大便性状正常，无腹痛、阴道出血、阴道流液，无尿急、尿痛等不适，放疗后半年复查1次，未见明显异常，后续未复查。1月前于我院就诊复查，查体阴道顶端见一泡状物，直径约3 cm，增强CT提示乙状结肠壁局部增厚，内见囊实性肿物，大小约2.5 cm×2.1 cm×1.6 cm，增强扫描可见环形强化，向外突起，与邻近腹膜及阴道残端左侧关系密切，阴道残端右侧可疑部分强化。PET-CT示乙状结肠软组织密度肿块，左侧盆腔腹膜结节，代谢增高，考虑转移可能性大。门诊行多学科会诊，首选手术切除，亦可选择辅助治疗，告知有造瘘可能。患者及家属充分商议后要求手术治疗。患者现无腹痛、阴道出血、阴道流液等不适，为行手术治疗收住入院。患者自发病以来，饮食、睡眠良好，大小便如上述，无体重减轻。

【既往史】

发现肺动脉高压（轻度）1年余，无心慌、心悸不适，末次复查超声心动图示PASP 38 mmHg；否认肝炎、结核病史；否认高血压、糖尿病病史；否认冠心病病史；否认脑血管疾病、精神疾病史；否认外伤、输血史；否认食物、药物过敏史。

【术前检验】

大致正常。血常规：Hb 129 g/L。凝血：PT 11.2 s、INR 1.05、APTT 29.8 s，D-二聚体0.31 mg/L。生化：ALT 14 U/L，AST 14 U/L。血气分析：PaO_2 77.06 mmHg，$PaCO_2$ 41.03 mmHg。

【术前检查】

心电图：窦性心律，正常心电图。超声心动图：二尖瓣反流（轻度），主动脉瓣反流（轻度），三尖瓣反流（轻度），PASP 38 mmHg，LVEF 73%，右心室收缩功能正常。胸部CT：双肺纤维条索，双侧胸膜粘连。肺功能：阻塞性通气功能障碍，残总比增加，FEV_1/

FVC占预计值66.04%，FEV₁占预计值79.7%。颈动脉超声：双侧颈动脉、椎动脉未见明显异常。下肢静脉彩超：双下肢静脉未见明显血栓形成。

【术前诊断】

宫颈非角化型鳞状细胞癌，术后放疗后复发；阴道残端复发（累及乙状结肠、左侧盆腔腹膜）；肺动脉高压（轻度）。

【拟行手术】

开腹探查＋后盆腔廓清（全阴道切除＋部分肠管切除＋盆腹腔肿瘤病灶切除）＋结肠/小肠造瘘 ± 放射性粒子植入术＋盆底重建术。

预计手术时间：10 h；预计出血量：800 ml；备悬浮红细胞6 U，血浆4 U；备ICU。

二、术前评估

（一）气道评估

Mallampati分级Ⅰ级，张口度＞3横指，甲颏距离＞6 cm。颈椎活动不受限，困难插管可能性不大。

（二）重要脏器功能评估与ASA分级

心功能：Ⅰ级；代谢当量＞4 MET；ASA分级：Ⅱ级。

三、手术介绍

全盆腔廓清术是针对盆腔恶性肿瘤的一种根治性外科手术[1]。目前国际上对盆腔廓清术的适应证标准尚未达到共识，甚至存在很大的差异，但较为公认的适应证可概括为盆腔局部晚期的原发性肿瘤、放疗后复发的盆腔肿瘤、初治后复发的盆腔肿瘤及一些姑息性手术（直肠阴道瘘等），主要应用于子宫颈癌、直肠癌、膀胱癌、外阴癌、阴道癌等。国际妇产科联盟（International Federation of Gynecology and Obstetrics，FIGO）指出，盆腔廓清术适用于无腹腔内或骨盆外扩散，并且复发病灶和盆腔侧壁间存在明显无肿瘤间隙的患者。由于该术式并发症发生率高，仅用于那些有潜在治愈可能的患者。术前重视评估，包括对患者的身体和心理需求认真评估、选择，并就手术并发症及造瘘等问题与患者进行充分沟通；术前应行PET-CT排除远处转移，必要时行活检获得病理标本明确复发[2]。

盆腔廓清术的禁忌证和适应证是相对而言的，通常认为肿瘤病灶非盆腔中央型复发，肿瘤累及盆壁、盆腔或腹主动脉旁淋巴结，腹腔内病灶转移，以及远处转移（如肺转移）不宜行盆腔廓清术，也有人将年龄超过70岁、初始放化疗后肿瘤未控作为盆腔廓清术的禁忌证。不管该术式的禁忌证标准如何制定，各种盆腔恶性肿瘤盆腔廓清术的禁忌证的主要出发点是一致的，即手术的彻底性如何，能否改善患者生存预后和生活质量，能否有效降低手术并发症发生率。各种盆腔恶性肿瘤的盆腔廓清术的禁忌证都要围绕上述出发点去考虑[3]。

总之，根本的目的是提高患者生存预后和改善患者的生活质量，有效降低手术并发症发生率。因此，应进行全面、严格的术前评估，严格把握手术适应证及禁忌证，推荐患者到具有丰富相关手术经验的肿瘤综合治疗中心，选择合适的手术团队进行相关手术，尽量使患者从这种复杂的手术操作中获益。

盆腔廓清术是一种针对妇科癌症中心型复发的挽救性手术措施，也被描述为"迄今为止治疗盆腔癌症最具根治性的手术"。手术范围包含所有盆腔结构，切除子宫、子宫颈、阴道、膀胱和直肠。手术是由多个根治性手术整合而成，如膀胱癌根治术、子宫颈癌根治术、直肠癌根治术、阴道癌根治术、外阴癌根治术。

四、麻醉计划

（一）麻醉计划

麻醉前准备：入室前准备保温毯、加温输液，开放 16 G 上肢静脉麻醉，局麻下行桡动脉穿刺置管。麻醉方式：全身麻醉＋硬膜外麻醉。术中监测：5 导联心电图、脉搏氧饱和度、无创及有创动脉血压、中心静脉压、体温、尿量、出血量、心输出量、每搏量变异度、BIS、呼气末二氧化碳分压、血气分析等。

全麻诱导前先行硬膜外麻醉：L2～L3 间隙硬膜外穿刺置管，给予试验剂量 2% 利多卡因 3 ml。

麻醉诱导：舒芬太尼 0.2 μg/kg，依托咪酯 0.15 mg/kg，顺阿曲库铵 0.15 mg/kg，丙泊酚 1～2 mg/kg，如果出现诱导后低血压，根据患者的心率状况选择去甲肾上腺素（8 μg）或者去氧肾上腺素（40 μg）进行推注，维持血流动力学平稳。可视喉镜辅助下置入 7# 气管导管。

麻醉维持：瑞芬太尼 200～400 μg/h 泵注，七氟烷 1.5%～2.0%，顺阿曲库铵 5 mg/h 泵注，硬膜外导管间断推注 2% 利多卡因（术中每 40 min 追加 5 ml），必要时使用血管活性药维持目标血压。管理目标：血压 120～150/60～90 mmHg，心率 50～70 次/分，术中根据 BIS 来调整患者麻醉深度，维持 BIS 值 40～60。

根据术中具体情况、手术范围、手术时间，以及术中是否存在出入量大、循环剧烈波动等情况，选择术毕带气管导管返回麻醉恢复室，或返回重症监护室。术后镇痛：氟比洛芬酯注射液 50 mg、硬膜外单次罗哌卡因镇痛、舒芬太尼 PCIA。

（二）术中麻醉管理策略

1. 循环及容量管理　妇科肿瘤手术，术前准备行口服洗肠液 3000 ml＋灌肠，容量丢失较多，患者心功能大致正常，可以在麻醉诱导前补充乳酸钠林格液 300～500 ml。术中血压维持平均水平，120～140/60～80 mmHg，血压波动幅度不超过基础血压 ±20%。患者手术范围大，手术时间长，失血失液量应准确估算，术中应密切关注失血量、尿量，关注中心静脉压、PPV、SVV 等监测指标，间断监测血气分析，使用目标导向液体治疗，可较为精确地指导术中液体管理。加强体温保护，防止术中出现低体温。

2. 围手术期心肌缺血　患者手术复杂、时间较长，密切关注出血量及心电监护变化，如术中心电图出现 ST 段压低或抬高超过 1 mm、T 波倒置、R 波变化等，常警惕心肌缺血。

心肌缺血紧急处理：①存在低血压首先提升灌注压，必要时泵注升压药去甲肾上腺素和（或）去氧肾上腺素。②若有心率增快，酌情采用 β 受体阻滞剂减慢心率。③采用钙通道阻滞药或硝酸甘油缓解冠状动脉痉挛。④急查电解质排除低钾低镁并即刻纠正至正常高限水平。

3. 轻度肺动脉高压　术中管理的主要原则和目标包括以下几个方面：①避免一切可能增加肺血管阻力的因素，最大限度降低肺动脉压力。②精确液体管理，维持血管内容量在最佳状态。③保证右心室的氧供需平衡。④全麻诱导药物可选择起效快速且对循环影响轻微的镇静催眠药联合中等剂量的阿片类药物，可同时静脉应用利多卡因以降低气管内插管反应。一氧化氮和氯胺酮会导致肺血管阻力增加，应避免使用。无论使用何种药物，均应根据患者血流动力学变化情况采取小剂量分次给药方案。⑤麻醉诱导过程中应注意避免缺氧和二氧化碳蓄积的发生，麻醉维持期间应注意麻醉深度的调节，避免因麻醉深度不足导致交感神经兴奋所引起的肺血管阻力增加。⑥呼吸管理：通气不足会引发低氧血症、高碳酸血症及肺不张，导致肺血管阻力增加，此时应增加通气压力并联合使用呼气末正压技术。然而，过高的气道压及呼气末正压又会导致肺血管阻力增加，右心功能恶化。所以，对此类患者呼吸管理的原则是在保证不发生低氧血症、高碳酸血症及肺不张的基础上，尽量降低通气压力及呼气末正压的水平。

4. 补液方案

（1）术中根据《米勒麻醉学》建议补液方案进行常规补液，即输液总量＝补偿性扩容＋生理需要量＋累计缺失量＋继续损失量＋第三间隙丢失量。

（2）SVV 指导液体管理。

（3）大量输血管理：大量输血是指一次输血量超过患者自身血容量的 1～1.5 倍，或 1 h 内输血大于 1/2 的自身血容量，或输血速度大于 1.5 ml/（kg·min）。

（4）大量输血方案的实施：①红细胞、血浆和血小板的比例为 1∶1∶1。②血小板计数低于 50×10^9/L，INR 大于 2.0，纤维蛋白原低于 150 mg/dl。输注冷冻沉淀物或其他血液制品。③使用液体加温仪，目标体温高于 36℃。④进行液体复苏，避免使用过量晶体，以防止稀释性凝血病。⑤目标收缩压为 80～100 mmHg；采用允许性低血压，直到活动性出血得到控制。⑥每 2 h 检查一次血清游离钙水平，并补充葡萄糖酸钙，维持游离血钙水平大于 0.9 mmol/L。⑦常规推荐使用抗纤溶剂，如氨甲环酸，按 1 g 的负荷剂量和 0.125 g/h 的维持剂量使用。

参考文献

[1] Brunschwig A. Complete excision of the pelvic viscera for advanced carcinoma. Cancer，1948，1：177-183.

[2] Straubhar A M，Chi A J，Zhou Q C，et al. Pelvic exenteration for recurrent or persistent gynecologic malignancies：Clinical and histopathologic factors predicting recurrence and survival in a modern cohort. Gynecol Oncol，2021，163（2）：294-298.

[3] Pelvex Collaborative. Palliative pelvic exenteration：a systematic review of patient-centered outcomes. Eur J Surg Oncol，2019，45（10）：1787-1795.

翟文雯　编写　　张小青　校审

病例 32 血栓栓塞性疾病合并胸、腹盆腔积液患者行开腹卵巢癌肿瘤细胞减灭术

一、一般情况

患者，67岁女性，身高153 cm，体重54 kg，BMI 23 kg/m²。

【主诉】

发现输卵管卵巢癌6月余，第6疗程放疗后1月余。

【现病史】

患者6个月前因"腹胀、体重下降"于我院就诊完善盆腔肿物穿刺活检术，术后诊断输卵管卵巢高级别浆液性癌ⅢC期，随后共接受6次放疗。2周前患者复查腹盆腔增强CT提示腹盆腔多发囊实性病灶，多发结节样病灶。双侧附件增大，腹盆腔多发肿大淋巴结，腹盆腔大量积液，患者现无腹痛、腹胀，无阴道不规则出血，为进行手术治疗收住入院。患者病后精神状态一般，食欲一般，体力情况良好，体重无明显变化。

【既往史】

高血压病2年余，血压高压最高160/90 mmHg，现口服乐卡地平片10 mg每日1次，监测血压控制在120～130/70～80 mmHg；半年余前外院就诊时肺部CTPA提示多发肺栓塞，后低分子肝素及利伐沙班片治疗，因卵巢癌行化疗后出现恶心、呕吐，自行停用抗凝药物；4个月前因头晕、呼吸困难于我院急诊就诊，完善CTPA提示双肺动脉多发栓塞、下肢超声提示双侧小腿肌间静脉血栓形成，胸部X线片示胸腔积液，血气分析考虑Ⅰ型呼吸衰竭，结合血象升高诊断肺部感染，予低分子肝素5000 U每12 h一次抗凝、哌拉西林钠舒巴坦5 g每12 h一次抗感染治疗、氧疗、化痰、补液等对症支持治疗，其间行胸腔积液穿刺，病理未见肿瘤细胞；高脂血症，现口服利伐沙班片（拜瑞妥）10 mg每日2次。

【术前检验】

血常规：Hb 102 g/L，HCT 0.31。凝血：PT 16.5 s↑，INR 1.56↑，D-二聚体0.8 mg/L↑，APTT 40.6 s。血气：PaO_2 68.82 mmHg。生化、电解质等检验结果未见明显异常。

【术前检查】

CTPA（半年前发病时）：双肺动脉多发栓塞；双肺渗出，左侧为著；左肺膨胀不全；左侧胸腔积液；右侧胸腔少量积液。CT（入院后）：左侧胸腔积液，左肺下叶膨胀不全，冠状动脉钙化。下肢静脉彩超：双侧小腿肌间静脉血栓形成。肺功能：轻度限制性通气功能障碍，FEV_1/FVC 82%，FEV_1 1.41 L；颈动脉、椎动脉彩超：双侧颈动脉粥样硬化斑块形成。

【术前会诊】

呼吸科会诊：患者活动性肿瘤、多次肺栓塞、下肢静脉血栓，建议围手术期继续抗凝；

术前停用利伐沙班，更换低分子肝素抗凝，抗凝过程中警惕出血；患者肺储备功能差，若拟行全麻手术，围手术期呼吸衰竭、脱机困难、肺部感染可能性高，可备 ICU。

介入科会诊：低分子肝素 4000 单位，每 12 h 一次，皮下注射抗凝治疗，术前 24 h 停药，定期复查双下肢静脉超声及 D- 二聚体。

【术前诊断】

输卵管卵巢高级别浆液性癌ⅢC 期，多发转移（大网膜、腹膜）；高血压病 2 级，中危；下肢静脉血栓形成，双侧；颈动脉粥样硬化斑块形成，双侧；胸腔积液，左侧；腹盆腔积液；肺栓塞病史；肺部感染史；贫血，轻度。

【拟行手术】

开腹卵巢癌肿瘤细胞减灭术。

预计手术时间：5 h；预计出血量：400 ml；备悬浮红细胞 2 U，血浆 2 U；备 ICU。

二、术前评估

（一）一般状况

患者目前消瘦，化疗后恶心呕吐、食欲下降，活动量不大。自诉现无呼吸困难、咳嗽、喘憋、胸痛等不适。

（二）气道评估

张口度 > 3 横指，甲颏距离 > 3 横指，Mallampti 分级Ⅱ级，颈椎活动度可，困难插管可能性小。

（三）重要脏器功能评估与 ASA 分级

心功能：Ⅱ级；运动耐量：日常慢走散步，生活可自理，可以做饭；ASA 分级：Ⅱ级。

三、手术介绍

卵巢肿瘤细胞减灭术（cytoreductive surgery）或大块切除术（debulking surgery）实际是指那些对于晚期的卵巢癌患者以最大限度地切除肿瘤为目的的手术措施。肿瘤细胞减灭术是临床Ⅱ期、Ⅲ期或Ⅳ期患者的标准术式；对于不适合手术的晚期患者，可以行先期化疗，再行中间型肿瘤细胞减灭术，但是化疗前必须有病理证实。卵巢恶性肿瘤早期常无症状，可在妇科检查中发现，主要症状为腹胀、下腹部肿块及腹水。肿瘤若向周围组织浸润或压迫神经，可引起腹痛、腰痛或下肢疼痛，若压迫盆腔静脉，出现下肢水肿；若为功能性肿瘤，可产生相应的雌激素或雄激素过多症状。晚期可表现消瘦、严重贫血等恶病质征象。

卵巢肿瘤细胞减灭术的要点：在结扎卵巢动、静脉时，为防止癌栓转移，须行高位结扎；避免损伤输尿管、膀胱及肠管；在高位处理骨盆漏斗韧带时，输尿管易被误切或误扎，因此，在结扎卵巢血管时，切忌用止血钳钳夹输尿管，或过度牵拉，在剥离膀胱后壁或剥离肿瘤与肠管的粘连时，如解剖层次不清，可损伤膀胱及肠管，必要时请外科医生协助处理；减少渗出和出血，卵巢癌手术创面大，有时渗血较多，在剥离肿瘤时注意少损伤盆腔静脉丛，如闭孔区、骶前、子宫阴道等处的静脉丛，行淋巴结清扫时注意勿伤下腔静脉、髂外静脉及髂内血管，剥离时一定要在直视下操作，按层次分离，会减少不必要的出血；如有必要，为明确卵巢癌的性质及恶性程度，在术中及时做快速冷冻切片病理检查[1]。

四、麻醉计划

麻醉方式：气管插管全身麻醉。

术中监测：ECG，NIBP，SpO_2，$P_{ET}CO_2$，ABP，TOF，BIS，血气分析+血糖，体温，出血量。入室后，局麻下行桡动脉穿刺置管。

术前用药：地塞米松 5 mg。

麻醉诱导：舒芬太尼 0.2～0.3 μg/kg，依托咪酯 0.1～0.2 mg/kg，罗库溴铵 0.6 mg/kg，根据循环情况分次推注丙泊酚 1～2 mg/kg，诱导前备好血管活性药物，维持血流动力学平稳。可视喉镜辅助下置入 7.0# 加强气管导管。

麻醉维持：七氟烷 1.5%～2%，瑞芬太尼 200～400 μg/h，间断推注罗库溴铵，备好血管活性药物。

术毕：根据手术出血及患者呼吸、循环等情况，决定是否拔管或带气管导管回 ICU 继续治疗。

术后镇痛：开腹手术术后常伴随中到重度疼痛，可考虑多模式镇痛方案：术前双侧腹横肌平面阻滞（腋中线入路），每侧 0.25% 罗哌卡因 15 ml；关闭伤口时静注氟比洛芬酯注射液；术毕连接 PCIA。

五、麻醉关注点

（一）急性肺栓塞

1. 诱发因素 腹部大手术、下肢静脉曲张、盆腔或下肢肿瘤、恶性肿瘤、长期卧床、心脏瓣膜病、长期口服避孕药、血液病、肥胖。

2. 来源 下肢大静脉、盆腔静脉、右心房（充血性心力衰竭、心房颤动）、肝、肾静脉（罕见）、三尖瓣内膜炎、上肢静脉炎血栓。

3. 术前准备 避免术前长期卧床；下肢静脉曲张应用弹力袜，促进下肢血液循环；对于存在心律失常的患者应积极治疗心律失常，纠正心力衰竭；血细胞比容过高患者宜行血液稀释；血栓性静脉炎患者可预防性应用抗凝药；保持良好体位，避免影响下肢血流；避免应用下肢静脉进行输液或输血；一旦有下肢或盆腔血栓性静脉炎，应考虑手术治疗。

4. 术中监测 ①心电图变化：ST-T 异常，节律紊乱——房性或室性期前收缩，心动过速，右束支传导阻滞，右或左心电轴转位；Ⅰ导联 S 波变深，Ⅲ导联 Q 波出现和 T 波倒置。②动脉血气：低氧血症，低或高碳酸血症改变。麻醉中可见 $PaCO_2$ 与 $P_{ET}CO_2$ 分离（即 $PaCO_2$ 上升，$P_{ET}CO_2$ 下降）。

5. 术中肺栓塞支持治疗 ①肺栓塞患者术中的气道管理对于手术的顺利进行起着至关重要的作用，合理使用 PEEP 不仅可以提高血氧饱和度，还可以改善患者预后。肺栓塞患者在机械通气时给予 PEEP 可以预防肺不张，减轻肺部炎症渗出，改善氧合、减少肺损伤以及提高肺顺应性。②适当补液，防止液体超负荷，低血压患者推荐使用去甲肾上腺素及肾上腺素，使用血管扩张剂可能导致循环血压进一步降低。注意维持循环平稳，注意心、脑、肾等重要器官灌注，围手术期血压控制在基础血压±20%以内，避免低血压，避免循环抑制，出现心律失常首先纠正病因。③注意围手术期保温，避免术后寒战。④术后充分镇痛，避免疼痛应激导致血压大幅波动。

（二）卵巢癌患者的麻醉关注点

巨大卵巢肿瘤的病理生理改变：①盆腔巨大肿瘤可挤压腹腔其他实质器官，严重者间接致使膈肌上升而压迫肺，肺容积缩小导致通气量下降，故该类患者容易引起低氧和二氧化碳蓄积。本例患者已经存在术前限制性通气功能障碍。②长时间肺受压而舒缩受限，从而易并发呼吸道感染和（或）慢性支气管炎。③肿瘤过大还可压迫下腔静脉与腹主动脉，致使回心血量减少，下肢淤血水肿，心脏前、后负荷均受影响。④巨大肿瘤可压迫胃肠道，常引起患者营养不良及消瘦虚弱，可继发贫血、低蛋白血症，以及水、电解质代谢紊乱。⑤尤其盆腔巨大肿瘤且伴有大量腹水，既给麻醉实施带来难度，又增加麻醉相关风险[2]。

巨大卵巢肿瘤手术患者麻醉方法选择与术中管理如下：①正因为巨大卵巢肿瘤患者上述一系列病理改变，一旦麻醉诱导后骨骼肌充分松弛，可引起肿瘤压迫腹腔脏器"加重"，尤其伴有大量腹水患者，甚至出现严重仰卧位低血压综合征。②麻醉与手术期间密切观察血流动力学变化，既要防止腹腔内压骤然下降所致的右心回心血量突然增加而诱发的急性肺水肿，又要避免可能引起的腹主动脉受压突然解除而导致的血压骤降。③全身麻醉应选择对循环抑制较轻的药物，以避免循环功能异常下降。④术中探查与搬动肿瘤或开放囊内液体等操作过程，应严密监测患者变化，必要时提示手术医师吸引囊内液体速度应缓慢或从腹腔搬出肿瘤后应立即给腹部加压，防止血流动力学剧烈变化，同时注意有效循环容量的补充。⑤病情严重者麻醉前应行颈内静脉或锁骨下静脉穿刺置管，实施中心静脉压监测，以指导输血、补液[3]。

其他注意事项包括：①该类手术患者麻醉前除了解机体一系列病理变化外，还需检测肺功能与动脉血气分析，以及心电图与超声心动图检查，有助于了解、评估肺功能与心功能代偿程度。②术前尽可能纠正患者营养不良、继发性贫血、低蛋白血症，以及水、电解质紊乱，有利于使麻醉全程平稳，避免相关并发症发生。③麻醉术中还应注意体位变化对呼吸、循环功能的影响。

参考文献

[1] 王国林，徐铭军，王子千. 妇产科麻醉学.2版.北京：科学出版社，2012.
[2] 晚期卵巢癌肿瘤细胞减灭术的围术期管理指南[2021欧洲妇科肿瘤学会（ESGO）].
[3] Neumann C, Kranenberg E, Schenk A, et al. Influence of intraoperative fluid management on postoperative outcome and mortality of cytoreductive surgery for advanced ovarian cancer-a retrospective observational study. Healthcare（Basel），2024，12（12）：1218.

翟文雯　编写　张小青　校审

第六篇

甲状腺相关疾病手术的麻醉管理

病例 33　原发性甲状旁腺功能亢进、右侧甲状旁腺肿物、高钙血症患者行甲状旁腺瘤切除术

一、一般情况

患者，64 岁女性，身高 170 cm，体重 44 kg，BMI 15.22 kg/m²。

【主诉】

乏力、消瘦 2 个月。

【现病史】

患者 2 个月前无明显诱因出现乏力，伴消瘦，2 个月内体重减轻 2 kg，无颈部疼痛，无声嘶、饮水呛咳、手足抽搐、骨痛不适，至我院内分泌科门诊就诊，检验提示甲状旁腺激素异常升高，颈部超声示甲状腺右叶后方结节，考虑甲状旁腺来源可能。为进一步诊治，以原发性甲状旁腺功能亢进收入院。发病以来，精神好，饮食正常，睡眠正常，大小便正常，体重无变化。

【既往史】

否认肝炎、结核、疟疾病史，否认高血压、心脏病史，否认糖尿病、脑血管疾病、精神疾病史，否认手术、外伤、输血史，否认食物、药物过敏史，预防接种史不详。

【术前检验】

血常规：RBC 3.99×10^{12}/L，Hb 124 g/L。尿常规：尿糖（－），尿酮体（－），尿蛋白（－）。肝肾功能及电解质：AST 9 U/L，ALT 17 U/L，Cr 53 μmol/L，Ca^{2+} 3.25 mmol/L，K^+ 4.52 mmol/L，Na^+ 137 mmol/L，Cl^- 108 mmol/L。凝血功能：PT 10.6 s，APTT 29.8 s；葡萄糖 4.6 mmol/L；糖化血红蛋白 4.7%。激素水平：PTH 489 pg/ml。25-(OH)D_3 9.6 ng/ml。

【术前检查】

心电图：窦性心律。胸部正位＋侧位片：双肺纹理增多，双肺纤维索条。超声心动图：三尖瓣反流（轻度），PASP 22 mmHg，LVEF 74%，右心室收缩功能正常。颈动脉、椎动脉彩色多普勒超声检查：右侧颈动脉内中膜增厚。

【入院诊断】

原发性甲状旁腺功能亢进，右侧甲状旁腺肿物，高钙血症。

【拟行手术】

甲状旁腺瘤切除术。

预计手术时间：1.5 h；预计出血量：20 ml。

二、术前评估

（一）气道评估

Mallampati 分级Ⅱ级，张口度＞3 横指，甲颏距离＞6 cm，颈椎活动度可，困难插管可能性小；近期无呼吸道感染病史。

（二）重要脏器功能评估与 ASA 分级

心功能：Ⅱ级；活动耐量＞4 MET；ASA 分级：Ⅲ级。

三、手术介绍

（一）甲状旁腺功能亢进症

甲状旁腺是人体重要的内分泌腺体之一，其分泌的甲状旁腺激素（parathyroid hormone，PTH）可直接或间接作用于骨、肾和小肠等组织器官，调节和维持血钙水平。甲状旁腺功能亢进症是 PTH 主动或被动分泌过多而导致的钙磷及骨代谢紊乱，从而引起一组特殊临床综合征。如高钙血症，患者表现为倦怠，肌无力，腱反射减弱；多尿烦渴；精神异常，表现为动作迟缓，情绪不稳定，幻觉，抑郁。患者还可能出现交感神经兴奋，如高血压，心电图 P-R 间期延长，Q-T 间期变短，室性心律失常。还可能出现内脏或其他器官钙化的表现，如泌尿系统结石、结膜及眼睑钙盐沉积、胰腺钙盐沉积，引起急性或慢性胰腺炎，以及骨融化及纤维性囊性骨炎、骨质疏松和病理性骨折等。

甲状旁腺功能亢进症发病机制：PTH 对骨骼和肾发挥直接作用，对肠道上皮细胞发挥间接作用，总效应表现为血钙升高。在骨骼，PTH 分泌增多使骨钙溶解释放入血[1]，引起高钙血症，严重时可形成纤维囊性骨炎（棕色瘤）。血钙过高还可导致迁徙性钙化，如发生在肌腱或软骨，可引起关节部位疼痛。PTH 抑制肾小管重吸收碳酸氢盐，使尿液呈碱性，进一步促使肾结石形成，同时引起高氯血症性酸中毒，pH 降低使游离钙增加，加重高钙血症。

在肾，PTH 可促进 25-（OH）D_3 转化为活性更高的 1，25-（OH）$_2D_3$，后者可促进肠道钙吸收，进一步加重高钙血症。从肾小球滤过的钙增多，尿钙排出增加，同时，肾小管对无机磷再吸收减少，尿磷排出增多，血磷降低。PTH 促进骨基质分解，黏蛋白、羟脯氨酸等代谢产物自尿排泄增多，形成尿路结石或肾钙盐沉着症，加重肾负荷，影响肾功能，严重时发展为肾功能不全。

此外，高浓度钙离子可刺激胃泌素分泌，胃壁细胞分泌胃酸增加，形成高胃酸性多发性胃、十二指肠溃疡，还可激活胰腺导管内胰蛋白酶原，导致急性胰腺炎。

（二）甲状旁腺亢进症的治疗方法[2]

甲状旁腺切除术是其最有效的治疗手段，而围手术期处理是原发性甲状旁腺功能亢进患者手术治疗的重要环节[3-4]。

四、麻醉计划

（一）术前评估

由于甲状旁腺功能亢进症患者因长期厌食、恶心呕吐和多尿等合并严重的脱水和酸中毒，麻醉前应注意评估患者的容量状态以及电解质和酸碱平衡状态。评估肾功能损害，检查血尿素氮、肌酐及尿比重。进行心电图和超声心动图检查，评估心脏传导系统和心功能。

术前应进行降钙治疗，将血清游离钙降至 3.5 mmol/L 以下为安全水平。

（二）麻醉计划

拟行气管插管全身麻醉。术中监测：NIBP、ABP、SpO_2、5 导联 ECG、BIS，间断行血糖监测、血气及电解质分析，监测尿量、出血量等。

充分吸氧去氮后，行麻醉气管插管诱导：舒芬太尼 15 μg，2% 利多卡因 2 ml，依托咪酯 8 mg，顺阿曲库铵 8 mg，丙泊酚小剂量滴定给予 50～100 mg（7.0#，加强管）；麻醉维持采用静吸复合麻醉：七氟烷 1%～1.5%，丙泊酚 200～300 mg/h，瑞芬太尼 100～400 μg/h，根据术中情况间断给予肌松剂的追加。术毕拔除气管导管后送返普通病房进一步治疗。

（三）术中麻醉管理策略

在搬动患者及气管插管过程中注意动作轻柔，避免造成骨折。术中持续监测血钙，关注心电图及血压变化，做好术后镇痛，预防术后手术部位出血、水肿等引起的呼吸困难。因患者高钙血症可引起神经-肌肉接头对去极化肌松药的敏感性增加，而对非去极化肌松药的敏感性下降，故术中可行肌松监测以指导肌松药的合理应用，或以小剂量试验决定肌松药的临床用量。术后需预防低钙血症，及时补充钙剂，密切监测电解质变化。

避免骨折：常规甲状腺手术体位需垫高胸部及肩部，使颈部充分后仰以利于手术暴露。患者因骨质吸收脱钙有潜在病理性骨折的危险，气管插管及手术时如果颈椎过度后仰，可能导致颈椎椎体压缩性骨折。因此，使用可视喉镜进行气管插管，插管过程中保持颈椎呈中立位，动作轻柔以避免颈椎后仰。

肌松监测：甲状旁腺功能亢进症患者对肌松药的反应可能发生改变。例如，对于高钙引起骨骼肌无力的患者，肌松药可能需要减量，然而，血钙浓度升高可抵消非去极化肌松药的效果，因而患者对这些药物的反应不可预知。并发神经肌肉损害（肌萎缩，常伴有肌电图异常）的患者可能存在肌松药抵抗现象，手术中需使用大量或短期反复使用肌松药以维持肌松效果。但应用过多肌松药后，肌力恢复时间及拮抗药量亦延长或增加。可以减少肌松剂的首次剂量，同时进行肌松监测，注意监测气管拔管时的肌力恢复情况。

关注内环境：酸中毒减弱钙和白蛋白的结合，导致游离钙浓度增加。相反，碱中毒时钙浓度降低。所以注意维持 $P_{ET}CO_2$ 及 pH 在正常范围内。

处理高钙危象：患者应激后可出现重度血钙升高（＞4 mmol/L），伴明显脱水，严重时威胁生命，应予紧急处理。患者表现为乏力、恶心、多尿、虚脱以及神志改变，甚至昏迷。患者可出现低钾、低氯性碱中毒。心电图表现为 Q-T 间期缩短伴传导阻滞。其处理包括：根据失水和心肾功能情况，大量补充生理盐水，每 2～4 h 输液 1 L；补液时可能出现血钾过低，应严密监测电解质，必要时进行动脉血气分析；在充分扩容的基础上，可使用呋塞米 40～100 mg 利尿，每 2～6 h 一次，每 24 h 极量 1000 mg；降钙素 2～8 IU/（kg·d）；行血液透析。

处理低钙血症：术后较为常见，可出现于术后 24 h 内，多出现在术后 4～5 天。轻者手足唇面部发麻，肌力减弱，重者则手足搐搦、喉痉挛等，可能诱发呼吸衰竭。也可出现血压降低、心力衰竭、心率减慢。心电图改变并不能准确帮助判断患者是否发生低钙血症。如血清钙持续在 2 mmol/L 以下，可出现手足抽搐。首先应该除外和纠正共存的呼吸性碱中毒和代谢性碱中毒。缓慢推注葡萄糖酸钙或氯化钙纠正血钙水平，及时复查血钙浓度。必要时 1 天内可重复 2～3 次。同时注意纠正低镁血症。

术后镇痛：甲状腺及甲状旁腺手术为浅表手术，术后疼痛程度较轻，镇痛药使用原则为尽可能不选择强阿片类镇痛药，多采用非甾体抗炎药，避免呼吸抑制等并发症。

参考文献

[1] Marini F, Giusti F, Cioppi F, et al. Bone and mineral metabolism phenotypes in MEN1-Related and sporadic primary hyperparathyroidism, before and after parathyroidectomy.Cells, 2021, 10（8）: 1895.

[2] 中华医学会外科学分会甲状腺及代谢外科学组，中国研究型医院学会甲状腺及骨代谢疾病专业委员会. 原发性甲状旁腺功能亢进症围手术期处理中国专家共识（2020 版）. 中国实用外科杂志，2020，40（6）: 634-638.

[3] Fraser W D. Hyperparathyroidism. Lancet, 2009, 374（9684）: 145-58.

[4] Aojula N, Khan S, Gittoes N, et al. Normocalcaemic primary hyperparathyroidism: what is the role of parathyroid surgery? . Ther Adv Endocrinol Metab, 2021, 12: 2042018821995370.

姜祎　编写　张小青　校审

病例 34 右肾癌术后、高血压、糖尿病、冠心病患者行甲状腺癌根治术、声门下肿物切除术

一、一般情况

患者，57 岁男性，身高 168 cm，体重 83 kg，BMI 29.4 kg/m^2。

【主诉】

发现颈部肿物 3 年。

【现病史】

患者 3 年前查体发现颈部肿物，位于颈部双侧，有颈部疼痛，无声音嘶哑、饮水呛咳、吞咽困难、呼吸困难、甲状腺功能亢进症状，未予治疗，后肿物渐增大，出现颈部疼痛，未出现声音嘶哑、饮水呛咳、吞咽困难、呼吸困难、甲状腺功能亢进症状，无其他症状出现。为进一步诊治，至我院就诊。发病以来，精神好，饮食正常，睡眠正常，大小便正常，体重无变化。

【既往史】

高血压病史，口服硝苯地平、厄贝沙坦治疗，血压控制可。冠心病史，口服阿司匹林（已停药 2 周）。糖尿病史。9 年前因右侧肾癌行右肾部分切除术，术后恢复可。否认肝炎、结核、疟疾病史。否认脑血管疾病、精神疾病史。否认外伤、输血史。否认食物、药物过敏史。

【术前检验】

糖化血红蛋白（HbA1c）6.6% ↑。血常规、尿常规、肝功能、肾功能、凝血功能、甲状腺功能等其余检验大致正常。

【术前检查】

心电图：窦性心律，正常心电图。超声心动图：主动脉瓣增厚，三尖瓣轻度反流，LVEF 69%。冠状动脉 CTA：冠状动脉呈右优势型，左主干起源于左窦，右冠状动脉起源于右窦，冠状动脉左主干（left main coronary artery，LM）管壁可见节段性混合斑块，管腔狭窄 1%~24%。左前降支（left anterior descending artery，LAD）近段管壁可见局限性混合斑块，管腔狭窄 50%~69%，中段管壁可见局限性钙化斑块，管腔狭窄 25%~49%，D1 管壁可见局限性钙化斑块，管腔狭窄 25%~49%。左回旋支（left circumflex branch，LCX）近段管壁可见局限性非钙化斑块，管腔狭窄 1%~24%，RI 管壁可见局限性钙化斑块，管腔狭窄 25%~49%。右冠状动脉（right coronary artery，RCA）近、中段管壁可见节段性钙化、非钙化斑块，管腔狭窄 25%~49%，远段管壁可见局限性混合斑块影，管

腔狭窄约25%～49%。冠状动脉钙化总积分107.56（钙化基准值130 HU），冠状动脉粥样硬化。胸部CT：双肺多发小结节。颈部CT（图34-1）：甲状腺右叶结节，环状软骨受侵，考虑恶性甲状腺小结节，颈部多发小淋巴结。术前纤维喉镜检查见图34-2。术前支气管镜检查见图34-3。

【术前会诊】

心内科：①患者中年男性，合并多个冠心病危险因素，平素偶有不适，活动尚可，入院完善冠状动脉CTA提示LAD狭窄，冠心病可能性大，本次拟行限期手术入院，建议完善冠状动脉造影评估冠状动脉，必要时行功能检查及介入治疗。并告知患者行冠状动脉造影以及如果需要PCI治疗，可能导致外科手术延期。此外，建议告知患者造影剂肾损伤及造影剂过敏风险；②若患者不同意冠状动脉造影，建议贵科充分与患者及家属沟通手术风险，围手术期可能出现急性心肌梗死、恶性心律失常、心力衰竭、猝死；③围手术期注意患者容量管理，维持患者水、电解质代谢平衡，维持血钾4.0～4.5 mmol/L；建议术前及术后24～48 h予患者完善心电图、心肌损伤标志物及NT-ProBNP水平检查；④心功能：患者目前无心力衰竭症状及体征，超声心动图未见LVEF明显下降，心功能尚稳定，围手术期注意加强容量管理，维持出入量平衡，避免补液速度过多、过快引起心力衰竭。

耳鼻喉科：电子鼻咽喉镜检查提示甲状腺术前，鼻咽部光滑，无明显肿物，圆枕、咽隐窝清晰；舌根光滑，淋巴组织增生；会厌光滑；室带光滑；声带光滑、肥厚，声带运动正常，闭合可。声门下：杓状黏膜光滑，双侧对称；梨状窝光滑对称。诊断结论：未见明

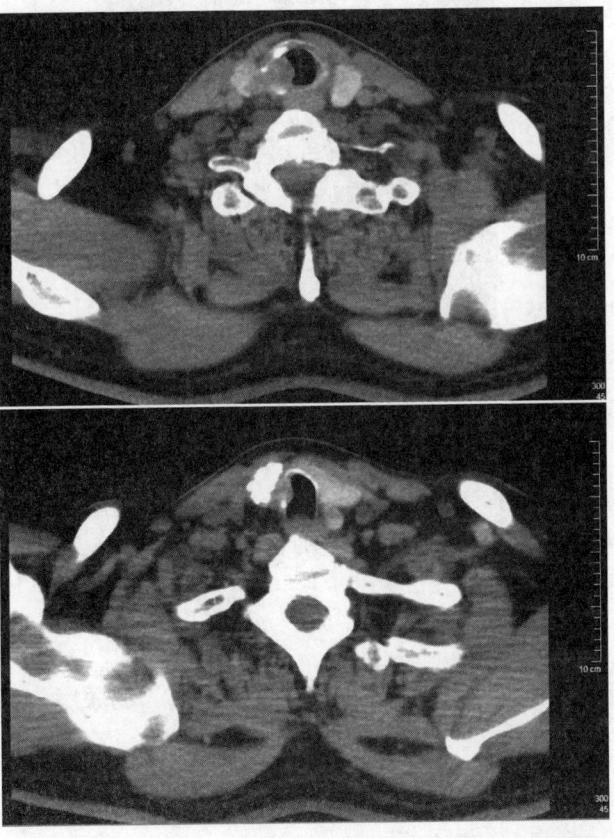

图34-1 颈部CT：甲状腺右叶结节，环状软骨受侵

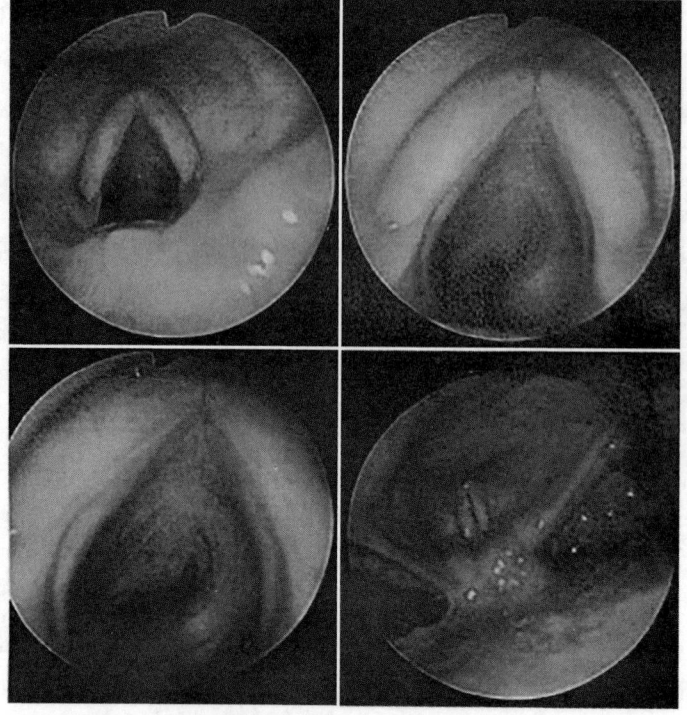

图 34-2 术前纤维喉镜显示声门下占位（见彩图）

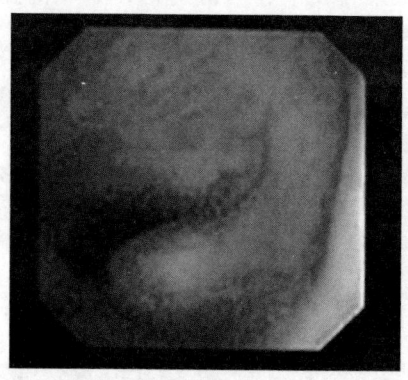

图 34-3 术前支气管镜显示声门下新生物（见彩图）

显异常。

胸外科：甲状腺右叶似乎有部分和咽与颈段食管入口管壁关系密切，但管壁无明显增厚，无明确侵犯食管壁表现。可考虑完善上消化道造影及胃镜，同时请消化科看可否行超声胃镜评估。

【术前诊断】

甲状腺肿物，冠状动脉粥样硬化性心脏病，高血压病，糖尿病，右肾癌部分切除术后。

【拟行手术】

甲状腺癌根治术，声门下肿物切除术。

预计手术时间：5～6 h。预计出血量：100 ml。备 ICU。

二、术前评估

（一）气道评估

张口度＞3横指，甲颏距离＞6 cm，头颈活动正常，张口度正常，Mallampti 分级 I 级。患者电子支气管镜显示：声门下约 1 cm、隆嵴上约 8 cm 可见一气道新生物，表面光滑，毛细血管网丰富，累及气道长度约 5 cm，累及主气管软骨环约 1/3，致管腔约 1/3 狭窄。预估该患者气管管腔直径约为 10～16 mm，Cotton-Myer 分级为 I 级；肿物侵犯环状软骨，Shin 分级Ⅲ级。

（二）重要脏器功能评估与 ASA 分级

心功能：Ⅰ级；活动耐量＞4 MET；ASA 分级：Ⅱ级。

三、手术介绍

甲状腺乳头状癌是一种进展缓慢、预后良好的高分化腺癌，较少侵犯气管、食管等腺体周围组织。然而，少数情况下，甲状腺乳头状癌可侵犯喉、气管、食管、颈动脉、颈内静脉、喉返神经等周围器官及组织，在这些腺体外侵犯当中，以气管侵犯较为常见，可引起呼吸道出血及呼吸困难，是甲状腺癌主要的死亡原因。对于这种情况，手术切除仍是首选的治疗方法，而具体的手术方式及切除范围仍存在一定的争议。

甲状腺癌侵犯气管主要通过腺体内原发癌灶突破包膜或者气管旁转移的淋巴结浸润所致。气管软骨膜与甲状腺背侧包膜之间只有约 0.5 mm 厚的疏松结缔组织，另外，气管外膜与气管软骨环之间的致密纤维组织相连续，进入气管腔内的血管垂直穿过这些纤维组织，形成潜在的薄弱的线状间隙，肿瘤细胞可通过机械性剪力浸入气管黏膜下或管腔内。

根据肿瘤浸润气管的深度，Shin 把甲状腺乳头状癌侵犯气管分成 5 级：0 级为肿瘤局限于甲状腺腺体内；Ⅰ级为肿瘤突破甲状腺包膜，但未侵犯气管软骨膜；Ⅱ级为肿瘤侵犯气管软骨膜，但未突破气管软骨环或软骨环之间纤维组织；Ⅲ级为肿瘤侵入气管黏膜固有层或黏膜下层；Ⅳ级为肿瘤侵犯气管壁全层，可在纤维支气管镜下看到腔内结节状或溃疡状肿物[1]。

甲状腺癌侵犯气管在纤维支气管镜下主要表现为壁外压迫、黏膜充血、黏膜溃疡、腔内肿物等，根据这些表现可以分成以下 5 种类型：Ⅰ型为气管腔内肿物；Ⅱ型为气管腔外压迫伴黏膜改变；Ⅲ型为仅有气管腔外压迫；Ⅳ型为仅有气管黏膜改变；Ⅴ型为没有阳性发现。纤维支气管镜除了可以了解肿瘤侵犯气管的范围及程度外，对手术方式的选择及气管切除范围的确定也有重要作用。超声纤维支气管镜可早期发现甲状腺癌侵犯气管并了解肿瘤浸润的深度。

分化型甲状腺癌侵犯气管需行气管外科处理的临床情况可归纳为以下 4 组，各组有不同的预后和治疗目标：①在首次甲状腺叶切除术中意外发现的腺体与气管紧密粘连；②首次手术未能完整切除肿瘤，行早期的二次手术；③气管全层侵犯伴气道梗阻或出血而首次手术治疗；④甲状腺切除术后肿瘤局部复发并伴有气道梗阻。

目前处理甲状腺癌侵犯气管的外科手术方式包括削除术、全层窗式切除术以及气管袖状切除加端端吻合术。削除术是指用手术刀将肉眼所见的肿瘤从气管壁上锐性分离切除的手术方法。它的优点在于手术方法相对简单，手术风险低，保留自然气道，不需气管重建。因此，当肿瘤浸润仅限于气管外膜时，削除术相比气管壁全层切除的手术方式而言，患者有更高的术后生活质量，而且局部控制良好，复发率与行气管壁全层切除的患者没有明显的差异。当肿瘤浸润至气管黏膜下层，甚至突入气管腔时，应行气管壁全层切除，其中包括气管壁窗式切除和气管袖状节段切除。为维持气管的稳定性，窗式切除一般仅适用于气管前壁或侧壁且肿瘤侵犯不超过气管周径 1/3 的患者。

当合并下列情况时亦应考虑行气管窗式切除及气管造瘘术：双侧喉返神经切除；需行双侧颈清扫术；需切除 6 个以上气管软骨环，考虑吻合口张力较大时；一般情况较差的老年患者。当行气管壁窗式切除时，较小的气管壁缺损可直接缝合，前壁的缺损可直接经缺损处行术后气管造瘘；较大的气管壁缺损可用局部的肌皮瓣或肌骨膜瓣修复。甲状腺癌行气管袖状切除术包括甲状腺叶切除、受累气管壁环形切除及气管端端吻合重建。它具有以下优点：可完整切除肿瘤，并可准确判断肿瘤侵犯气管的深度及切缘情况，提供更全面的预后信息；术中重建气道，较少需要行气管造瘘。

当甲状腺癌侵犯气管并合并远处转移时，即使转移灶较大，也可考虑包括气管袖状切除在内的积极外科手术治疗，以避免因呼吸道梗阻而引起过早死亡。

四、麻醉计划

（一）麻醉计划

麻醉方式：神经监测（306#）气管插管全身麻醉。

术前准备：开放上肢 16 G 静脉通路，局麻下桡动脉穿刺置管测压。备可视喉镜、纤维支气管镜及插管用具。备麻黄碱、去甲肾上腺素、艾司洛尔、乌拉地尔等血管活性药。

保温措施：输液加温、保温毯。

术中监测：NIBP、SpO_2、5 导联 ECG、ABP、PPV、体温、BIS、血气分析、出血量、尿量等。

麻醉诱导：备困难气道工具，包括纤维支气管镜等。充分吸氧去氮，舒芬太尼 30 μg，依托咪酯 16 mg，罗库溴铵 50 mg，利多卡因 100 mg 喷喉，丙泊酚 50～100 mg 根据循环情况分次推注。

麻醉维持：静吸复合维持麻醉，七氟烷 1.5%～2%，瑞芬太尼 300～500 μg/h，间断追加肌松药，间断行动脉血气分析，关注尿量。

术后转归：术毕返回 ICU。

计划气道管理方案：患者声门下约 1 cm、隆嵴上约 8 cm 气道新生物，累及气道长度约 5 cm，累及主气管软骨环约 1/3，致管腔约 1/3 狭窄，备好纤维支气管镜等困难气道辅助插管工具。①全麻诱导待药物起效充分后，可视喉镜明视下将神经监测导管尖端导入声门；②经神经监测导管引入纤维支气管镜检查，观察气管内肿物、黏膜情况；③可视喉镜及纤维支气管镜明视下缓慢将神经监测导管推入合适位置；④纤维支气管镜再次检查气道内异物及出血情况；⑤待甲状腺肿物切除后，将气管导管向深部插入，确保套囊在肿物足侧，避免术中损伤气管导管套囊；⑥环状软骨局部切除修补后，根据情况决定气管导管位置、气管导管类型及是否行气管切开。备用气道管理方案：①气管支架；②喷射通气；

③气管切开；④ VV-ECMO[2-4]。

（二）术中麻醉管理策略

1. 冠心病患者行非心脏手术　关键点是保持心肌氧供需平衡，通过增加心肌供氧和减少心肌耗氧来预防心肌缺血，监测缺血的发生，并及时处理。维持心率在平静状态±20%，避免心动过速，维持血压在基线血压±20%或维持平均动脉压75～95 mmHg，保证正常灌注，避免低血容量和低血压，维持冠状动脉灌注压。适当抑制心肌收缩力。对于术前停用抗血小板治疗的患者，术后尽早恢复抗血小板药物治疗。

2. 气道管理　气道狭窄的分类包括：①先天性（儿童）；②获得性（理化性损伤、气管切开术后、长时间气管插管）、感染性（气管支气管结核）、炎症性（复发性多软骨炎和韦格纳肉芽肿）、良性肿瘤（错构瘤、多形性腺瘤、软骨瘤、纤维瘤、鳞状细胞乳头状瘤及血管瘤等），甲状腺良性肿瘤或甲状腺肿引起的外压性狭窄及特发性等；③气管原发性恶性肿瘤（鳞状细胞癌、腺样囊性癌）；④转移性恶性肿瘤（甲状腺乳头状癌或滤泡癌，晚期肺癌、食管癌等）。

气管狭窄的类型分为结构性和功能性。结构性狭窄包括管腔内生长（管内型）、外源性压迫（管外型）、扭曲变形及瘢痕狭窄（管壁型）、混合型等。功能性狭窄包括软骨破坏/软化、气道膜部软化等。

气道狭窄的分级包括Cotton-Myer分级和Shin分级。Cotton-Myer分级：Ⅰ级，气管无阻塞至50%气管阻塞；Ⅱ级，51%～70%气管阻塞；Ⅲ级，71%～99%气管阻塞；Ⅳ级，没有可检测的气管管腔。其中，Ⅰ、Ⅱ级狭窄提示气道轻度狭窄；Ⅲ、Ⅳ级狭窄提示气道重度狭窄。Shin分级主要用于指导累及喉、气管的甲状腺乳头状癌的手术治疗。它根据肿瘤的侵犯部位、深度和面积进行分类。0级为肿瘤局限于甲状腺腺体内；Ⅰ级为肿瘤突破甲状腺包膜，但未侵犯气管软骨膜；Ⅱ级为肿瘤侵犯气管软骨膜但未突破气管软骨环或软骨环之间纤维组织；Ⅲ级为肿瘤侵入气管黏膜固有层或黏膜下层；Ⅳ级为肿瘤侵犯气管壁全层，可在纤维支气管镜下看到腔内结节状或溃疡状肿物。

参考文献

[1] Shin D H, Mark E J, Suen H C, et al. Pathologic staging of papillary carcinoma of the thyroid with airway invasion based on the anatomic manner of extension to the trachea: a clinicopathologic study based on 22 patients who underwent thyroidectomy and airway resection. Hum Pathol, 1993, 24: 866-870.

[2] Han Y H, Jung B H, Kwon J S, et al. Successful treatment of tracheal invasion caused by thyroid cancer using endotracheal tube balloon inflation under flexible bronchoscopic guidance. Tuberc Respir Dis（Seoul），2014，77（5）：215-218.

[3] Ding Y, Gu L, Wang L, et al. Anesthetic management of thyroid carcinoma invading the upper tracheal segment: A case report. Int J Surg Case Rep, 2024, 117: 109427.

[4] Cho A R, Kim H K, Lee E A, et al. Airway management in a patient with severe tracheal stenosis: bilateral superficial cervical plexus block with dexmedetomidine sedation. J Anesth, 2015, 29（2）：292-294.

翟文雯　编写　张小青　校审

彩 图

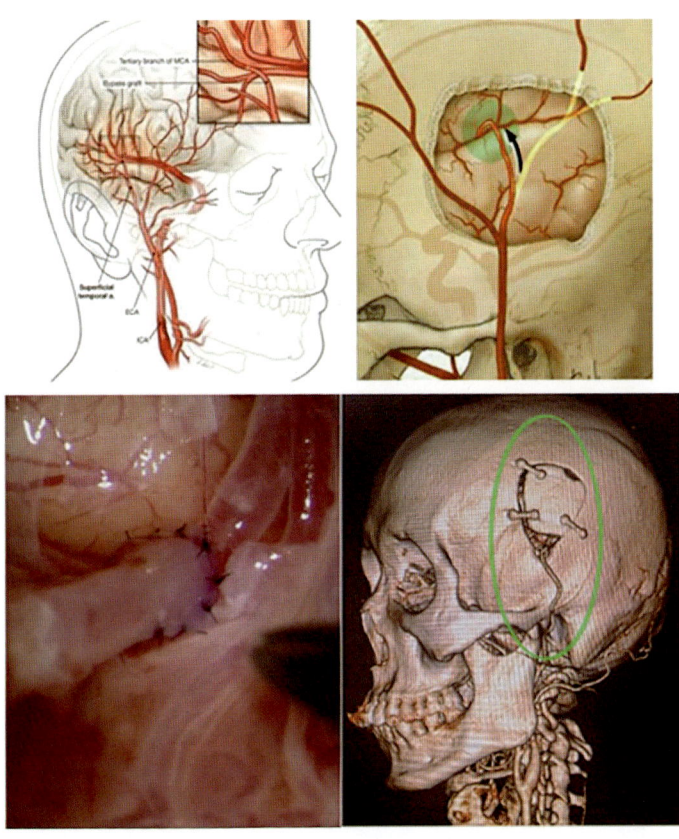

图 5-2　颞浅动脉-大脑中动脉旁路移植术

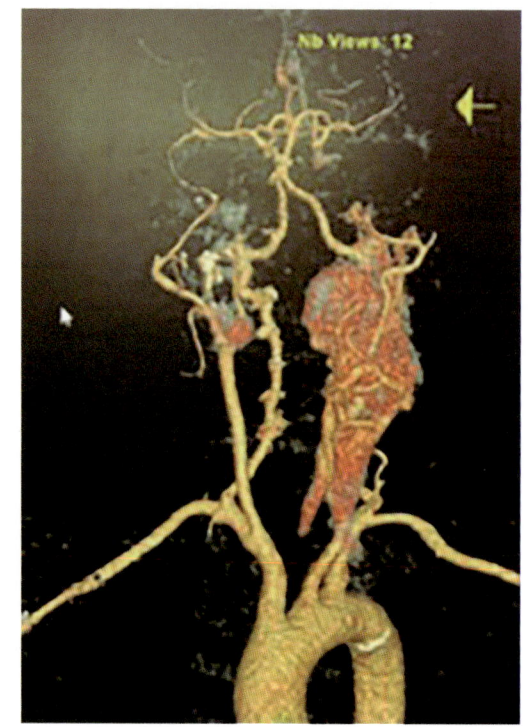

图 8-1　头颈 CTA

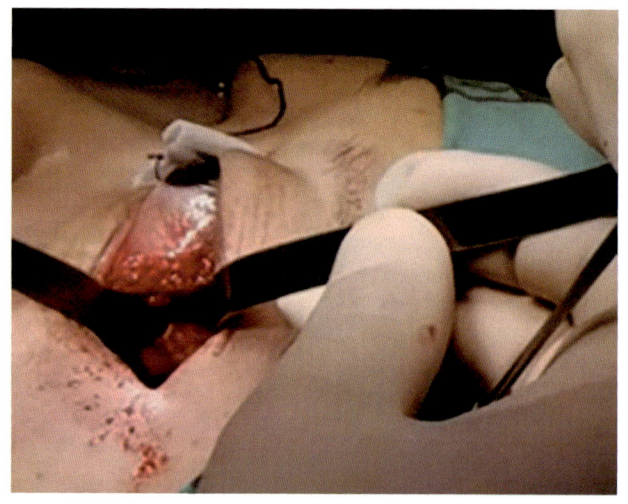

图 9-1　患者术中情况

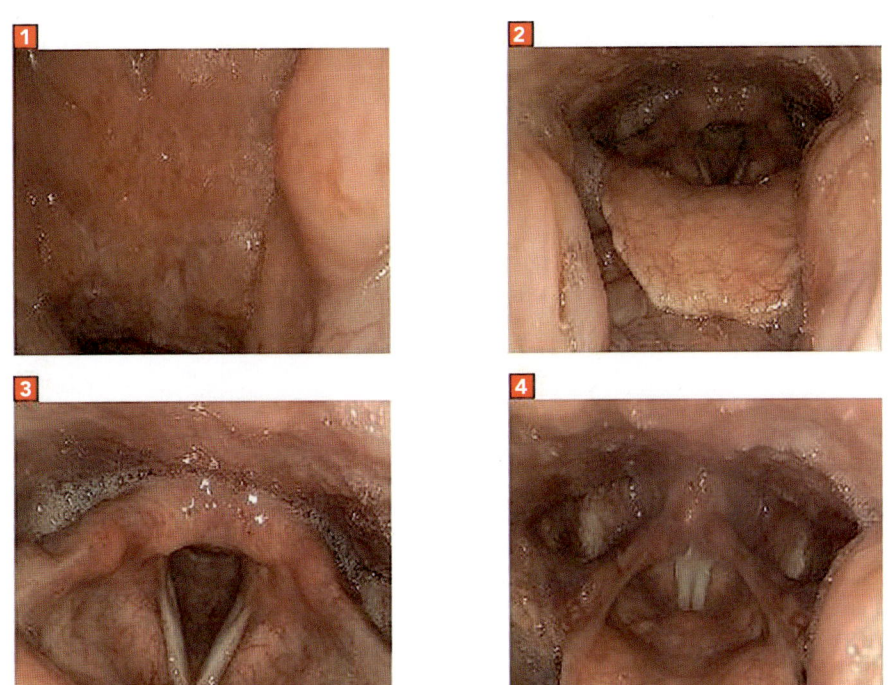

图 13-1 术前电子喉镜检查结果

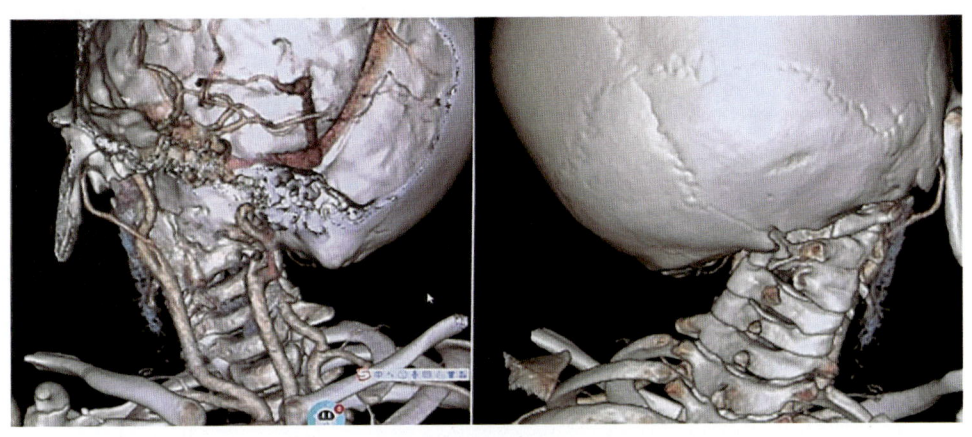

图 18-1 头颈 CTA

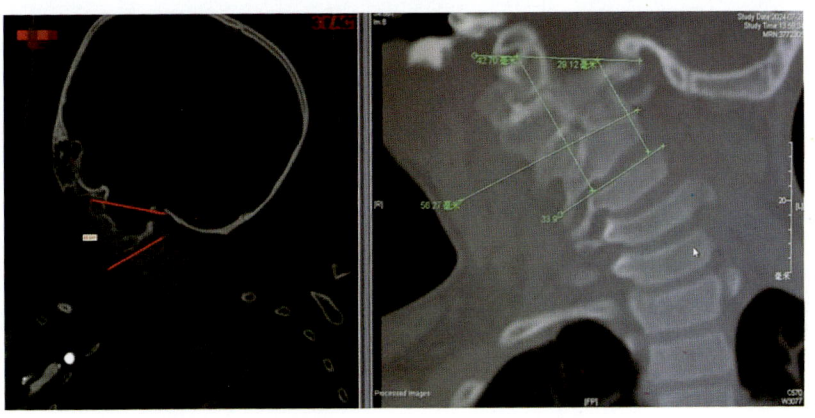

图 18-2 颈椎侧凸 Cobb 角 40.14°（颈椎 CT）

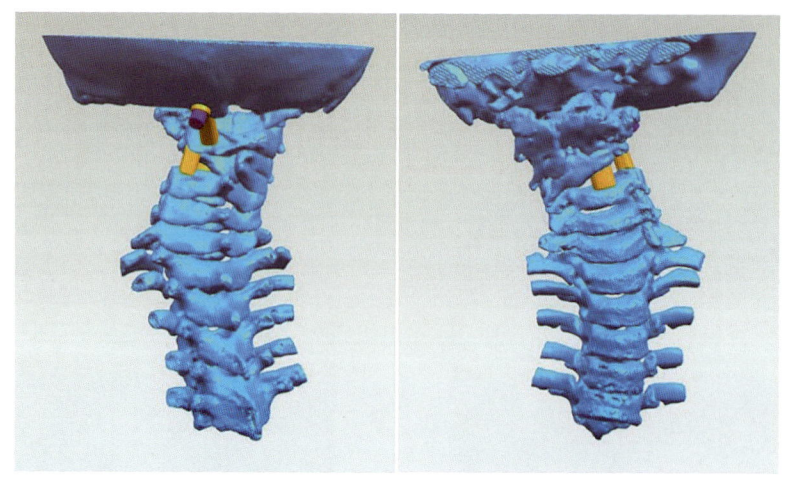

图 18-3　假体植入 3D 打印效果图

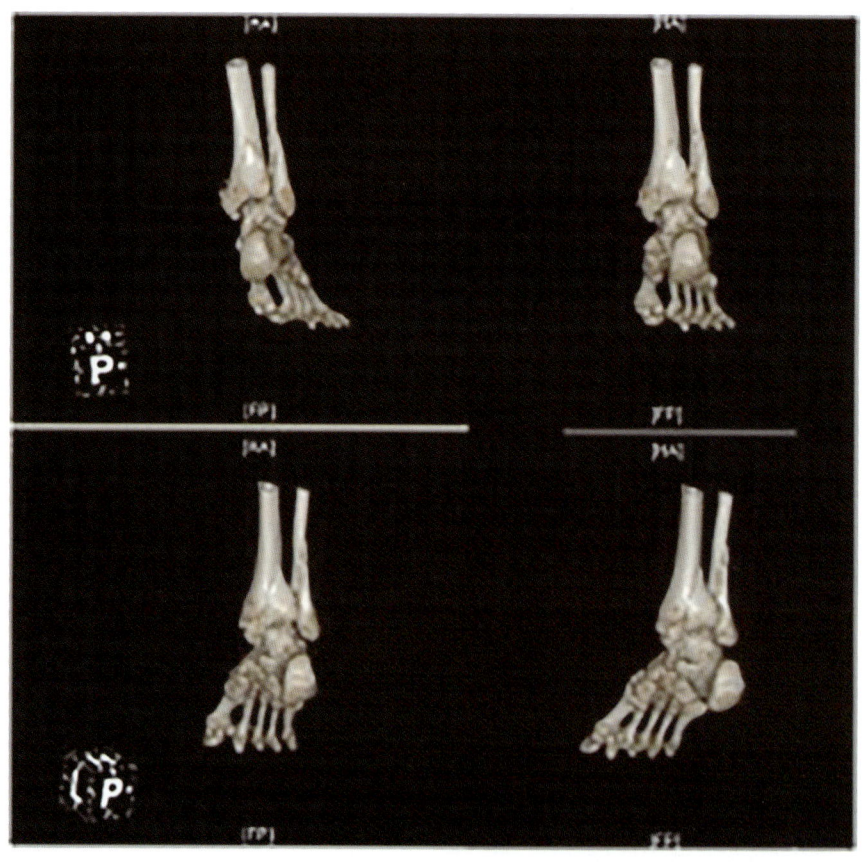

图 22-1　右踝关节 CT

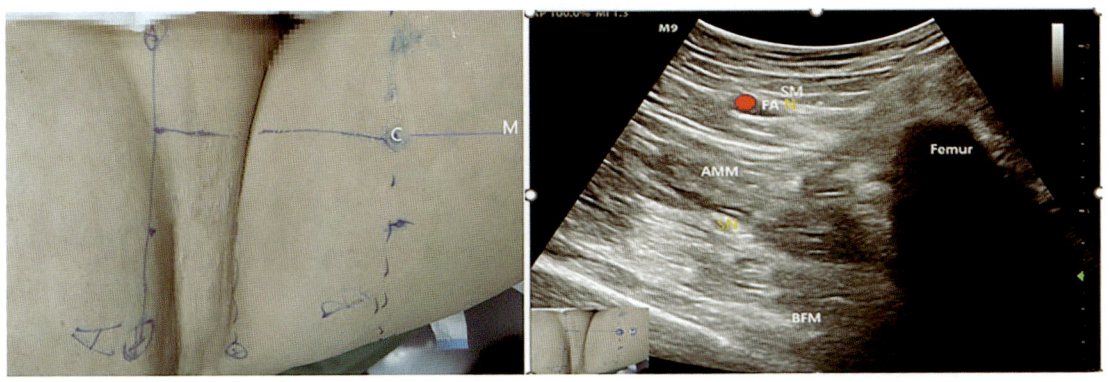

图 22-2 大收肌入路坐骨神经、隐神经穿刺及超声图像。C，经典前入路坐骨神经穿刺点；M，大收肌入路坐骨神经穿刺点。SM，缝匠肌；FA，股动脉；N，隐神经；AMM，大收肌；Femur，股骨；SN，坐骨神经；BFM，股二头肌

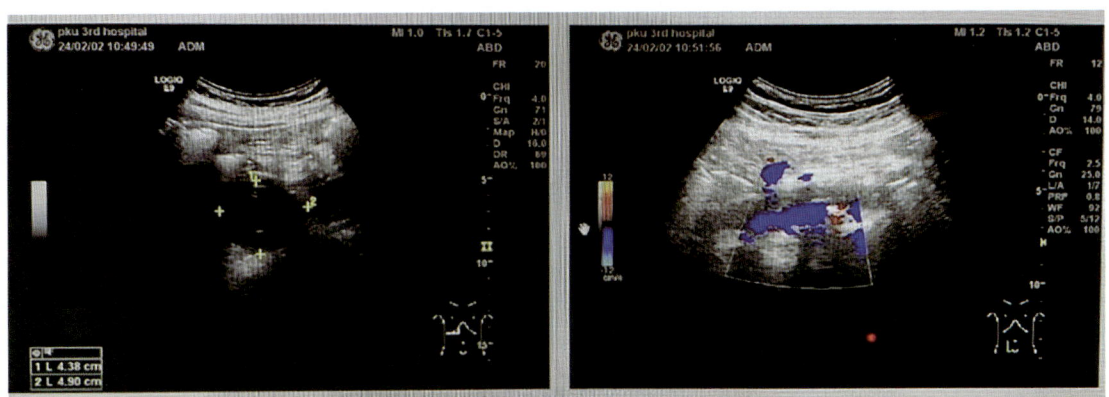

图 25-1 患者超声心动图示患者下腔静脉血流情况

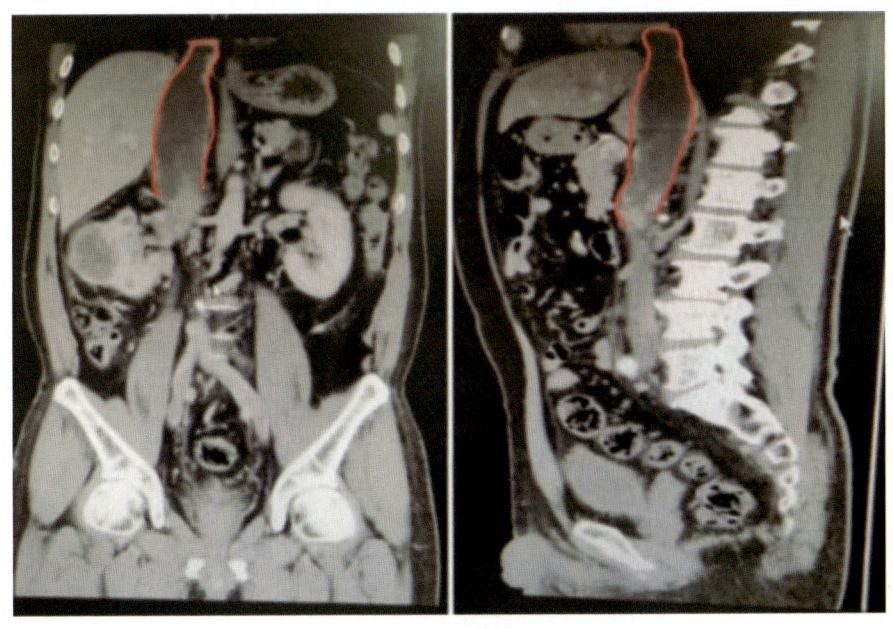

图 26-1 腹部 MRI 影像，可见下腔静脉内占位病变

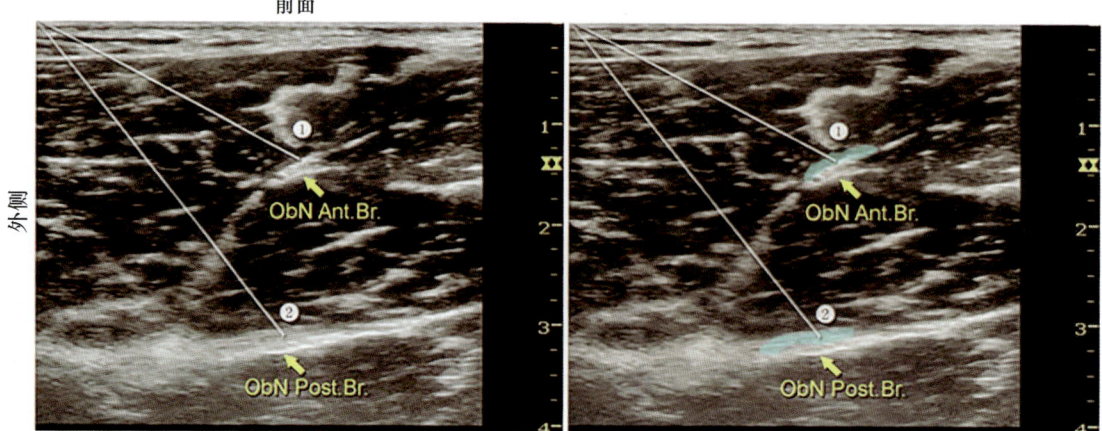

图 27-2 超声引导下闭孔神经阻滞平面内路径。ObN Ant Br：闭孔神经前支；ObN Post Br：闭孔神经后支

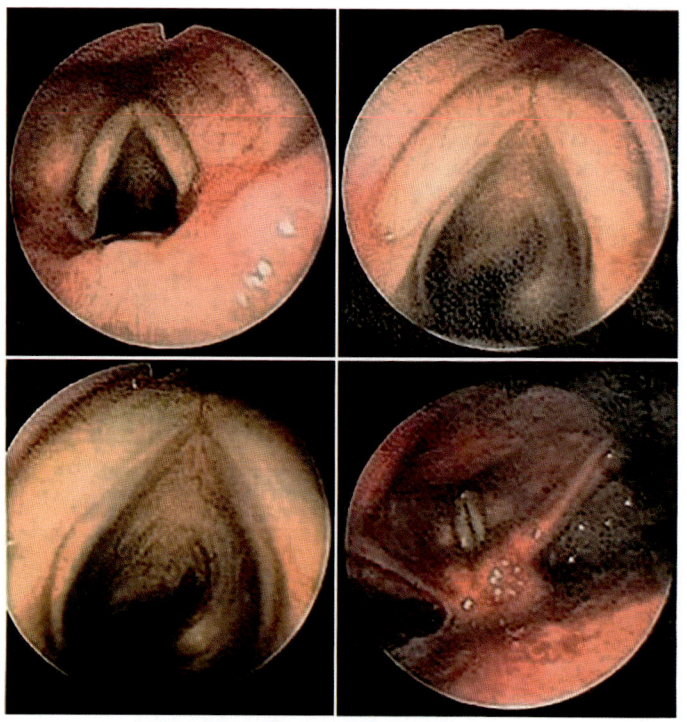

图 34-2 术前纤维喉镜显示声门下占位

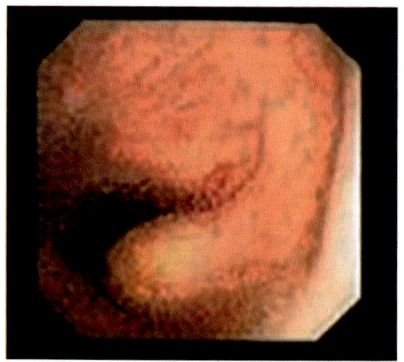

图 34-3 术前支气管镜显示声门下新生物